JN001097

基礎からわかる

服薬指導

第3版

浜田 康次／吉江 文彦／山口 晴美 著

ナツメ社

はじめに

2019年改正薬機法（医薬品、医療機器等の品質、有効性及び安全性の確保等に関する法律）及び改正薬剤師法が成立し、薬剤師に求められる役割が法律に明確化されました。薬剤師は調剤時に限らず、必要に応じて服用期間中も継続的な薬学的管理を行う義務や医師等への情報提供により医療提供施設との連携を推進する努力義務が明記されました。さらに、地域連携薬局、専門医療機関連携薬局の導入やテレビ電話等によるオンライン服薬指導なども盛り込まれています。

本書は、2011年に初版本が発刊され、それから約10年が経過しました。その間に画期的な新薬や配合薬などが数多く登場し、医療現場で使用される医薬品も大きく様変わりしました。薬剤師は、医薬品の適正使用のために、副作用や相互作用なども含め、常に最新の医薬品情報を収集する責務があります。しかし、多忙な日常業務の傍ら、すべての医薬品情報をアップデイトすることは困難です。そのため、本改訂版では、**処方頻度の高い医薬品**を中心に、**医療現場で必要とされる情報**を厳選しました。

本書は、薬局薬剤師、病院薬剤師はもとより、看護師や介護職など、**幅広い医療従事者に役立つ医薬品情報**を目標としました。取り上げた情報が、医薬品の適正使用の一助になることを願ってやみません。

浜田康次、吉江文彦、山口晴美

本書の使い方

適応となる疾患、病態など
を記載しています。

本書では、「一般名」
を見出しにしてい
ます。

高血圧、狭心症
Ca拮抗薬
カルシウム きっ こう やく

血管の収縮・弛緩には、血管平滑筋細胞へのCa²⁺の流入が大きな役割
を果たしています。Ca拮抗薬は、Ca²⁺の流入を阻害して血管を拡げ
ることで血圧を下げたり、狭心症の症状改善に用います。

用法・用量の記載は、原則
として、成人に投与する場
合です。患者の年齢や状態
などによって用量が異なり
ますので、注意してください。

アムロジピンベシル酸塩（amlodipine besilate）

一般名	アムロジピンベシル酸塩
商品名	アムロジン
剤形	錠剤：2.5mg、5mg、10mg　口腔内崩壊錠：2.5mg、5mg、10mg
用法・用量	［高血圧］1日1回2.5～5mg。1日10mgまで増量可［狭心症］1日1回5mg

❤ ❤ 服薬指導のポイント ❤ ❤

服薬指導で重要と思われる
ポイントを記載しました。
患者さんへの実際の指導例
は、一例ですので、状況に
応じて変えてください。

● アムロジピンは、ジヒドロピリジン系第2世代の薬剤であり、血管選
　択性が高く、膜電位依存性L型Caイオンチャネルを阻害することで
　末梢血管抵抗を低下させ、降圧作用を発揮します。

● アムロジピンは血中半減期が約35～36時間と、長時間作用します。

● 使用を中断すると、狭心症の悪化、血圧上昇など（退薬症候群）がみ
　られることがあり、勝手に中断しないよう指導します。

患者
さんへ
　急な中止は、高血圧症状に似た副作用を引き起こす可
　能性があります。決して自己判断で中断せず、医師に
　相談してください。

● 降圧作用により、めまいやふらつきなどの症状が起こることがありま
　す。機械操作や車の運転などに十分注意するよう説明します。

● アムロジピンは動悸、頻脈、顔面紅潮、頭痛など交感神経がかかわる
　副作用は少ないとされています。

● Ca拮抗薬は、そのほとんどが肝臓で代謝されるので、肝機能が低下
　している患者には投与間隔の調節が必要です。

❶処方せんの確認事項

- 妊婦、妊娠の可能性のある人には投与できません（禁忌）。

禁忌（きんき）以外の確認事項も掲載しています。

❷注意すべき相互作用

- 両剤の作用が増強：降圧薬
- 本剤の血中濃度が上昇：CYP3A4阻害薬、シンバスタチン
- 本剤の血中濃度が低下：CYP3A4誘導薬
- 本剤の降圧作用が増強：グレープフルーツジュース（同時に服用しないこと）

数ある相互作用の中でも、特に注意すべきものを掲載しています。

❸代表的な副作用

- 重大な副作用として、劇症肝炎、肝機能障害、黄疸、無顆粒球症、血小板減少、白血球減少、房室ブロック、横紋筋融解症に注意します。
- 頭痛・頭重、動悸、ほてり、めまい、ふらつきなど。

重大な副作用、その他の副作用の中から、特に気をつけるべきものを掲載しています。

❹その他のポイント

- Ca拮抗薬には、ジフェニルアルキルアミン系、ベンゾチアゼピン系、ジヒドロピリジン系の3種類があり、症状によって使い分けています。いずれも降圧効果に優れており、脳心血管疾患抑制効果が報告されています[1,2]。
- 心抑制作用は弱いとされており、効果発現が遅いことから、不安定狭心症には用いません。

掲げた薬剤に関するさまざまな情報を掲載しています。

【文献】
1) Dahlöf B, Devereux RB, Kjeldsen SE, et al. Lancet. 359 : 995-1003, 2002
2) Dahlöf B, Sever PS, Poulter NR, et al for the ASCOT investigators. Lancet. 366 : 895-906, 2005

その他のCa拮抗薬　　一般名（おもな商品名）

分類	一般名（おもな商品名）	
ベンゾチアゼピン系	●ジルチアゼム塩酸塩（ヘルベッサー）	
ジフェニルアルキルアミン系	●ベラパミル塩酸塩（ワソラン）	
ジヒドロピリジン系	●アムロジピンベシル酸塩（ノルバスク）	●ニルバジピン（ニバジール）
	●エホニジピン塩酸塩エタノール付加物（ランデル）	●バルニジピン塩酸塩（ヒポカ）
	●シルニジピン（アテレック）	●フェロジピン（スプレンジール）
	●ニカルジピン塩酸塩（ペルジピン）	●ベニジピン塩酸塩（コニール）
	●ニトレンジピン（バイロテンシン）	●マニジピン塩酸塩（カルスロット）
	●ニフェジピン（アダラート）	●アゼルニジピン（カルブロック）

さらに詳細な情報が必要な場合は、添付文書で確認してください。

3章 消化管疾患の薬剤

4章 肝胆膵疾患の薬剤

5章 泌尿器疾患の薬剤

6章 呼吸器疾患の薬剤

7章 精神科疾患の薬剤

8章 内分泌・代謝疾患の薬剤

9章 血液に作用する薬剤

10章 免疫疾患・悪性腫瘍の薬剤

11章 発熱・痛みに作用する薬剤

12章 病原微生物に作用する薬剤

13章 その他の薬剤

● 執筆協力　有限会社エディプロ（余田雅美）
● イラスト　木野本由美、西原宏史
● 編集協力　株式会社文研ユニオン
● 編集担当　山路和彦（ナツメ出版企画株式会社）

1章

服薬指導の
基礎知識

服薬指導のポイント

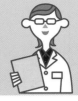

> 服薬指導では、患者との信頼関係を築くことが大切です。そのためには、患者の話をよく聞き、説明はわかりやすい表現を用いるよう工夫する必要があります。

服薬指導とは

　服薬指導とは、薬剤師が医薬品を患者に渡す際に、その医薬品を正しく使うための情報を伝えることであり、安全でかつ効果的な治療を行う上で大変重要です。

　服薬指導では、薬剤の服用量や回数、服用のタイミングなどの基本的な情報だけでなく、起こりやすい副作用や、注意すべき飲み合わせなどについても説明します。

　なお、服薬指導で得られた情報は、薬剤師から処方せんを出した医師にフィードバックし、治療に役立てています。

患者が安心して服薬するために

●まず患者の話を聞く

　いきなり患者に薬剤の話をするのではなく、まず患者の様子をみて、患者の話に耳を傾けることから始めます。会話を通じて、患者が疾患や治療にどの程度の関心をもっているか、また薬剤についてどの程度知っているかなどを確認します。それから、治療や薬剤の説明や指導を行います。

　一方的に薬剤師が薬の説明をするのではなく、患者と対話しながら服薬指導を進めていくことで、互いの信頼関係が深まります。

●患者が理解できる表現を用いる

　薬剤の説明では、ともすれば専門用語が並びます。医療関係者にとってはごく一般的な用語であっても、患者にはまったくわからないこともあります。しかも、「こんな用語がわからないといったら、（薬剤師が）嫌な顔をするかな」などと遠慮して、そのまま薬剤師の話を聞いている場合があります。たとえば、「浮腫」

というよりは、「むくみ」と説明したほうが、患者には理解しやすいでしょう。言葉の使い方1つで、患者の治療に対する理解や薬剤師に対する印象が大きく変わります。

　吸入薬や点鼻薬などでキット製剤を使わなければならない場合には、実物サンプルを使って、実際の手順を説明すると、よりわかりやすいでしょう。実物がなければ、パンフレットなどの印刷物でも有効です。

●副作用の説明ではフォローも必要

　添付文書には、重大な副作用とその他の副作用が記載されていますが、それをどの範囲まで患者に説明するかというのは、服薬指導の課題です。1つの目安として、頻度が高い副作用や、眠気やふらつきなど（高所作業や自動車の運転、高齢者の転倒などの問題があるため）は、事前に説明しておきます。

　副作用については、「いつ起こりやすいか」「どのような症状か」「どのような対処法があるか」などを理解できるように説明します。

●用量を増やす・薬剤を切り替えるときの注意点

　薬剤の量を増やす際には、十分な説明が必要です。単に「量を増やす」とだけ伝えると、患者は「病気が悪くなったのか？」と、不安になります。また、薬剤を切り替える場合も、「なぜ変えなければならないか」を患者によく説明することが大切です。

●病棟における服薬指導 ‥‥‥‥‥‥‥‥‥‥‥‥‥‥‥‥‥

　病棟薬剤師は、医療チームの一員として患者の服薬指導にあたることになります。そのため、医師や看護師と情報交換を行い、カルテや看護記録をチェックした上で、ベッドサイドでの服薬指導を行います。

　病棟における服薬指導では、患者の状態をリアルタイムに観察することができ、しかも投薬前後の患者の変化も把握できるわけですから、薬剤師にはより鋭い観察力が求められます。

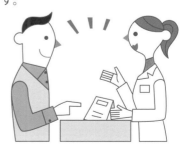

薬の剤形は？

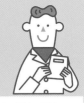

薬剤の投与法でもっとも多いのが経口薬です。経口薬は、投与がもっとも簡単であるというのが最大の利点です。経口薬にはさまざまな剤形があります。

錠剤

水やぬるま湯と一緒に服用する一般的な固形状の錠剤と、舌下部でゆっくり溶かし、口腔粘膜から吸収させる舌下錠などがあります。また、唾液や唾液程度の少量の水でさっと解ける口腔内崩壊錠が開発されています。

散剤・顆粒剤

散剤は、体内で早く作用するために粉末状にしたもので、水やぬるま湯と一緒に服用します。口の中に張り付かないよう加工したものが顆粒剤です。

カプセル剤

ゼラチンのカプセルに薬剤を詰めたものです。顆粒剤や液剤が入っています。中の薬を出したり噛んだりせず、そのまま水やぬるま湯と一緒に服用します。

液剤・シロップ剤

液体の薬剤です。定められた1回量を正確に量って服用することが大切です。水に溶かして服用するドライシロップもあります。

外用薬（坐剤）

肛門から挿入し、体内で溶ける薬剤です。入りにくい場合は、肛門にワセリンやクリームなどを塗ってから、薬剤を挿入します。

薬物の体内動態とは？

経口薬の一般的な流れは、胃で溶かされ、十二指腸～小腸から吸収されて肝臓を経由して全身に送られ、腎臓でろ過された後はほとんどが尿として排泄されます。

体内に入った薬の流れ

　経口薬は、体内で①吸収→②分布→③代謝→④排泄の過程をたどります。これを薬物（体内）動態といいます。

①吸収

　薬剤は、十二指腸～小腸で吸収され、門脈を通って肝臓に入ります。肝臓で代謝を受け（初回通過効果）、血流に入ります。

②分布

　薬剤は血流にのって全身に送られ、目的の臓器や組織で効果を現します。この移行を分布といいます。

　血液中の薬剤は、アルブミンなどの血漿蛋白と結合した結合型と、蛋白と結合していない遊離型があります。組織に移行して作用を示すのは遊離型の薬剤です。

③代謝

　薬剤は、主に肝臓で薬物代謝酵素によって代謝を受けます。その代謝には、酸化反応、還元反応、加水分解反応などの第1相反応と、グルクロン酸や硫酸、グルタチオンなどの抱合による第2相反応があります。最も重要な薬物代謝酵素がチトクロムP450で、タイプにより代謝される薬物も異なります。

④排泄

　多くの薬剤は、腎臓を通って体外に排出されるか、あるいは、肝臓から胆汁を経て、便中へ排泄されます。

適正な量と 投与するタイミングは？

薬剤を正しく服用するには、適切な用量と用法が大切です。特に、服用のタイミングについては、患者がタイミングの目安を誤解している場合もあるため、「いつ」であるかを確認します。

用量を決める要素

薬剤が効果を十分に発揮するためには、適正な量を投与することが大切です。その用量を決定する要素としては、年齢、性別、体重、肝機能・腎機能などがあります。これらを考慮した上で、添付文書に適正な用量が記載されています。

服用のタイミング

服用のタイミングを間違えると、薬剤の効果が減弱してしまいます。また、副作用の原因にもなります。正しいタイミングで服用するよう指導することが大切です。

服用を忘れた場合は、決められた服用時間からさほど時間がたっていない場合は、気づいたときに服用します。一方、次の服用時間が近いようなら、忘れた分は服用せず、次の服用時間に1回分を服用します。

表　服用のタイミングとその目安

食前	食事の30分前
食直前	食事の直前
食後	食後30分以内
食間＊	食事と食事の間。前の食事から2 〜 3時間後
就寝前	寝る30分くらい前
頓服	症状が出たときに服用

＊食間を「食事中」と勘違いする人がいるので、確認することが大切

注意すべき相互作用とは？

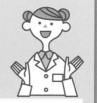

薬剤を投与するにあたっては、「薬剤と薬剤」、「薬剤と食品」の相互作用に注意しなければなりません。ここでは、特に注意すべき相互作用を取り上げます。

相互作用とは

　薬剤の相互作用は、複数の薬剤を併用したときに、効果が減弱あるいは増強されることをいいます。ある薬剤が、他の薬剤の吸収・分布・代謝・排泄に影響を及ぼし、血中薬物濃度が変わることで治療効果の増減や有害作用が発現することを薬物動態学的な相互作用といいます。

「吸収」過程における相互作用

　たとえば、ニューキノロン系抗菌薬やテトラサイクリン系抗菌薬と、金属（アルミニウムやマグネシウムなど）が含まれた薬剤を併用すると、互いに結合して難溶性のキレート（複合体）を形成し、抗菌薬の効果が減弱します。

「代謝」過程における相互作用

　代謝過程における相互作用で多く関与しているのは、肝臓の薬物代謝酵素であるチトクロムP450（CYP）です。特に、1種類のCYPだけに限定して代謝される薬剤には注意が必要です。

　たとえば、抗菌薬のエリスロマイシンはCYP3A4で代謝されますが、抗精神病薬のピモジドなどを併用すると、代謝が阻害され、血中濃度が上昇します（併用禁忌）。

　また、抗結核薬のリファンピシンは、代謝酵素を誘導して、併用薬の代謝を促進します。たとえば、抗凝固薬のワルファリンを服用している人がリファンピシンを併用すると、抗凝固作用が減弱します。

「排泄」過程における相互作用 ·····················

　排泄の過程でも相互作用は起こります。相互作用によって腎臓での排泄が遅れれば、薬剤血中濃度が高まります。反対に、排泄が促進されれば、薬剤の効果は低下します。

食品と薬剤との相互作用 ·····························

　薬剤と薬剤の併用だけではなく、食品や飲み物でも相互作用が起こるため、服薬指導時によく説明する必要があります。

①納豆

　納豆にはビタミンKが多く含まれています。ワルファリンには、血液凝固因子の生成にかかわるビタミンKの作用を抑えるという効果があります。また、納豆に含まれる納豆菌がビタミンKを合成します。したがって、ワルファリン服用中の人が納豆を食べると、抗凝固作用を減弱するため、患者に食べないよう指導します。ビタミンKを多く含む食品には、青汁やクロレラなどもあり、納豆と同様、摂取しないよう指導します。

②グレープフルーツ

　グレープフルーツに含まれるフラノクマリンという物質は、CYP3A4の代謝を妨げ、この酵素で代謝される薬の血中濃度が上昇し、作用が増強することが知られています。注意すべき薬剤としては、Ca拮抗薬、脂質異常症治療薬などがあります。なお、同じ柑橘系でも、みかんやオレンジでは、グレープフルーツのような相互作用は起こりません。

③牛乳

　牛乳に含まれるカルシウムとキレート結合して吸収率が低下し、効果があらわれにくくなる薬剤として、テトラサイクリン系やニューキノロン系抗菌薬があります。

④セント・ジョーンズ・ワート

　セント・ジョーンズ・ワートはハーブの一種で、別名「セイヨウオトギリソウ」

とも呼ばれています。そのセント・ジョーンズ・ワートには、モノアミン（特にセロトニン）再取り込み抑制による抗うつ作用があるため、ヨーロッパでは、古くからうつ症状の改善に使われていました。

　そのため、セント・ジョーンズ・ワートと抗うつ薬である選択的セロトニン再取り込み阻害薬（SSRI）と併用すると、セロトニン過剰状態となり、セロトニン症候群などの副作用を引き起こす可能性があります。SSRIを服用中の患者に対して、セント・ジョーンズ・ワートの摂取に注意するよう指導することが大切です。

⑤魚に含まれているヒスチジン

　マグロやイワシ、サバなどに多く含まれているヒスチジンは、体内でヒスタミンに変化します。結核の治療薬であるイソニアジドは、ヒスタミン代謝を妨げるため、ヒスタミンが蓄積し、頭痛や嘔吐、発汗などの中毒症状を起こすことがあります。

⑥お茶

　緑茶に含まれるタンニンが、鉄剤の吸収に影響を及ぼすといわれていましたが、今は濃い緑茶を同時に服用しなければ問題ないと考えられています。

アルコールとの相互作用

　そもそも、薬剤とアルコールを一緒に飲むことは避けるべきであり、多くの薬剤の添付文書に「併用注意」とされています。しかし、それでも服用時にアルコールを一緒に飲んでしまう人がいます。そうした人には、アルコールを一緒に飲むことで、薬剤の作用が増強されたり、反対に減弱されることがあることをよく説明することが大切です。また、アルコールの摂取量にも注意が必要です。

　たとえば、抗不安薬や睡眠薬とアルコールを併用すると、中枢神経抑制作用と薬による作用により、呼吸抑制などが起こることがあります。降圧薬との併用では、アルコールには血管拡張作用があることから、血圧降下作用が増強されます。

　反対に、薬剤の効果が減弱または増強する例として、ワルファリンがあります。長期大量飲酒者が非飲酒時にワルファリンを服用すると、代謝が促進されて、抗凝固作用が減弱してしまいます。

注意すべき副作用とは？

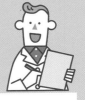

患者に副作用を伝えるときは、万が一副作用が起こっても、適切な処置を行うことで、症状を最小限に抑えることができることを説明し、患者の副作用に対する不安を取り除くことが大切です。

主作用と副作用

　薬剤には、主作用と副作用があります。すなわち、治療目的とする作用（主作用）と、それ以外の期待しない作用（副作用）です。

主な副作用

　副作用の症状は軽いものから、命にかかわる重篤なものまでさまざまです。主な副作用は、下記のとおりです。服薬指導時に、注意すべき副作用を患者に説明し、気になる症状がみられたら、ただちに医師か薬剤師に相談するよう指導する必要があります。

表　主な副作用と症状

重大な副作用	
循環器障害	徐脈、重篤な不整脈、心不全など
重篤な臓器障害	肝機能障害、腎機能障害、胃腸障害など
血液障害	無顆粒球症、再生不良性貧血など
皮膚炎	中毒性表皮壊死融解症など
ショック症状	意識障害など
その他	横紋筋融解症など
一般的な副作用	
循環器障害	血圧上昇、動悸、息切れ、頻脈など
肝機能障害	食欲不振、発疹、かゆみ、検査値の上昇など
消化器症状	悪心・嘔吐、腹痛、便秘、下痢など
腎機能障害	浮腫、血尿、電解質の異常、BUNの上昇など
代謝異常	低ナトリウム血症、低マグネシウム血症、高尿酸血症など
精神神経症状	眠気、めまい、疲労感、不眠など

中毒性副作用と薬剤過敏による副作用

薬剤の副作用は、「中毒性副作用」と「薬剤過敏（アレルギー性）による副作用」に大別されます。

①中毒性副作用

中毒性副作用は、不特定多数の患者で非特異的にあらわれるもので、服用量が増えれば増えるほど、副作用の発現率は高くなります（用量依存的）。中毒性副作用ならば、減量することで副作用がおさまることも考えられます。

②薬剤過敏（アレルギー性）による副作用

薬剤過敏（アレルギー性）による副作用は、服用量とは関係なく、その患者のもつ体質などによって起こるため、発現の予測が困難です。しかも、常用量以下であっても発症することがあります。

とりわけ、アナフィラキシーショックは、命をおとす危険があるため、絶対に該当する薬剤を使わないようにします。それが類似構造を有する薬剤であっても、使うべきではありません。構造がなるべく異なる薬剤に変更すべきです。

アレルギー性の副作用を防ぐには、治療開始前に、患者に「これまでに薬剤でアレルギーを起こしたことがあるかどうか」を確認することが大切です。また、アレルギーテストを行う場合もあります。

MEMO **薬疹**

●スティーブンス・ジョンソン症候群

皮膚粘膜眼症候群ともいい、多型紅斑型薬疹の重症型です。口腔粘膜、眼などの粘膜にまで障害がみられます。特に、非ステロイド抗炎症薬（NSAIDs）や抗菌薬などで報告がみられます。

●中毒性表皮壊死融解症（TEN）

ライエル症候群ともいい、高熱を伴って発症します。熱傷時のような症状を起こします。

ケース別の服薬指導

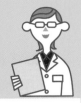

服薬指導は患者によって異なりますが、特に高齢者、小児、妊婦に
対しては、それぞれが抱える問題をふまえた上で対応する能力が求
められます。

高齢者への服薬指導

　高齢者は、身体機能が低下していること、複数の疾患を有している場合が多い
ことなどをふまえて、服薬指導を行う必要があります。

　説明時には、「ゆっくり話す」「大きな声で話す」ことが大切です。また、『薬
剤情報提供文書（薬情）』、または『くすりのしおり』などに記入する場合は、大
きな字で書くようにします。

　患者さんだけでは理解できない場合は、家族や介助者にも同席してもらい、薬
剤の管理を依頼します。

表　高齢者の特徴

* 身体機能の低下（見えにくい、聞こえにくい、生理機能の低下など）
* 理解力の低下
* 薬の飲み忘れ、飲み間違いの問題が起こる
* 複数の慢性疾患（高血圧、関節痛、腎疾患など）があり、それにより
  薬剤の種類や数が増える。副作用、相互作用のリスクが高まる

小児への服薬指導

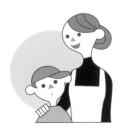

　小児への服薬指導は、子ども（患児）とその保護者の
両方が対象となります。服薬については、子どもが服用
できるような剤形や服薬方法も検討する必要があります。

　保護者に、子どもが服用できる剤形を確認し、薬剤に

適した規格がない場合は、錠剤をつぶすなどの工夫が必要となります。大切なことは、子どもが薬を嫌いにならないようにすることです。

　学校生活で服用を忘れがちになるようであれば、徐放剤や長時間作用型の薬剤に切り替えることも検討します。また、学校や周囲の大人にも、服薬に協力してもらうよう保護者を指導することも大切です。

妊婦・授乳婦への服薬指導

　妊婦への服薬指導では、妊娠による薬剤感受性や薬物動態の変化、そして胎児に対する影響を考えなければなりません。特に、胎児への影響については、催奇形性、発育障害などがあり、子宮収縮作用のある薬剤投与による流産や早産などの問題があります。

　薬剤の胎児への影響は妊娠の時期によって異なります。

①受精〜18日以内

　胎児への影響はないと考えられます。

②妊娠4週〜15週

　妊娠4週〜15週の終わりまでは器官形成期にあたり、胎児の中枢神経や臓器などがつくられる時期であり、催奇形性が問題となりますので、薬剤を慎重に考える必要があります。

③妊娠16週〜分娩

　催奇形性はみられませんが、胎児毒性（胎児の発育障害や臓器障害など）の問題があります。

④薬剤による催奇形性・胎児毒性は低い

　確かに、催奇形性・胎児毒性を誘起する薬剤があるのは事実ですが、その発生率は低いことを患者に説明することが大切です。一般に、妊婦は薬剤の使用に不安を持っていますが、安全な薬剤を選べば問題ないことを説明し、決して自己判断で中断したりしないよう指導する必要があります。

似ている薬剤に注意!

数多い薬剤を扱う上で、名前が似ている、見た目が似ている薬剤に注意する必要があります。両者の作用がまったく異なるものもあるので何度もチェックしましょう。

名前が似ている薬剤

　薬剤の中には、一般名や商品名が類似するものがあり、これらによる薬剤取り違えが起こりやすくなります。一文字違うだけでまったく作用が異なるものもあります。名称が類似して間違いやすいものは、メーカーがPTPシートのデザインを変えるなど安全対策をとっているものもありますが、処方・調剤時には、必ず一般名と商品名、効能・効果を確認することが大切です。

表　似ている薬剤

アスペノン（抗不整脈薬）	アスベリン（鎮咳薬）
アテレック（降圧薬）	アレロック（抗アレルギー薬）
柴苓湯（漢方薬）	猪苓湯（漢方薬）
エクセグラン（抗てんかん薬）	エクセラーゼ（消化酵素製剤）
エビスタ（骨・カルシウム代謝薬）	エビプロスタット（排尿障害治療薬）
カソデックス（抗悪性腫瘍薬）	カデックス（褥瘡治療薬）
カルグート（カテコールアミン）	ウルグート（消化性潰瘍治療薬）
サイトテック（プロスタグランジン製剤）	ザイロリック（尿酸生成抑制薬）
ザルティア（泌尿器系薬）	ザイティガ（抗悪性腫瘍薬）
ザンタック（H$_2$受容体遮断薬）	ザイロリック（尿酸生成抑制薬）
シプロキサン（ニューキノロン系抗菌薬）	ジプレキサ（抗精神病薬）
セフゾン（セフェム系抗菌薬）	セフスパン（セフェム系抗菌薬）
セフゾン（セフェム系抗菌薬）	セパゾン（抗不安薬）
セロクラール（脳循環・代謝改善薬）	セロクエル（抗精神病薬）

タキソテール（抗悪性腫瘍薬）	タキソール（抗悪性腫瘍薬）
テオドール（気管支拡張薬）	テグレトール（抗てんかん薬）
デパケン（抗てんかん薬）	デパス（ベンゾジアゼピン系抗不安薬）
ノイキノン（心不全治療薬・昇圧薬）	ノイエル（消化性潰瘍治療薬）
ノイロイビタン（ビタミン薬）	ノイロトロピン（鎮痛薬）
ノルバスク（カルシウム拮抗薬）	ノルバデックス（抗悪性腫瘍薬）
フェロミア（造血薬）	フェルム（造血薬）
プレドニン（副腎皮質ステロイド薬）	プルゼニド（下剤）
マイスリー（非ベンゾジアゼピン系睡眠薬）	マイスタン（抗てんかん薬）
ムコダイン（去痰薬）	ムコスタ（消化性潰瘍治療薬）
ユリーフ（泌尿器系薬）	ユリノーム（痛風薬）
リーマス（抗精神病薬）	リマチル（抗リウマチ薬）
リクシアナ（抗凝固薬）	リフキシマ（肝性脳症治療薬）

外観が似ている薬剤

　外観が似ている薬剤の間違いは、特に注射薬でみられます。アンプルやバイアルの基本形が同じくらいのため、違いをみつけるのはラベルやキャップくらいです。注射薬は、経口薬に比べて効果発現が早いため、薬剤の間違いは重大な医療事故を招くおそれがあります。

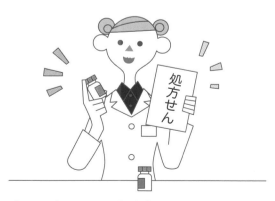

パッケージやラベルなどを注意深く確認することが大切

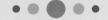

添付文書の記載要領の改正

　医療用医薬品の添付文書等の記載要領が改正になり、平成31年4月1日より改正記載要領による新添付文書になりました。経過措置期間を5年間設けているため、徐々に新添付文書に変更されていきます。これまで以上に添付文書の確認が求められます。

旧記載要領と改正記載要領での添付文書の項目比較

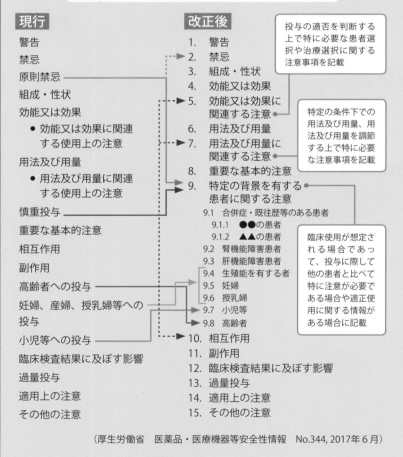

現行

警告
禁忌
原則禁忌
組成・性状
効能又は効果
　● 効能又は効果に関連する使用上の注意
用法及び用量
　● 用法及び用量に関連する使用上の注意
慎重投与
重要な基本的注意
相互作用
副作用
高齢者への投与
妊婦、産婦、授乳婦等への投与
小児等への投与
臨床検査結果に及ぼす影響
過量投与
適用上の注意
その他の注意

改正後

1. 警告
2. 禁忌
3. 組成・性状
4. 効能又は効果
5. 効能又は効果に関連する注意
6. 用法及び用量
7. 用法及び用量に関連する注意
8. 重要な基本的注意
9. 特定の背景を有する患者に関する注意
　　9.1　合併症・既往歴等のある患者
　　　　9.1.1　●●の患者
　　　　9.1.2　▲▲の患者
　　9.2　腎機能障害患者
　　9.3　肝機能障害患者
　　9.4　生殖能を有する者
　　9.5　妊婦
　　9.6　授乳婦
　　9.7　小児等
　　9.8　高齢者
10. 相互作用
11. 副作用
12. 臨床検査結果に及ぼす影響
13. 過量投与
14. 適用上の注意
15. その他の注意

投与の適否を判断する上で特に必要な患者選択や治療選択に関する注意事項を記載

特定の条件下での用法及び用量、用法及び用量を調節する上で特に必要な注意事項を記載

臨床使用が想定される場合であって、投与に際して他の患者と比べて特に注意が必要である場合や適正使用に関する情報がある場合に記載

（厚生労働省　医薬品・医療機器等安全性情報　No.344, 2017年6月）

2章

循環器疾患の
薬剤

代表的な循環器疾患

循環器疾患は、心臓だけでなく血管の疾患でもあります。虚血性心疾患、不整脈、高血圧症などがあり、近年の高齢化や食生活の欧米化などで増加傾向にあります。

●心不全とは？

心不全とは、「なんらかの心臓機能障害、すなわち、心臓に器質的および／あるいは機能的異常が生じて心ポンプ機能の代償機転が破綻した結果、呼吸困難・倦怠感や浮腫が出現し、それに伴い運動耐容能が低下する臨床症候群」をいいます。

心不全の薬物療法は、急性心不全では静注薬が、慢性心不全では内服薬が用いられます。心不全では、アンジオテンシン変換酵素阻害薬（ACE阻害薬）、アンジオテンシンⅡ受容体拮抗薬（ARB）、β遮断薬、抗アルドステロン薬（K保持拮抗薬）が中心となり、強心薬、利尿薬などが用いられます。

●虚血性心疾患とは？

冠動脈の肥厚や血栓形成などにより血流が滞り、心筋の虚血や壊死をきたした状態の総称を虚血性心疾患といい、狭心症や心筋梗塞などがあります。

狭心症：冠動脈の狭窄や攣縮によって冠血流量が減少し、心筋虚血を呈した状態をいいます。

心筋梗塞：冠動脈の狭窄部位に血栓が生じ、血流が滞って心筋壊死に陥った状態をいい、生命が脅かされる疾患です。

虚血性心疾患の薬物療法には、冠拡張薬（硝酸薬、Ca拮抗薬など）、β遮断薬、ACE阻害薬、ARB、抗血小板薬、抗凝固薬などが用いられます。

●不整脈とは？

不整脈とは、心臓の刺激伝導系に乱れが起こることであり、心拍数によって頻脈や徐脈に分類されます。不整脈は自覚症状として動悸、めまい、息切れなどがみられます。なお、健康な人でも20歳を超えたら、ほとんどの人で1日に数回脈

が飛ぶこと（期外収縮）がありますが、これはほとんどの場合、治療を必要とするものではありません。

不整脈の治療目的は生命予後の改善とQOLの改善であり、薬物療法を行う不整脈には以下のものがあります。

頻脈：上室性頻脈（心房粗動、心房細動、発作性上質頻拍など）
心室性頻脈（心室頻拍、心室粗動、心室細動）

徐脈：洞不全症候群、房室ブロックでは、ペーシング治療の準備中にアトロピンなどを静注することが多い。

抗不整脈薬は、ボーン・ウィリアムズ（Vaughan Williams）分類、シシリアン・ガンビット（Sicilian Gambit）分類などを用いて使い分けます。ボーン・ウィリアムズ分類は、抗不整脈薬の主作用を中心に分類されており、簡便で日常診療に用いやすいことから、臨床現場で広く使われています（62ページの表を参照）。

一方、近年の新たな抗不整脈薬の開発や不整脈機序の解明などが進み、新しい分類として提唱されたのがシシリアン・ガンビットの多元的分類です。日本循環器学会／日本不整脈心電学会合同ガイドラインの『不整脈薬物治療に関するガイドライン』などで重視されています。

●高血圧とは？

日本高血圧学会の『高血圧治療ガイドライン2019』では、高血圧の診断基準は、140 ／ 90mmHg以上（診察室血圧）と従来どおりですが、成人の降圧目標は低くなり、75歳未満は130 ／ 80mmHg未満、75歳以上は140 ／ 90mmHg未満と、厳格な目標が設置されています。

高血圧の薬物療法では、主要な降圧薬であるARB、ACE阻害薬、Ca拮抗薬、利尿薬、β遮断薬のうち、積極的適応のない場合はβ遮断薬を除いた4剤が第一選択薬とされています。実際には2、3剤を併用することも多いため、服薬アドヒアランス向上の目的から、ARB・Ca拮抗薬、ARB・利尿薬、ARB・Ca拮抗薬・利尿薬の配合薬の利用も増えています（第一選択薬として用いることはできない）。

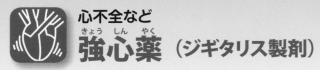

心不全など
強心薬（ジギタリス製剤）

心臓は全身に血液を送り出す血液駆出ポンプとして機能しています。その機能が障害されると、主要臓器への血液の供給が低下します（心不全）。強心薬は、心臓の収縮力を増強して障害を改善します。

ジゴキシン（digoxin）

一 般 名	ジゴキシン
商 品 名	ジゴシン
剤 形	散剤：0.1％ 錠剤：0.125mg、0.25mg エリキシル：0.05mg/mL 注射剤：0.25mg/mL
用法・用量	内服：急速飽和療法；初回0.5～1mg、以後0.5mgを6～8時間ごと。維持；1日0.25～0.5mg 注射：急速飽和療法；1回0.25～0.5mgを2～4時間ごと静注。維持；1日0.25mg

❛ ❜ 服薬指導のポイント ❛ ❜

● ジゴキシンは、強心配糖体の1つで、うっ血性心不全などの心機能低下症に作用します。また、迷走神経にも働くので頻脈性不整脈の改善作用があります。

● 治療域と中毒域が近く、体外排泄に時間がかかるため、連用すると体内に蓄積して中毒症状が発生しやすくなります（ジギタリス中毒）。服用中は、患者に中毒症状があらわれていないかを確認します。

患者さんへ　不整脈、食欲不振、嘔吐、頭痛などの症状があらわれたら、医師か薬剤師に相談してください。

● 自己判断で勝手に服薬を中止しないこと、また服用忘れや心機能の障害の症状が強く出たからといって2回分を同時に服用しないことを説明します（用量を守るよう伝えます）。

● 他施設や他科を受診する場合は、強心薬の服用を伝えてください。

●エリキシル剤は、アルコールを含むので、アルコールに過敏症がある
患者には注意します。

❶処方せんの確認事項

- 房室ブロック、洞房ブロック、ジギタリス中毒、閉塞性心筋疾患、本剤に過
敏症がある人は使用できません（禁忌）。

- 急性心不全などには、効果発現に時間差などがあるため、通常は使用しません。

❷注意すべき相互作用

- 併用禁忌（エリキシル・注射のみ）：ジスルフィラム（ノックビン）、シアナ
ミド（シアナマイド）

- **重篤な副作用**：スキサメトニウム塩化物水和物

- **ジゴキシンの毒性が急激に出現**：カルシウム注射剤（カルシウム値補正用の
場合を除く）

- **本剤の作用が増強**：解熱・鎮痛・消炎薬、トラゾドン、抗コリン薬、不整脈
薬、β遮断薬、アセタゾラミド、K保持性利尿薬、スピロノラクトン、血圧
降下薬、テルミサルタン、Ca拮抗薬、フルバスタチン、アトルバスタチン、
ポリスチレンスルホン酸塩、交感神経刺激薬、PPI、副腎皮質ホルモン剤、
ビタミンD製剤、Ca経口薬、Ca含有薬、ジスルフィラム、シクロスポリン、
HIVプロテアーゼ阻害薬、抗甲状腺薬など

- **本剤の作用が減弱**：カルバマゼピン、コレスチラミン、コレスチミド、スク
ラルファート水和物、制酸薬（Al・Mg系）、フラジオマイシン、リファン

MEMO **ジギタリス中毒**

　ジギタリス中毒は、高度の徐脈、心室性不整脈などが生じ、さらに重篤な房
室ブロック、心室性頻拍、心室細動に移行することがあります。ジギタリス中毒
を促進するものに低カリウム血症があります。中毒症状を認識する前に、食欲
不振などの変化に気づくのが望ましいでしょう。

　中毒症状が重い場合は中和薬がありますが、日本では対症療法となります（海
外ではジギタリス中和抗体があります）。

ピシン、サラゾスルファピリジン、甲状腺製剤、アカルボースなど

- **右記の薬剤の作用が増強**：ブピバカイン
- **右記の薬剤の作用が減弱**：ヘパリン

❸代表的な副作用

- 重大な副作用としてジギタリス中毒、非閉塞性腸間膜虚血に注意します。
- 食欲不振、胃腸障害（悪心・嘔吐、下痢）、視神経障害（視覚異常、精神神経系のめまい）、頭痛、失見当識、錯乱、せん妄など

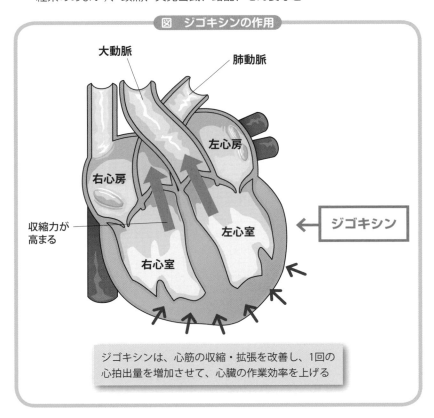

図 ジゴキシンの作用

大動脈

肺動脈

左心房

右心房

ジゴキシン

収縮力が高まる

左心室

右心室

ジゴキシンは、心筋の収縮・拡張を改善し、1回の心拍出量を増加させて、心臓の作業効率を上げる

その他のジギタリス製剤　　　一般名（おもな商品名）

- メチルジゴキシン（ラニラピッド）
- デスラノシド（ジギラノゲン）

患者さんへ ズボンの後ろポケットに錠剤を入れておくとつぶれてしまうことがあるので、入れないようにしてください。

● ニトログリセリンは揮発性です。涼しい場所などに保存し、使用期限などの管理を確実に行うよう指導します。

● アルミ包装に表示されている使用期限を守るよう指導します。

● ニトログリセリンの貼付剤は、貼る前に皮膚を清潔にして、同じ部位には貼らないようにします。また、傷なども避けるべきです。

● 貼付剤の中には、MRIや除細動器（AED）など電圧で抵抗となって火傷などを引き起こすものもあります。これらの機器を使用する場合は、貼付剤を前もってはがしておくよう患者に伝えます。

❶処方せんの確認事項

● 重篤な低血圧、心原性ショック、閉塞隅角緑内障、頭部外傷、脳出血、高度な貧血、過敏症、ホスホジエステラーゼ5（PDE-5）阻害作用を有する薬剤（シルデナフィルクエン酸塩・バルデナフィル塩酸塩水和物、タダラフィル）・グアニル酸シクラーゼ刺激作用を有する薬剤（リオシグアト）投与中の人には使用できません（禁忌）。

❷注意すべき相互作用

● **併用禁忌**：ホスホジエステラーゼ5阻害作用を有する薬剤［シルデナフィルクエン酸塩（バイアグラ、レバチオ）、バルデナフィル塩酸塩水和物（レビトラ）、タダラフィル（シアリス、アドシルカ、ザルティア）］、グアニル酸シクラーゼ刺激作用を有する薬剤［リオシグアト（アデムパス）］

● **右記の薬剤の作用が増強**：降圧作用・血管拡張作用を有する薬剤（Ca拮抗薬、ACE阻害薬、β遮断薬、利尿薬、三環系抗うつ薬、メジャートランキライザーなど）

● **血圧低下が増強**：他の硝酸・亜硝酸エステル系薬剤、アルコール

● **本剤の作用が減弱**：非ステロイド性抗炎症薬（アスピリンなど）

❸代表的な副作用

- 頭痛、脳貧血、血圧低下、悪心・嘔吐など。

❹その他のポイント

- ニトログリセリンの最大血漿中濃度に到達する時間は、平均4分と報告されています。5分たっても効果があらわれない場合に次を服用するのは適した方法だといえます。
- ニトログリセリンには、舌下錠のほかにスプレーやテープ、注射剤などがあり、作用発現時間などが異なります。

表　おもな硝酸薬と剤形

一般名	商品名	剤形
ニトログリセリン	ニトロペン	舌下錠
	ミオコール	スプレー剤
	ニトロダームTTS	経皮吸収テープ
	ミリスロール	注射剤、冠動注用注射剤
硝酸イソソルビド	ニトロール	内服（錠剤）、スプレー剤、注射剤など
硝酸イソソルビド（徐放剤）	ニトロールR	内服（徐放カプセル剤）
	フランドル	内服（徐放錠）
		経皮吸収テープ
一硝酸イソソルビド	アイトロール	内服（錠剤）

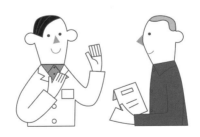

ニトログリセリンの服用方法についてよく指導します

その他の硝酸薬　　　　　　　一般名（おもな商品名）

- 上記の表を参考のこと。
- 亜硝酸アミル（亜硝酸アミル「AFP」）

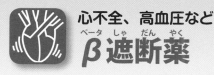

心不全、高血圧など
β遮断薬

β遮断薬は、異常に緊張、亢進した交感神経系（β受容体）を抑制して降圧作用を発揮するほか、心拍数減少・心筋エネルギー代謝改善による心臓の負担軽減や、心筋細胞の保護作用もあります。

カルベジロール（carvedilol）

一 般 名	カルベジロール
商 品 名	アーチスト
剤 形	錠剤：1.25mg、2.5mg、10mg、20mg
用法・用量	［虚血性心疾患または拡張型心筋症に基づく慢性心不全（ACE阻害薬、利尿薬、ジギタリスにより治療中）：1.25mg、2.5mg、10mg］開始；1回1.25mg、1日2回、忍容性をみて増減する　維持；1回2.5 ～ 10mg、1日2回　［本態性高血圧症（軽度～中等症）、腎実質性高血圧症］1日1回10 ～ 20mg

● ● 服薬指導のポイント ● ●

● カルベジロールは、β受容体を遮断することで、亢進している心臓の働きを安定させます。さらに、弱いα₁受容体を遮断する作用もあり、末梢血管を拡張します（受容体への作用は、α受容体：β受容体＝1：8）。こうした作用から、心不全改善効果、狭心症発作予防に用いられます。

● 『高血圧治療ガイドライン2014』より、β遮断薬は第一選択薬から除外されました。心不全や頻脈、狭心症などの治療薬としての位置づけが大きくなったといえます。

● カルベジロールには抗酸化作用があり、脂質過酸化を抑制する作用もあります。

● β受容体を遮断する作用があるため、気管支収縮を起こし気管支喘息を悪化させる可能性があります。気管支喘息患者には投与禁忌です。

● カルベジロールは胆汁排泄型であり、肝臓で代謝されるため、重篤な肝障害患者への投与は慎重に行います。

●急な中止で、狭心症の悪化、血圧上昇など（退薬症候群）がみられることがあります。中止する場合は7〜14日かけて徐々に減量します。

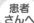 服用の急な中止は、高血圧症状に似た副作用を引き起こす可能性があります。決して自己判断で中断せず、医師に相談してください。

●カルベジロールは、α_1遮断作用もあるため、特に投与開始時や増量時には、めまいやふらつきなどが起こることがあります。機械操作や車の運転などに十分注意するよう説明します。

❶処方せんの確認事項

- 脂質異常症や糖尿病合併患者には慎重に用います。ただし、糖尿病性ケトアシドーシス、代謝性アシドーシスには投与できません（禁忌）。

- 気管支喘息、気管支痙攣、高度の徐脈、房室ブロック（Ⅱ、Ⅲ度）、洞房ブロック、心原性ショック、強心薬・血管拡張薬の静脈内投与する必要のある心不全、非代償性心不全、肺高血圧による右心不全、未治療の褐色細胞腫、妊婦、妊娠している可能性のある人、本剤過敏症のある人には使用できません（禁忌）。

- 投与開始時や増量時などは、心不全の悪化や徐脈などが起こりやすくなるため、血圧や脈拍を確認するなど注意が必要です。

❷注意すべき相互作用

- **本剤の作用が増強**：ヒドララジン、シメチジン、SSRI（パロキセチンなど）、利尿降圧薬など

- **両剤の作用が増強**：Ca拮抗薬（ベラパミルなど）、ジギタリス製剤、Ⅰ群抗不整脈薬（ジソピラミド、プロカインアミドなど）、交感神経抑制薬（アドレナリンなど）

- **本剤の作用が減弱**：リファンピシン、NSAIDs

- **血糖降下作用が増強**：血糖降下薬

- **徐脈、心停止のおそれ**：アミオダロン

- **血圧が上昇**：交感神経刺激薬

❸代表的な副作用

- 重大な副作用として、高度な徐脈、ショック、完全房室ブロック、心不全、心停止などの循環器系副作用、肝機能障害、黄疸、急性腎不全、アナフィラキシー、中毒性表皮壊死融解症（TEN）、皮膚粘膜眼症候群（スティーブンス・ジョンソン症候群）に注意します。

- 徐脈、低血圧、悪心、めまい、心不全の悪化、動悸、糖尿病悪化など。

❹その他のポイント

- 多くの大規模臨床試験[1,2] により、β受容体遮断薬の慢性心不全の予後改善効果が明らかとなり、降圧薬としての有効性が認められています。しかし、心臓の働きを抑えて心臓への負担を軽減するという作用であることから、治療経験が豊富な医師の処方を受けるなど、慎重に使用されるべき薬剤です。

【文献】
1) Pedersen TR. N Engl J Med. 313：1055-1058, 1985
2) Dargie HJ. Lancet. 357：1385-1390, 2001

その他のβ（αβ）遮断薬　　　一般名（おもな商品名）

<β₁選択性ISA（-）>

- アテノロール（テノーミン）
- ビソプロロールフマル酸
  （メインテート）
- ベタキソロール塩酸塩（ケルロング）
- メトプロロール酒石酸塩
  （ロプレソール、セロケン）

<β₁選択性ISA（+）>

- アセブトロール塩酸塩（アセタノール）
- セリプロロール塩酸塩（セレクトール）

<β₁非選択性ISA（-）>

- プロプラノロール塩酸塩（インデラル）
- ナドロール（ナディック）

<β₁非選択性ISA（+）>

- カルテオロール塩酸塩（ミケラン）
- ピンドロール（カルビスケン）

<αβ遮断薬>

- アロチノロール塩酸塩
  （アロチノロール塩酸塩「DSP」）

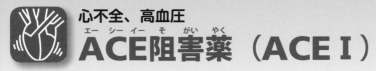

心不全、高血圧
ACE阻害薬（ACE I）
（エー シー イー そ がい やく）

アンジオテンシン変換酵素（ACE）は、アンジオテンシンⅡの産生を促進する酵素です。ACE阻害薬は、アンジオテンシンⅡの産生を阻害し、血管の拡張とNa利尿を促します。

エナラプリルマレイン酸塩（enalapril maleate）

一 般 名	エナラプリルマレイン酸塩
商 品 名	レニベース
剤 形	錠剤：2.5mg、5mg、10mg
用法・用量	［高血圧］1日1回5 〜 10mg。腎性・腎血管性高血圧症、悪性高血圧は2.5mgから投与開始が望ましい　［慢性心不全（軽〜中等症）］1日1回5 〜 10mg（ジギタリス製剤、利尿薬と併用）

♦ ♦ 服薬指導のポイント ♦ ♦

● エナラプリルは、血管収縮作用を持つアンジオテンシンⅡの産生を阻害し、動脈・静脈の拡張とNa利尿を促します。同時に、血液中にある降圧物質のブラジキニンⅡの濃度も高めることから、降圧に有利に働きます。

● 組織内のアンジオテンシンⅡ抑制効果もみられることから、降圧効果とは別に、心肥大（しんひだい）や血管障害の抑制など、臓器保護作用もあると考えられています。

● ACE阻害薬では、投与患者の20 〜 30％程度に、乾性咳嗽（かんせいがいそう）（いわゆる空咳（からせき））が認められます。これは、ブラジキニンⅡが増えることで生じます。咳が軽度であれば薬剤変更の必要はありませんが、悪影響が考えられる場合は、ARB（アンジオテンシンⅡ受容体遮断薬（しゃだんやく））あるいは他の降圧薬などへの変更も考慮します。

患者さんへ 空咳や嗄声（させい）（声がれ）が続く場合は、医師か薬剤師に伝えてください。

●重大な副作用として、声門や咽頭の浮腫、血管神経性浮腫による呼吸困難を訴える場合があるので、注意が必要です。

 患者さんへ ものが飲み込みにくい、息苦しいといった症状がみられたら、服用を中止して、医師に相談してください。

❶処方せんの確認事項

- 血管浮腫、デキストラン硫酸固定化セルロース・トリプトファン固定化ポリビニルアルコール・ポリエチレンテレフタレートを用いた吸着器によるアフェレーシスを施行中、アクリロニトリルメタリルスルホン酸ナトリウム膜（AN69）を用いた血液透析施行中、アリスキレン投与中の糖尿病患者、過敏症、妊婦、妊娠の可能性のある人、アンジオテンシン受容体ネプリライシン阻害薬（サクビトリルバルサルタンナトリウム水和物）投与中、あるいは投与中止から36時間以内の人には投与できません（禁忌）。

- 慢性心不全（軽症〜中等症）患者に初回投与した後、一過性の急激な血圧低下を起こすことがあります。特に、腎障害、利尿薬投与中の患者に対しては、少量で投与開始し、血圧が安定するまで注意する必要があります。

❷注意すべき相互作用

- 併用禁忌：上記を参照のこと

- **血清カリウム値が上昇**：K保持性利尿薬、K補給剤、トリメトプリム含有製剤

- **両剤の作用が増強**：利尿薬、ニトログリセリン

- **リチウム中毒**：炭酸リチウム

- **腎機能障害、高カリウム血症、低血圧**：アリスキレン、ARB、K保持性利尿薬

- **降圧作用が減弱**：NSAIDs、リファンピシン

❸代表的な副作用

- 重大な副作用として、血管浮腫、心筋梗塞、狭心症、急性腎不全、間質性肺炎、中毒性表皮壊死症、皮膚粘膜眼症候群、肝機能障害、高カリウム血症、抗利尿ホルモン不適合分泌症候群（SIADH）などに注意します。

- 血清カリウム上昇に注意。ほかにめまい、咳嗽、血清クレアチニン上昇など。

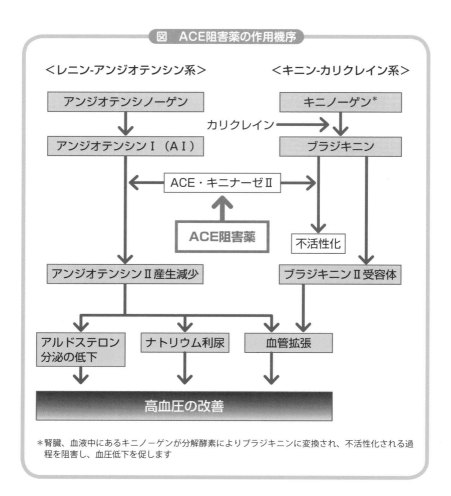

図 ACE阻害薬の作用機序

＜レニン-アンジオテンシン系＞　　　　　＜キニン-カリクレイン系＞

アンジオテンシノーゲン　　　　　　　　キニノーゲン＊

カリクレイン →

アンジオテンシンI（AI）　　　　　　　ブラジキニン

ACE・キニナーゼII

ACE阻害薬

不活性化

アンジオテンシンII産生減少　　　　　　ブラジキニンII受容体

アルドステロン分泌の低下　　ナトリウム利尿　　血管拡張

高血圧の改善

＊腎臓、血液中にあるキニノーゲンが分解酵素によりブラジキニンに変換され、不活性化される過
　程を阻害し、血圧低下を促します

その他のACE阻害薬　　　　一般名（おもな商品名）

- カプトプリル（カプトリル）
- アラセプリル（セタプリル）
- デラプリル塩酸塩（アデカット）
- リシノプリル水和物（ロンゲス）
- ベナゼプリル塩酸塩（チバセン）
- イミダプリル塩酸塩（タナトリル）
- テモカプリル塩酸塩（エースコール）
- キナプリル塩酸塩（コナン）
- トランドラプリル（オドリック）
- ペリンドプリルエルブミン（コバシル）

高血圧

アンジオテンシンⅡ受容体拮抗薬（ARB）
（じゅ よう たい きっ こう やく）（エーアールビー）

アンジオテンシンⅡは血管収縮させて血圧を上昇させますが、アンジオテンシンⅡ受容体拮抗薬（ARB）は、アンジオテンシンⅡ1型受容体に特異的に結合して、降圧作用を発揮します。

アジルサルタン（azilsartan）

一般名	アジルサルタン
商品名	アジルバ
剤形	錠剤：10mg、20mg、40mg　顆粒剤：1%
用法・用量	1日1回20mg、40mgまで増量可

● ● 服薬指導のポイント ● ●

●アジルサルタンは、本邦で7番目のアンジオテンシンⅡ受容体拮抗薬（きっこうやく）です。アンジオテンシンⅡ（AⅡ）タイプ1の受容体（AT_1）に特異的かつ高い親和性を持ち、AT_1受容体に強力に結合し、血管収縮作用を抑制することで末梢血管の抵抗を低下させ、高い降圧作用を示します。

●強力な降圧作用と長時間作用により、第二世代ARBといわれています。

●夜間高血圧や早朝高血圧を改善するなど、血圧日内変動の改善に有用です。

●降圧により、めまいやふらつきが起こることがあります。危険な作業（機械操作や車の運転など）には十分注意するように指導します。

患者さんへ
血圧が下がることによってめまいやふらつきが起こるため、服用中は機械操作や車の運転などは行わないようにしてください。特に服用初期では、立ちくらみやめまいを起こしやすいので、急に立ち上がったりせず、動作はゆっくり行うようにしましょう。

●服用によって血清カリウム値が高くなることがあるため、血清カリウム値の変化や、高カリウム血症の症状に注意します。また、高カリウ

ム血症がある人には慎重に投与します。

 患者さんへ 手足のしびれ、手足の脱力感や麻痺、筋肉の衰えなどがあらわれたら、ただちに受診してください。

●特異な副作用として、血管浮腫なども報告されています。顔や口が腫れて、息苦しさやものが飲み込みにくいといった症状を感じた場合は、速やかに医師に連絡するよう指導します。

❶処方せんの確認事項

- 手術前24時間の投与は回避します。

- 本剤過敏症、妊婦、妊娠している可能性のある人、アリスキレンフマル酸塩を投与中の糖尿病患者（他の降圧治療でも血圧コントロールが著しく不良の患者は除く）には使用できません（禁忌）。投与中に妊娠が判明した場合は、直ちに投与を中止します。

- 厳重な減塩療法を実行中の患者、および利尿降圧薬投与中の患者では投与に注意が必要です。

- 高カリウム血症、腎・肝機能障害、脳血管障害などのある人には慎重に投与します（脳血管障害のある患者では病態を悪化させるおそれがあります）。

- 重篤な腎機能障害のある人（eGFR ＜15）には低用量から開始します。

❷注意すべき相互作用

- **本剤および右記の薬剤の作用が増強**：利尿薬、アリスキレン、ACE阻害薬（腎機能障害、高カリウム血症、低血圧）

- **本剤の作用が減弱、腎機能の悪化**：NSAIDs、COX-2阻害薬

- **リチウム中毒**：リチウム製剤（血中のリチウム濃度に注意）

- **血清カリウム値の上昇**：アルドステロン拮抗薬、K保持性利尿薬、K補給剤

❸代表的な副作用

- 重大な副作用として血管浮腫、ショック、失神、意識消失、急性腎不全、高カリウム血症、肝機能障害、横紋筋融解症に注意します。

- めまい、頭痛、血中カリウム・尿酸・CK上昇など。

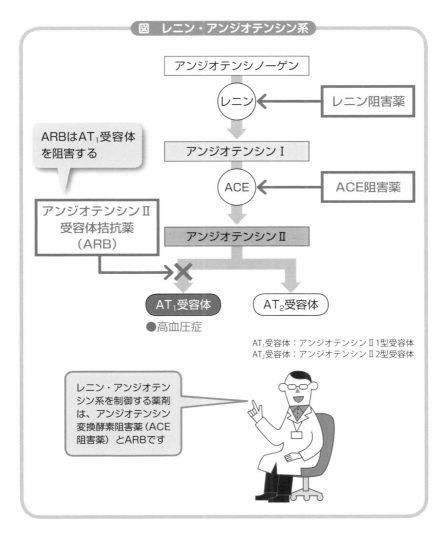

図　レニン・アンジオテンシン系

アンジオテンシノーゲン

レニン ← レニン阻害薬

ARBはAT₁受容体を阻害する

アンジオテンシンⅠ

ACE ← ACE阻害薬

アンジオテンシンⅡ
受容体拮抗薬
（ARB）

アンジオテンシンⅡ

AT₁受容体　　AT₂受容体

●高血圧症

AT₁受容体：アンジオテンシンⅡ1型受容体
AT₂受容体：アンジオテンシンⅡ2型受容体

レニン・アンジオテンシン系を制御する薬剤は、アンジオテンシン変換酵素阻害薬（ACE阻害薬）とARBです

その他のアンジオテンシンⅡ受容体拮抗薬（**ARB**）　　一般名（おもな商品名）

- ロサルタンカリウム（ニューロタン）
- カンデサルタンシレキセチル
  （ブロプレス）
- バルサルタン（ディオバン）
- テルミサルタン（ミカルディス）
- イルベサルタン
  （イルベタン、アバプロ）
- オルメサルタンメドキソミル
  （オルメテック）

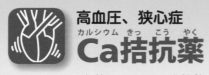

高血圧、狭心症
Ca拮抗薬

血管の収縮・弛緩には、血管平滑筋細胞へのCa²⁺の流入が大きな役割を果たしています。Ca拮抗薬は、Ca²⁺の流入を阻害して血管を拡げることで血圧を下げたり、狭心症の症状改善に用います。

アムロジピンベシル酸塩（amlodipine besilate）

一 般 名	アムロジピンベシル酸塩
商 品 名	アムロジン
剤　　形	錠剤：2.5mg、5mg、10mg　口腔内崩壊錠：2.5mg、5mg、10mg
用法・用量	［高血圧］1日1回2.5〜5mg。1日10mgまで増量可［狭心症］1日1回5mg

✦ ✦ ✦ 服薬指導のポイント ✦ ✦ ✦

● アムロジピンは、ジヒドロピリジン系第2世代の薬剤であり、血管選択性が高く、膜電位依存性L型Caイオンチャネルを阻害することで末梢血管抵抗を低下させ、降圧作用を発揮します。

● アムロジンは血中半減期が約35〜36時間と、長時間作用します。

● 使用を中断すると、狭心症の悪化、血圧上昇など（退薬症候群）がみられることがあり、勝手に中断しないよう指導します。

 患者さんへ 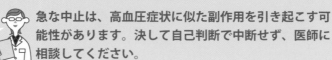 急な中止は、高血圧症状に似た副作用を引き起こす可能性があります。決して自己判断で中断せず、医師に相談してください。

● 降圧作用により、めまいやふらつきなどの症状が起こることがあります。機械操作や車の運転などに十分注意するよう説明します。

● アムロジピンは動悸、頻脈、顔面紅潮、頭痛など交感神経がかかわる副作用は少ないとされています。

● Ca拮抗薬は、そのほとんどが肝臓で代謝されるので、肝機能が低下している患者には投与間隔の調節が必要です。

❶処方せんの確認事項

- 妊婦、妊娠の可能性のある人には投与できません（禁忌）。

❷注意すべき相互作用

- **両剤の作用が増強**：降圧薬
- **本剤の血中濃度が上昇**：CYP3A4阻害薬、シンバスタチン
- **本剤の血中濃度が低下**：CYP3A4誘導薬
- **本剤の降圧作用が増強**：グレープフルーツジュース（同時に服用しないこと）

❸代表的な副作用

- 重大な副作用として、劇症肝炎、肝機能障害、黄疸、無顆粒球症、血小板減少、白血球減少、房室ブロック、横紋筋融解症に注意します。
- 頭痛・頭重、動悸、ほてり、めまい、ふらつきなど。

❹その他のポイント

- Ca拮抗薬には、ジフェニルアルキルアミン系、ベンゾチアゼピン系、ジヒドロピリジン系の3種類があり、症状によって使い分けています。いずれも降圧効果に優れており、脳心血管疾患抑制効果が報告されています[1,2]。
- 心抑制作用は弱いとされており、効果発現が遅いことから、不安定狭心症には用いません。

【文献】
1) Dahlöf B, Devereux RB, Kjeldsen SE, et al. Lancet. 359：995-1003, 2002
2) Dahlöf B, Sever PS, Poulter NR, et al for the ASCOT investigators. Lancet. 366：895-906, 2005

その他のCa拮抗薬　　一般名（おもな商品名）

分類	一般名（おもな商品名）	
ベンゾチアゼピン系	●ジルチアゼム塩酸塩（ヘルベッサー）	
ジフェニルアルキルアミン系	●ベラパミル塩酸塩（ワソラン）	
ジヒドロピリジン系	●アムロジピンベシル酸塩（ノルバスク）	●ニルバジピン（ニバジール）
	●エホニジピン塩酸塩エタノール付加物（ランデル）	●バルニジピン塩酸塩（ヒポカ）
	●シルニジピン（アテレック）	●フェロジピン（スプレンジール）
	●ニカルジピン塩酸塩（ペルジピン）	●ベニジピン塩酸塩（コニール）
	●ニトレンジピン（バイロテンシン）	●マニジピン塩酸塩（カルスロット）
	●ニフェジピン（アダラート）	●アゼルニジピン（カルブロック）

高血圧、心不全など
利尿薬

利尿薬は、ループ利尿薬、K保持性利尿薬、サイアザイド（類似）系利尿薬の3種類に大きく分けられます。そのほか、心不全などの体液貯留の改善に用いるV₂受容体拮抗薬があります。

ループ利尿薬
フロセミド（furosemide）

一 般 名	フロセミド
商 品 名	ラシックス
剤 形	細粒剤：4%　錠剤：10mg、20mg、40mg　注射剤：20mg/2mL、100mg/10mL
用法・用量	内服：1日1回40〜80mgを連日または隔日投与。悪性高血圧には他剤併用とする

♦ ♦ 服薬指導のポイント ♦ ♦

● フロセミドは、ヘンレ・ループ上行脚において、Na／K／2Cl共輸送を阻害することによりNa⁺とCl⁻の再吸収を抑制して、強力な利尿効果を示します。

● 腎不全患者（クレアチニン＞2.5mg/dL）に最も効果的といわれています。また、浮腫の改善効果もあります。

● ループ利尿薬では、用量依存的な副作用がみられます。低マグネシウム血症や低カリウム血症などの電解質異常を起こして不可逆的な聴神経障害（難聴など）が発生することがあるため、注意が必要です。

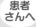 耳が聴こえにくくなったと感じたら、医師か薬剤師に相談してください。

● ループ利尿薬とK保持性利尿薬は、チアジド系利尿薬と比較して血清脂質への悪影響が少ないといわれています。

●糖尿病用薬のSGLT2阻害薬を服用している人は、利尿薬を併用すると脱水症状を起こすことがあるため、推奨されません。

●夜間の排尿を避けるため、昼間に服用するよう伝えます。

❶処方せんの確認事項

- 無尿、肝性昏睡、体液中のナトリウム・カリウムが明らかに減少、スルフォンアミド誘導体過敏症、デスモプレシン酢酸塩水和物投与中の人には使用できません（禁忌）。

❷注意すべき相互作用

- 併用禁忌：デスモプレシン酢酸塩水和物（ミニリンメルト）

- **両剤の作用が増強**：降圧薬、ACE阻害薬、ARB、V_2受容体拮抗薬

- **本剤の作用が減弱**：NSAIDs

- **右記の薬剤の作用が減弱**：昇圧アミン、糖尿病用薬、尿酸排泄促進薬（プロベネシド）

- **聴覚障害**：アミノグリコシド系抗生物質、シスプラチン

- **腎毒性**：アミノグリコシド系抗生物質、セフェム系抗生物質

- **低カリウム血症**：糖質副腎皮質ホルモン剤、ACTH、グリチルリチン酸、甘草含有製剤など

- **症候性低ナトリウム血症**：カルバマゼピン

- **利尿作用の増強（脱水症状）**：SGLT2阻害薬

❸代表的な副作用

- 重大な副作用として、アナフィラキシー様症状、再生不良性貧血、汎血球減少症、無顆粒球症、赤芽球癆、難聴、皮膚粘膜眼症候群、トルサード・ド・ポアンツ、間質性腎炎・肺炎などに注意します。

- 電解質異常、高尿酸血症、高血糖、貧血、発疹、肝機能異常など。

- アゾセミド（ダイアート）　　　　　● トラセミド（ルプラック）

K保持性利尿薬
スピロノラクトン（spironolactone）

一　般　名	スピロノラクトン
商　品　名	アルダクトンA
剤　　　形	細粒剤：10%　錠剤：25mg、50mg
用法・用量	1日50〜100mgを分割投与

◆ ◆ 服薬指導のポイント ◆ ◆

- K保持性利尿薬は、心不全患者に対する利尿効果という点では、それほど強くありません。したがって、多くの場合、サイアザイド系利尿薬と併用します。

- スピロノラクトンは、遠位尿細管と接合集合管のアルドステロン依存性Na－K交換部位でアルドステロンの作用に拮抗し、Naの再吸収とK分泌を阻害して、腎臓における利尿効果を示します。そのほか、心筋肥大や線維化を抑制するなど心不全に対する効果があります。

- スピロノラクトンは、性ホルモン受容体との親和性を有しており、性ホルモン関連の副作用があらわれる可能性があります。

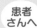 患者さんへ 男性では乳首が腫れて痛んだり、女性では乳房痛や月経不順、少し毛深くなることがあります。服用をやめれば回復しますが、気になる場合は申し出てください。

❶処方せんの確認事項

- 無尿、急性腎不全、高カリウム血症、アジソン病、本剤過敏症、タクロリムス・エプレレノン・ミトタン投与中の人には使用できません（禁忌）。

- 長期投与で高カリウム血症が発現することがあるため、定期検査が必要です。

❷注意すべき相互作用

- 併用禁忌：タクロリムス（プログラフ）、エプレレノン（セララ）、ミトタン（オペプリム）
- 両剤の作用が増強：降圧薬、塩化アンモニウム、コレスチラミン
- 本剤の作用が減弱：NSAIDs
- 右記の薬剤の作用が増強：ジゴキシン、メチルジゴキシン
- 右記の薬剤の作用が減弱：ノルエピネフリン、乳酸ナトリウム
- 高カリウム血症：K製剤、ACE阻害薬、ARB、アリスキレン、K保持性利尿薬、シクロスポリン、ドロスピレノン
- リチウム中毒：リチウム製剤

その他のK保持性利尿薬　　一般名（おもな商品名）

- エプレレノン（セララ）
- トリアムテレン（トリテレン）
- カンレノ酸カリウム（ソルダクトン）
- エサキセレノン（ミネブロ）

サイアザイド系利尿薬
トリクロルメチアジド（trichlormethiazide）

一 般 名	トリクロルメチアジド
商 品 名	フルイトラン
剤 形	錠剤：1mg、2mg
用法・用量	1日2 〜 8mg、1 〜 2回に分服

♦ ♦ ♦服薬指導のポイント ♦ ♦ ♦

- ●トリクロルメチアジドは、サイアザイド感受性Na／Cl共輸送を阻害し、遠位尿細管におけるNa再吸収を阻害して、Naと水の排泄を促進することで循環血液量を低下させ、その結果、血圧が降下します。
- ●発疹、顔面潮紅、光線過敏症、電解質異常や脂質異常などの副作用に注意します。

❶処方せんの確認事項

- 無尿、急性腎不全、体液中のナトリウム・カリウムが明らかに減少、サイアザイド系薬剤またはその類似化合物に対する過敏症、デスモプレシン酢酸塩水和物投与中の人には使用できません（禁忌）。

その他のサイアザイド系利尿薬　　一般名（おもな商品名）

● ベンチルヒドロクロロチアジド（ベハイド）

バソプレシンV₂受容体拮抗薬
トルバプタン（tolvaptan）

一 般 名	トルバプタン
商 品 名	サムスカ
剤 形	OD錠：7.5mg、15mg、30mg
	顆粒剤：1%（10mg/g）
用法・用量	［心不全における体液貯留］1日1回15mg ［肝硬変における体液貯留］1日1回7.5mg ［常染色体優性多発性嚢胞腎の進行抑制］開始：1日60mg、2回分服（朝45mg、夕15mg）。1日60mgを1週間以上投与後、忍容性がある場合は1日90mg（朝60mg、夕30mg）、1日120mg（朝90mg、夕30mg）と1週間以上の間隔をあけて段階的に増量。最高用量1日120mgまで

◆ ◆ 服薬指導のポイント ◆ ◆

- ●トルバプタンは、既存の利尿薬と異なる作用で、腎集合管血管側に存在するバソプレシンV₂受容体に拮抗的に働き、集合管での水再吸収を阻害することで利尿作用を促進します。この作用は、電解質に影響を与えることなく水分を排泄できます。

- ●ループ利尿薬などの他の利尿薬で効果不十分な心不全または肝硬変における体液貯留、腎容積が既に増大し、かつ、腎容積の増大速度が速い常染色体優性多発性嚢胞腎（ADPKD）の進行抑制に用いられます。

- ●心不全には、症状が急速に悪化する急性心不全と、ゆっくり進行する

慢性心不全があります。急性心不全にトルバプタンを用いると、尿量は多くなるものの予後は改善しないという報告もあります。そうした点からも、本剤はおもに慢性心不全に用いられています。

●トルバプタンを服用すると利尿が促進されて尿量が増え、脱水に陥りやすくなります。この作用は、体内の自由水を減少させ、相対的な体内のナトリウム濃度を上昇させるため視床下部を刺激し、結果としてのどの渇き（口渇）があらわれます。脱水症状に対する注意喚起が必要です。また、ナトリウム濃度が上昇したままだと橋中心髄鞘崩壊症という副作用の発生リスクが高まるため、血中ナトリウム濃度のモニタリングが必須です。

 患者さんへ のどが渇いたと感じたら、早めに水分をとってください。

 患者さんへ のどが非常に渇いたり、口の中や皮膚が乾く、体重が急に減少したなどの症状があらわれたら、ただちに医師に相談してください。

❶処方せんの確認事項

- トルバプタンは入院下で服用開始・再開することのできる薬剤です。投与初日より血中ナトリウム濃度のモニタリングが必要なため、初回は、服用経験の有無にかかわらず院外処方されることは基本的にはありません。

- 服用のタイミングは、心不全または肝硬変における体液貯留の場合は、夜間頻尿を避けるため、午前中の投与が望ましいとされています。常染色体優性多発性嚢胞腎の場合（1日2回投与）は、夕方の服用は就寝前4時間以上空けることが望ましいとされています。

- 血清ナトリウム測定、肝機能測定が必要です。

    ・心不全または肝硬変における体液貯留：血清ナトリウム測定（投与開始日または再開日に頻回）、肝機能測定（投与開始前、開始2週間は頻回）

    ・常染色体優性多発性嚢胞腎：血清ナトリウム測定（少なくとも月1回）、肝機能測定（投与開始前、増量時、投与中は少なくとも月1回）

- ［共通］本剤または類似化合物（トルバプタンリン酸エステルナトリウムなど）の過敏症、口渇を感じないまたは水分摂取が困難な人、妊婦、妊娠して

いる可能性のある人、［心不全・肝硬変における体液貯留、SIADHにおける低ナトリウム血症］無尿の人、適切な水分補給が困難な肝性脳症患者、［心不全・肝硬変での体液貯留、常染色体優性多発性嚢胞腎］高ナトリウム血症患者、［常染色体優性多発性嚢胞腎］重篤な腎機能障害（eGFR 15mL/分/1.73m^{2}未満）、肝機能障害（慢性肝炎、薬剤性肝機能障害など）の人には使用できません（禁忌）。

❷注意すべき相互作用

- **本剤の作用が増強**：CYP3A4阻害薬（イトラコナゾール、フルコナゾールなど）、P糖蛋白質阻害薬（シクロスポリン、プラザキサなど）、グレープフルーツジュース

- **本剤の作用が減弱**：CYP3A4誘導薬（リファンピシンなど）

- **右記の薬剤の作用が増強**：ジゴキシン

- **血清カリウム濃度上昇**：カリウム製剤、K保持性利尿薬（スピロノラクトンなど）、抗アルドステロン薬、ACE阻害薬（エナラプリルなど）、ARB（ロサルタンなど）、レニン阻害薬

❸代表的な副作用

- 重大な副作用として、腎不全、血栓塞栓症、高ナトリウム血症、急性肝不全、肝機能障害、ショック、アナフィラキシー、過度の血圧低下、心室細動、心室頻拍、肝性脳症、汎血球減少、血小板減少に注意します。

- めまい、頭痛、口渇、便秘、頻尿、多尿など。

❹その他の注意

- ADPKDに対する処方では、医師は事前にADPKDの診療および適正使用に関する講習（eラーンング）を受講修了・登録される必要があります。薬局薬剤師は、調剤前に事項を確認する必要があります。

- トルバプタンは、多発性嚢胞腎を完治させるものではなく、嚢胞の増大を抑えて病気の進展を抑制する薬剤であることを患者さんに理解してもらう必要があります。

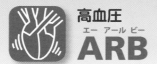

高血圧

ARB・Ca拮抗薬配合薬

アンジオテンシンⅡ受容体拮抗薬（ARB）とCa拮抗薬を併用することで優れた降圧効果を示すことから、近年、さまざまな成分の配合薬が登場しています。

下記の配合薬は、高血圧治療の第一選択薬として用いることができません。

バルサルタン・アムロジピンベシル酸塩

- **配　合** バルサルタン・アムロジピンベシル酸塩
- **商 品 名** エックスフォージ
- **剤　形** 錠剤:配合錠（バルサルタン80mg、アムロジピン5mg）　配合OD錠（バルサルタン80mg、アムロジピン5mg）
- **用法・用量** 1日1回1錠服用

テルミサルタン・アムロジピンベシル酸塩

- **配　合** テルミサルタン・アムロジピンベシル酸塩
- **商 品 名** ミカムロ
- **剤　形** 錠剤：配合錠AP（テルミサルタン40mg、アムロジピン5mg）　配合錠BP（テルミサルタン80mg、アムロジピン5mg）
- **用法・用量** 1日1回1錠服用

イルベサルタン・アムロジピンベシル酸塩

- **配　合** イルベサルタン・アムロジピンベシル酸塩
- **商 品 名** アイミクス
- **剤　形** 錠剤：配合錠LD（イルベサルタン100mg、アムロジピン5mg）　配合錠HD（イルベサルタン100mg、アムロジピン10mg）
- **用法・用量** 1日1回1錠服用

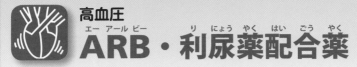

ARB・利尿薬配合薬

アンジオテンシンⅡ受容体拮抗薬（ARB）とサイアザイド系利尿薬は、ARB・Ca拮抗薬配合薬と同様、併用で優れた降圧効果を示します。現在はジェネリックも登場しています。

下記の配合薬は、高血圧治療の第一選択薬として用いることができません。

カンデサルタンシレキセチル・ヒドロクロロチアジド

配　　合	カンデサルタンシレキセチル・ヒドロクロロチアジド
商 品 名	エカード
剤　　形	錠剤：配合錠LD（カンデサルタンシレキセチル4mg、ヒドロクロロチアジド6.25mg）　配合錠HD（カンデサルタンシレキセチル8mg、ヒドロクロロチアジド6.25mg）
用法・用量	1日1回1錠服用

イルベサルタン・トリクロルメチアジド

配　　合	イルベサルタン・トリクロルメチアジド
商 品 名	イルトラ
剤　　形	錠剤：配合錠LD（イルベサルタン100mg、トリクロルメチアジド1mg）　配合錠HD（イルベサルタン200mg、トリクロルメチアジド1mg）
用法・用量	1日1回1錠服用

ロサルタンカリウム・ヒドロクロロチアジド

配　　合	ロサルタンカリウム・ヒドロクロロチアジド
商 品 名	プレミネント
剤　　形	錠剤：配合錠LD（ロサルタンカリウム50mg、ヒドロクロロチアジド12.5mg）　配合錠HD（ロサルタンカリウム100mg、ヒドロクロロチアジド12.5mg）
用法・用量	1日1回1錠服用

高血圧
ARB・Ca拮抗薬・利尿薬配合薬
エーアールビー　カルシウムきっこうやく　りにょうやくはいごうやく

アンジオテンシンⅡ受容体拮抗薬（ARB）・Ca拮抗薬配合薬・利尿薬の3剤配合薬は、従来の2剤配合薬よりも、さらなる服用錠数の減少による服薬アドヒアランスの改善および維持が期待できます。

下記の配合薬は、高血圧治療の第一選択薬として用いることができません。

テルミサルタン・アムロジピンベシル酸塩・ヒドロクロロチアジド

配　　　合	テルミサルタン・アムロジピンベシル酸塩・ヒドロクロロチアジド
商　品　名	ミカトリオ
剤　　　形	配合錠：テルミサルタン80mg、アムロジピン5mg、ヒドロクロロチアジド12.5mg
用法・用量	1日1回1錠

> MEMO **高血圧治療における配合薬の位置づけ**
>
> 　高血圧治療では、複数の降圧薬を併用する患者が多いものの、服薬数が増えることによって服薬アドヒアランスが低下し、期待どおりの治療効果が得られないことが少なくありません。その点、配合錠を用いることで、服薬数を減らすことができ、服薬アドヒアランスの改善が期待できます。また、医療経済的なメリットも得られます。
>
> 　ただし、過剰降圧が生じた場合の減量の調整が難しいことなどの問題があります。そのため、配合錠は高血圧治療の第一選択にはなっていません。

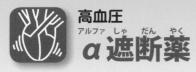

高血圧
α遮断薬
（アルファ しゃ だん やく）

血圧の上昇には、交感神経のα受容体が関与しています。α遮断薬は、交感神経末端の平滑筋（へいかつきん）側α₁受容体を選択的に遮断することで血管を拡張させ、血圧を低下させます。

ドキサゾシンメシル酸塩（doxazosin mesilate）

一 般 名	ドキサゾシンメシル酸塩
商 品 名	カルデナリン
剤 形	錠剤：0.5mg、1mg、2mg、4mg　口腔内崩壊錠（OD錠）：0.5mg、1mg、2mg、4mg
用法・用量	開始：1日1回0.5mg。効果不十分：1～2週間おいて1日1回1～4mgに漸増。1日最大8mg。ただし、褐色細胞腫による高血圧症は1日16mgまで

✦ ✦ 服薬指導のポイント ✦ ✦

- ●ドキサゾシンは、末梢血管（まっしょう）の交感神経末端にある、平滑筋（へいかつきん）側α₁受容体を選択的に遮断（しゃだん）することで動脈、静脈を拡張させ、血圧を低下させます。特に、交感神経末端側の制御系α₂受容体は阻害しないため、副作用の発現は低くなります。

- ●褐色細胞腫（かっしょくさいぼうしゅ）の手術前の血圧コントロールにも用います。

- ●初回投与時には、強い血圧低下反応（初回投与効果）がみられるため、立ちくらみや、血圧低下による副作用などに注意するよう指導します。なお、初回は少量より開始します。特に高齢者に注意します。

  患者さんへ　服用始めは、めまいやふらつきあらわれやすいので、気をつけてください。

- ●ドキサゾシンにおける血圧低下による副作用は、ほとんどの場合、自然消失することが多く、治療継続中に再発することはまれです。

- ●降圧作用により、めまいやふらつきなどの症状が起こることがあります。機械操作や車の運転などに十分注意するよう説明します。
- ●ドキサゾシンの半減期は長く、初期投与は1日1回朝食後の服用ですが、早朝高血圧症の患者には、就寝前に投与することもあります。
- ●脂質代謝系に作用し、総コレステロール、トリグリセライドを下げ、HDLコレステロールを上昇させて、血清脂質プロフィールを改善させる効果があります。

❶処方せんの確認事項

- 妊婦または妊娠している可能性のある人には、治療上の有益性が危険性を上まわると医師が判断した場合にのみ投与します。また、授乳中の場合は、授乳を中止させることが望ましいとされています。

❷注意すべき相互作用

- **両剤の作用が増強**：利尿薬、その他の降圧薬
- **症候性低血圧**：ホスホジエステラーゼ5（PDE-5）阻害作用を持つ薬剤（バルデナフィル、タダラフィル、シルデナフィル）

❸代表的な副作用

- 重大な副作用として、失神・意識喪失（起立性低血圧によるものなど）、不整脈、脳血管障害、狭心症、心筋梗塞、無顆粒球症、肝炎などに注意します。
- めまい、頭痛、動悸・心悸亢進など。

その他のα₁遮断薬　　　一般名（おもな商品名）

- ウラピジル（エブランチル）
- テラゾシン塩酸塩水和物（バソメット）
- ブナゾシン塩酸塩（デタントール）
- プラゾシン塩酸塩（ミニプレス）
- フェントラミンメシル酸塩（レギチーン）
  ※褐色細胞腫の診断にも用いられます。

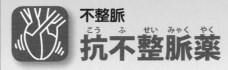

不整脈
抗不整脈薬
こう ふ せい みゃく やく

不整脈は、心臓の刺激伝達がうまくいかず、脈拍のリズムに異常をきたす疾患です。抗不整脈薬は、心筋細胞の異常興奮を取り除く目的で膜安定化作用をもたらし、刺激伝達の安定化をはかります。

メキシレチン塩酸塩（mexiletine hydrochloride）

一 般 名	メキシレチン塩酸塩
商 品 名	メキシチール
剤 形	カプセル錠：50mg、100mg　注射剤：125mg/5mL（点滴静注）
用法・用量	[頻脈性不整脈（心室性）] 内服：1回100 ～ 150mg、1日3回食後。1日最大450mg　注射剤：1回125mg（2 ～ 3mg/kg）を5 ～ 10分間かけて静注、あるいは0.4 ～ 0.6mg/kg/時で点滴静注

❖ ❖ 服薬指導のポイント ❖ ❖

● 心臓の規則的拍動を調節しているイオンの1つは、Naイオンチャネルを介したNaイオンの流入です。メキシチレンは、そのNaイオンの流入を抑制することで、心筋の異常興奮状態や刺激伝達を調整・正常化し、不整脈を改善します。そのほかにも、神経のしびれや痛みに対する鎮痛作用も持っています。

● 中枢神経系に作用することがあります。めまいや視力障害、しびれなどに注意し、機械操作や車の運転などに十分注意するよう指導します。

患者さんへ　めまいやしびれがあらわれたら、すぐに医師か薬剤師に相談してください。

● 口渇、悪心、嘔吐の副作用がよくみられます。
こうかつ　おしん　おうと

● 心房筋にはほとんど作用しないため、心房細動には用いません。
しんぼうさいどう

● 心筋の膜安定化をきたすため、心臓の収縮力の低下が起こる可能性があり、血圧の下降症状には注意が必要です。

❶処方せんの確認事項

- 重篤な刺激伝導障害（ペースメーカー未使用のⅡ～Ⅲ度、房室ブロックなど）の人、過敏症の人には使用できません（禁忌）。

- 糖尿病神経障害に伴う自発痛、しびれ感に対して用いる場合、重篤な心不全を合併している人には使用できません（原則禁忌）。

- 薬が食道に停留すると、食道潰瘍を起こすことがあります。多めの水で服用するよう指導します。特に就寝直前の服用には注意が必要です。

❷注意すべき相互作用

- **本剤の作用が増強**：リドカイン、プロカインアミド、キニジン、アプリンジン、Ca拮抗薬、β遮断薬、肝薬物代謝酵素機能（特にCYP1A2、2D6）に影響を与える薬剤

- **トルサード・ド・ポアンツの発生**：アミオダロン

  ＊トルサード・ド・ポアンツ：心室頻拍の特殊な形で、しばしばQT延長症候群（後天性）でみられ、突然死を起こすこともある心室性不整脈です。

- **本剤の血中濃度が上昇**：シメチジン、尿アルカリ化薬

- **本剤の血中濃度が低下**：リファンピシン、フェニトイン、尿酸化薬（塩化アンモニウムなど）

- **本剤の吸収が遅延**：胃排出能を抑制する薬（モルヒネなど）

❸代表的な副作用

- 重大な副作用として、中毒性表皮壊死症（ライエル症候群）、皮膚粘膜眼症候群（スティーブンス・ジョンソン症候群）、紅皮症、過敏症症候群、心室頻拍、腎不全、幻覚、錯乱、肝機能障害、黄疸、間質性肺炎、好酸球性肺炎などに注意します。

- 悪心・嘔吐、食欲不振、そう痒、全身発疹など。

その他の抗不整脈薬・Ⅰb群　　一般名（おもな商品名）

- **リドカイン塩酸塩（キシロカイン）**
- **アプリンジン塩酸塩（アスペノン）**

表　抗不整脈薬の分類（ボーン・ウィリアムス分類）

クラス		薬剤	特徴	副作用など
膜安定化剤Na抑制Ⅰ	a	**キニジン** ジソピラミド **プロカインアミド** ピルメノール シベンゾリン	速やかなNa⁺チャネル阻害作用による興奮性を低下させる（膜安定化作用）。キニジン、プロカインアミドは副作用が多く、投与方法が煩雑。**上室性不整脈、心室性不整脈に用いる**	活動電位持続時間の延長、抗コリン系の副作用に注意する。塞栓や一過性脳虚血発作などの既往例には、抗凝固薬と併用する
	b	リドカイン メキシレチン アプリンジン	心房筋への作用が弱く、心房細動には用いない。**心室性不整脈に用いる**	活動電位持続時間の短縮、神経系の副作用に注意する
	c	ピルシカイニド フレカイニド プロパフェノン	Iaより心房細動の治療に有用だが、QRS増大の可能性あり。虚血性心疾患への使用は薦められない	活動電位持続時間の不変、不整脈の誘発に注意する
β遮断薬・非選択性Ⅱ	$β_1$ ISA （−）	ビソプロロール メトプロロール アテノロール	心臓の交感神経$β_1$受容体を選択的に遮断し、異常興奮を抑制する（内因性交感神経刺激作用がないか、あっても弱い）	心収縮力低下、心拍数減少のため心不全や低血圧に注意。心伝導系抑制のため徐脈、房室ブロックに注意。喘息患者にも注意する
	（＋）	アセブトロール	内因性交感神経刺激作用を有する	上記
	ISA （−）	ナドロール ブフェトロール **プロプラノロール**	心臓の交感神経$β_2$・$β_1$受容体を選択的に遮断し、異常興奮を抑制する（内因性交感神経刺激作用がないか、あっても弱い）。**上室性および心室性不整脈に用いる**	上記
	（＋）	カルテオロール ピンドロール	内因性交感神経刺激作用を有する	上記
$α_1β$		アロチノロール	心臓の交感神経$α_1$・$β_2$・$β_1$受容体を遮断し、異常興奮を抑制する	血圧低下、徐脈、めまいなどに注意する
Kチャネル抑制Ⅲ		**アミオダロン** ソタロール ニフェカラント	K⁺チャネルを抑制し、不応期を延長させる。一般に**心室細動や血行動態の不安定な心室頻拍に用いる**。アミオダロンは、Ⅰ〜Ⅳ群すべての作用を持つ。急性作用と慢性作用が異なる	活動電位持続時間を延長させる
Ca拮抗薬Ⅳ		ジルチアゼム **ベラパミル** ベプリジル	Ca²⁺チャネルを抑制し、不応期を延長させる。陰性変力作用と陰性変事作用を持つ除細動効果や洞調律維持作用はない。**発作性上室頻拍、特発性心室頻拍に用いる**	心抑制型、心拍数のコントロール、心筋収縮力低下に注意する
強心配糖体		**ジゴキシン** メチルジゴキシン デスラノシド	刺激伝導抑制により心拍数減少。**上室性頻拍、心房細動に有効**	ジギタリス中毒により房室ブロック注意。有効量と中毒量、致死量が接近しているので慎重に行う

3章

消化管疾患の薬剤

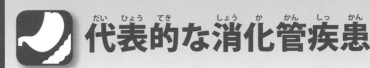

代表的な消化管疾患

消化管（食道、胃・十二指腸、小腸、大腸）の異常では、主に腹痛、嘔気・嘔吐、食欲不振、胃もたれ、下痢、便秘といった腹部症状が起こります。

●消化性潰瘍とは？

　胃・十二指腸潰瘍を総じて消化性潰瘍といい、強力な胃酸や消化酵素のペプシンなどから粘膜を防御する機構が破綻し、上皮組織の欠損（潰瘍）が生じた状態です。胃・十二指腸潰瘍が発症する大きな要因は、ヘリコバクター・ピロリ菌（Helicobacter pylori）感染と、アスピリンなどの非ステロイド性抗炎症薬（NSAIDs）投与です。

　胃・十二指腸潰瘍の薬物療法は、プロトンポンプ阻害薬（PPI）、ヒスタミンH_2受容体遮断薬などの酸分泌抑制薬を使用します。ピロリ菌感染が疑われる場合は、再発予防の目的で除菌療法（酸分泌抑制薬と抗菌薬による内服療法）を行います。

●機能性ディスペプシア（FD）とは？

　機能性ディスペプシア（FD）は、明らかな器質的疾患がないにもかかわらず、もたれ感、早期膨満感、心窩部痛などの上腹部症状が続く慢性疾患です。かつて、慢性胃炎や神経性胃炎などといわれていた症状が当てはまります。機能性ディスペプシアは、非びらん性胃食道逆流症や過敏性腸症候群（IBD）を併せ持つこともあります。

　機能性ディスペプシアは、食後のもたれ感や早期膨満感が起こる食後愁訴症候群（PDS）と、心窩部痛や心窩部灼熱感などが起こる心窩部痛症候群の2つの病型に分類されます。

　薬物療法では、消化管運動機能改善薬と酸分泌抑制薬が用いられます。また、ストレスや不安などの心理的要因がある場合は、抗不安薬や抗うつ薬を使うこともあります。

●下痢とは？

臨床的には、下痢が2週間続くものを急性下痢、3週間以上続くものを慢性下痢と考えられています。また、病態により浸透圧下痢、分泌性下痢、滲出性下痢、腸管運動異常性下痢に分類されます。

薬物療法では、整腸薬、止瀉薬などが用いられます。

●過敏性腸症候群（IBS）とは？

過敏性腸症候群（IBS）は、大腸や小腸に器質的な異常はみられないものの、慢性的な腹痛や腹部不快感などの腹部症状があり、下痢や便秘をきたす症候群です。男性では下痢型が多く、女性では便秘型が多い傾向にあります。食事指導・生活習慣指導を行っても改善がみられない場合に薬物療法を行います。

薬物療法では、消化管運動調節薬、プロバイオティクス、高分子重合体、抗コリン薬、5-TH$_3$拮抗薬などが用いられます。

●炎症性腸疾患とは？

大腸、小腸を中心に、慢性の炎症または潰瘍を引き起こす原因不明の疾患を総じて炎症性腸疾患（IBD）といいます。特異的疾患としては、薬剤性腸炎、感染性腸炎、虚血性腸炎、腸結核などがあり、非特異的疾患としては潰瘍性大腸炎とクローン病があります。

潰瘍性大腸炎：大腸の粘膜にびらんや潰瘍を形成する炎症性腸疾患です。重症化すると全身症状に及ぶ場合もあります。多くは若年者に好発します。潰瘍性大腸炎の罹患年数が長くなるほど、大腸がんの発症リスクが高まることがわかっています。

クローン病：口腔から肛門までの全消化管のどの部位にも発症する非連続性病変を特徴とします。好発部位は小腸の末端部です。

炎症性腸疾患の薬物療法では、5-アミノサリチル酸（5-ASA）製剤を中心に、ステロイド薬、免疫調整薬、生物学的製剤などが用いられます。

胃炎、消化性潰瘍
酸分泌抑制薬（ヒスタミンH₂受容体遮断薬）

体内のヒスタミンが、胃粘膜壁細胞のヒスタミンH₂受容体に結合することで胃酸の分泌が盛んになります。ヒスタミンH₂受容体遮断薬は、選択的にH₂受容体を遮断して胃酸の分泌を抑えます。

ファモチジン（famotidine）

一 般 名	ファモチジン
商 品 名	ガスター
剤　　形	散剤：2％（20mg/g）、10％（100mg/g）　錠剤：10mg、20mg
	ガスターD錠（口腔内崩壊錠）：10mg、20mg　注射剤：10mg、20mg
用法・用量	［胃潰瘍、十二指腸潰瘍、吻合部潰瘍、上部消化管出血（消化性潰瘍、急性ストレス潰瘍、出血性胃炎による）、逆流性食道炎、ゾリンジャー・エクリソン症候群］内服：1回20mg、1日2回（朝食後、夕食後または就寝前）、または1日1回40mg、就寝前

❤ ❤ 服薬指導のポイント ❤ ❤

● ファモチジンは、胃粘膜の細胞壁に存在するH₂受容体を選択的に遮断して、胃酸の分泌を抑えます。その酸分泌抑制作用は、プロトンポンプ阻害薬（PPI）に次ぐ強さです。

● ヒスタミンH₂受容体遮断薬は比較的、安全性の高い薬剤ですが、主な副作用として下痢、便秘などの消化器症状があります。

● 夜間睡眠中の胃酸分泌は、ヒスタミンの作用によって促進されます。したがって、夕食後あるいは就寝前の服用が有効です。

 患者さんへ 夜間の胃酸分泌を抑えてくれるので、（1日1回服用では）寝る前に服用してください。

● 胃痛などの症状がある場合、香辛料の強い食品や炭酸飲料、アルコールなどを摂取することで症状が悪化するため、控えるよう指導します。

●症状が消失しても再発する場合があるため、医師の指示に従い、一定
期間服用することが大切です。

患者
さんへ　薬を服用し始めて症状がよくなっても、潰瘍が治った
わけではありません。勝手に中止せず、必ず医師の指
示に従ってください。

❶処方せんの確認事項

- 腎障害がある場合は、腎機能に応じて減量します。心疾患や肝障害の患者に
は慎重に投与します。

❷注意すべき相互作用

- **右記の薬剤の血中濃度が低下**：アゾール系抗真菌薬

❸代表的な副作用

- 重大な副作用として、ショック、アナフィラキシー、再生不良性貧血、汎血
球減少、無顆粒球症、血小板減少、皮膚粘膜眼症候群（スティーブンス・ジョ
ンソン症候群）、中毒性表皮壊死融解症（TEN）、肝機能障害、横紋筋融解症、
QT延長、意識障害、痙攣、間質性腎炎、急性腎障害、間質性肺炎、不全収
縮などに注意します。

- 便秘、白血球減少など。

❹その他のポイント

- 胃酸分泌が亢進する要因として、ストレスやアルコール、タバコ、不規則な
生活などの生活習慣もあるため、生活改善についても患者に指導します。

その他の酸分泌抑制薬（H₂受容体遮断薬）　一般名（おもな商品名）

- シメチジン（タガメット）
- ロキサチジン酢酸エステル塩酸塩（アルタット）
- ニザチジン（アシノン）
- ラフチジン（プロテカジン）

消化性潰瘍

酸分泌抑制薬（プロトンポンプ阻害薬）

プロトンポンプ阻害薬（PPI）は、胃酸分泌の最終段階にあたるプロトンポンプを阻害し、酸分泌を強力に抑制します。ヘリコバクター・ピロリ菌の除菌療法にも用いられます。

エソメプラゾールマグネシウム水和物（esomeprazole magnesium hydrate）

一 般 名	エソメプラゾールマグネシウム水和物
商 品 名	ネキシウム
剤 形	カプセル剤：10mg、20mg　懸濁用顆粒分包：10mg、20mg
用法・用量	［胃潰瘍、十二指腸潰瘍、吻合部潰瘍、逆流性食道炎、ゾリンジャー・エクリソン症候群］1日1回20mg、8週間まで。十二指腸潰瘍は6週間まで。再発・再燃を繰り返す逆流性食道炎の維持療法は、1日1回10〜20mg　［非びらん性胃食道逆流症（10mgのみ）］1日1回10mg、4週間まで　［NSAIDs、低用量アスピリン投与時における胃潰瘍・十二指腸潰瘍の再発抑制］1日1回20mg　［胃潰瘍。十二指腸潰瘍。胃MALTリンパ腫。特発性血小板減少性紫斑病。早期胃がんに対する内視鏡的治療後胃のヘリコバクター・ピロリ感染胃炎などの除菌補助］1回本剤20mgアモキシシリン750mg・クラリスロマイシン200〜400mgを同時に1日2回、7日間。

✦ ✦ ✦ 服薬指導のポイント ✦ ✦ ✦

● プロトンポンプ阻害薬（PPI）はH₂受容体遮断薬よりも胃酸分泌抑制作用が強力で、胃食道逆流症（GERD）の維持療法や、低用量アスピリンあるいはNSAIDs潰瘍の再発抑制などの目的で使用されます。

● エソメプラゾールは、ラセミ体であるオメプラゾールの一方の光学異性体（S体）です。

● 従来型のPPIは日本人において遺伝子多型が存在するCYP2C19で代謝されます。エソメプラゾールはCYP2C19の影響を受けないため、効きにくいとされるCYP2C19遺伝子多型に対しても、十分な胃酸分

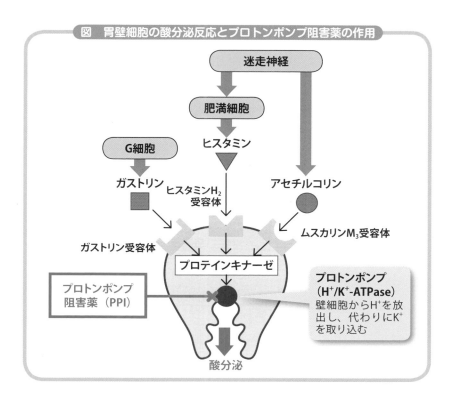

図　胃壁細胞の酸分泌反応とプロトンポンプ阻害薬の作用

迷走神経

肥満細胞

G細胞　　　ヒスタミン

ガストリン　ヒスタミンH$_2$　　　　アセチルコリン
　　　　　　受容体

ガストリン受容体　　　　　　　　　ムスカリンM$_3$受容体

プロテインキナーゼ

プロトンポンプ
阻害薬（PPI）

プロトンポンプ
（H$^+$/K$^+$-ATPase）
壁細胞からH$^+$を放
出し、代わりにK$^+$
を取り込む

酸分泌

泌抑制効果が期待できます。

● 2018年に「懸濁用顆粒分包」が発売されました。水に懸濁して服用することで、1歳以上の幼児および小児や高齢者でカプセルの服用が難しい患者に対し、服薬アドヒアランスの向上が期待できます。

● 懸濁用顆粒分包を患者に渡すときに、服用の仕方を指導してください。約15mLの水に懸濁し、2〜3分おいて粘性が増してから服用することが望ましいです。

● 医師の指示した投与期間内はきちんと服用するよう指導します。

患者
さんへ　　薬を服用し始めて症状がよくなっても、潰瘍が治ったわけではありません。勝手に中止せず、必ず医師の指示に従ってください。

❶処方せんの確認事項

- PPIの投与は、保険診療では、胃潰瘍は8週間、十二指腸潰瘍では6週間という制限があります。
- 内視鏡的に食道病変が認められないGERD（非びらん性胃食道逆流症：NERD）に対しても、10mgのみ適応があります。
- 本剤過敏症、アタザナビル硫酸塩・リルピビリン塩酸塩を投与中の人には使用できません（禁忌）。

❷注意すべき相互作用

- **併用禁忌**：アタザナビル硫酸塩（レイアタッツ）、リルピビリン塩酸塩（エジュラント）
- **右記の薬剤の作用が増強**：ジアゼパム、フェニトイン、ワルファリン、メトトレキサート、ジゴキシンなど
- **右記の薬剤の作用が減弱**：イトラコナゾール、チロシンキナーゼ阻害薬など
- **本剤の作用が増強**：ボリコナゾール

❸代表的な副作用

- 重大な副作用としてショック、アナフィラキシー、汎血球減少症、無顆粒球症、血小板減少、劇症肝炎、肝機能障害、黄疸、肝不全、中毒性表皮壊死融解症、皮膚粘膜眼症候群、間質性肺炎・腎炎、急性腎障害、横紋筋融解症、低Na血症、錯乱状態などに注意します。
- 下痢・軟便、味覚異常など（ピロリ除菌の補助）。

❹その他のポイント

- 定期的に血液検査、肝・腎機能検査を行い、副作用の発現に注意します。
- 開封もしくは懸濁後の薬剤は保管せず、廃棄してください。
- 懸濁用顆粒分包では、懸濁した後、顆粒が沈澱する可能性があるため、30分以内に服用するよう指導します。

その他の酸分泌抑制薬（PPI） 　一般名（おもな商品名）

- オメプラゾール（オメプラール）
- ランソプラゾール（タケプロン）
- ラベプラゾールナトリウム（パリエット）
- ボノプラザンフマル酸塩（タケキャブ）

消化性潰瘍、ヘリコバクター・ピロリ感染胃炎

ヘリコバクター・ピロリ除菌薬

ヘリコバクター・ピロリ感染症の概念が確立されて以降、ピロリ菌に関連する疾患の検査・治療のため、感染者に除菌療法を受けることが強く勧められています。

ヘリコバクター・ピロリ除菌薬

●現在、一次除菌にはPPIもしくはカリウムイオン競合型アシッドブロッカー（P-CAB）＋アモキシシリン+クラリスロマイシンの7日間投与の3剤併用療法が推奨されています。

●二次除菌では、PPIもしくはP-CAB＋アモキシシリン＋メトロニダゾールが推奨されています。

表　ヘリコバクター・ピロリ除菌薬（3剤併用）

	酸分泌抑制薬		抗菌薬	商品名
一次除菌	PPI　ラベプラゾール	アモキシシリン	クラリスロマイシン	ラベキュア
	P-CAB　ボノプラザン			ボノサップ
二次除菌	PPI　ラベプラゾール		メトロニダゾール	ラベファイン
	P-CAB　ボノプラザン			ボノピオン

ボノプラザンフマル酸塩・アモキシシリン水和物・クラリスロマイシン

一般名 ボノプラザンフマル酸塩・アモキシシリン水和物・クラリスロマイシン

商品名 ボノサップ

剤形 パック400、パック800（パック400とパック800では、クラリスロマイシンの1日服用量が異なる）

用法・用量 1回ボノプラザン20mg、アモキシシリン750mg、クラリスロマイシン200mgを同時に1日2回、7日間。クラリスロマイシンは1回400mg、1日2回まで増量可

♦ ♦ 服薬指導のポイント ♦ ♦

- ●この3剤パックはヘリコバクター・ピロリ菌の一次除菌を目的としたもので、3剤の1日服用量を1シートにしたものです。
- ●一次除菌率は90％以上と報告されています。
- ●ボノプラザンは、胃酸による活性化が不要で、作用部位の壁細胞に集まりやすいため、投与初日から効果を発揮します。
- ●確実に除菌するために、指示どおりに必ず服用することが大切です。

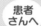 勝手に服用を中止したり、飲み忘れが続くと、薬が効きにくくなるピロリ菌があらわれて、除菌がうまくいかなくなります。医師の指示どおりに服用してください。

❶処方せんの確認事項

- 3剤の成分に対する過敏症、アタザナビル、リルピビリン、ピモジド、エルゴタミン・無水カフェイン・イソプロピルアンチピリン、ジヒドロエルゴタミン、スボレキサント、ロミタピド、タダラフィル〔アドシルカ〕、チカグレロル、イブルチニブ、アスナプレビル、ダクラタスビル・アスナプレビル・ベクラブビル、イバブラジン、ベネトクラクス（用量漸増期）、ルラシドン、アナモレリンを投与中、肝・腎臓障害でコルヒチン投与中、伝染性単核症、高度の腎障害の人には使用できません（禁忌）。
- ペニシリン系抗菌薬の過敏症には原則として使用しません（原則禁忌）。

❷注意すべき相互作用

- 併用禁忌：上記を参照のこと
- 相互作用：各薬剤の添付文書を参照のこと。

❸代表的な副作用

- 重大な副作用は、各薬剤の添付文書を参照のこと。
- 除菌中に下痢・軟便、味覚異常、肝機能障害、かゆみ、発疹など。

その他のヘリコバクター・ピロリ除菌薬 一般名（おもな商品名）

● 71ページの表を参照のこと。

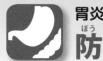

胃炎、消化性潰瘍
防御因子増強薬
ぼう ぎょ いん し ぞう きょう やく

防御因子増強薬は、胃粘膜上皮を守るさまざまな因子（胃粘液、胃粘膜血流、プロスタグランジン（PG）、重炭酸塩など）に影響を与える薬剤です。

防御因子増強薬

●消化性潰瘍（かいよう）における胃酸やペプシンなどの攻撃因子に対し、プロスタグランジンの産生を促進し、胃粘膜の血流を増やす防御因子を増強させることで胃粘膜を保護し、組織の修復・再生を促進します。
●単剤では酸分泌抑制薬より効果は低いものの、H_2受容体拮抗薬と防御因子増強薬の併用などで治癒効果を発揮します。
●2011年にドライアイ用の点眼薬も発売されています。

レバミピド（rebamipide）

一 般 名	レバミピド
商 品 名	ムコスタ
剤 形	錠剤：100mg　顆粒剤：20%（200mg/g）
用法・用量	［胃潰瘍］1日100mg、1日3回（朝、夕および就寝前）［急性胃炎・慢性胃炎の急性増悪期の胃粘膜病変（びらん、出血、発赤、浮腫）の改善］1日100mg、1日3回

✦ ✦ 服薬指導のポイント ✦ ✦

●胃炎、胃潰瘍の治療に用いるほか、NSAIDsなどが原因の胃腸障害を予防する目的でも処方されています。
●胃粘膜のプロスタグランジン増加作用、胃粘膜保護作用、フリーラジカル抑制作用、損傷胃粘膜修復作用、胃粘膜への炎症性細胞浸潤（しんじゅん）に対する作用など、さまざまな作用があります。
●副作用が少なく、防御因子増強薬の中で最も処方されている薬剤です。
●食事の影響を受けることはありません。

- 重大な副作用としてショック、アナフィラキシー様症状、白血球減少、血小板減少、肝機能障害、黄疸に注意します。
- 便秘、下痢（げり）、嘔気（おうき）・嘔吐（おうと）、味覚異常など。

テプレノン（teprenone）

一 般 名	テプレノン
商 品 名	セルベックス
剤 形	細粒剤：10%（100mg/g）　カプセル剤：50mg
用法・用量	1回50mg、1日3回（毎食後）

◆ ◆ 服薬指導のポイント ◆ ◆

●胃粘液増加作用により、胃粘膜の保護・修復を促進します。

●テプレノンは食事の影響を受けやすく、空腹時では血中濃度が低下するので、食後に服用するよう指導します。

❶代表的な副作用

- 重大な副作用として肝機能障害、黄疸に注意します。
- 便秘、下痢など。

MEMO プロスタグランジン（PG）

　プロスタグランジン（PG）は、生体の組織や器官などに存在する生理活性物質で、刺激によって遊離したアラキドン酸からシクロオキシゲナーゼ（COX）によって代謝され、生合成されます。

　PGはさまざまな作用を持っており、PGE_1の血管拡張作用、$PGF_{2\alpha}$ならびにPGE_2の子宮収縮作用、PGE_2の胃粘膜保護作用などが知られています。

図 防御因子増強薬の作用

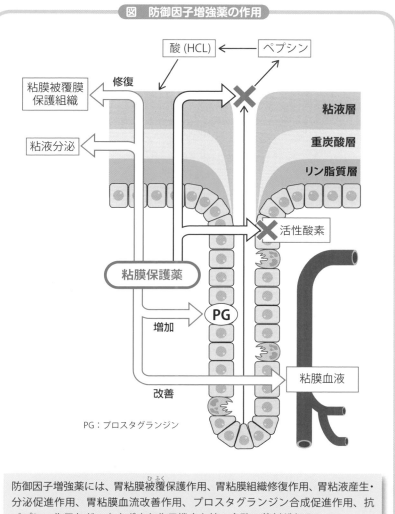

酸 (HCL) ← ペプシン

粘膜被覆膜保護組織 　修復

粘液層

重炭酸層

リン脂質層

粘液分泌

活性酸素

粘膜保護薬

PG　増加

PG：プロスタグランジン

改善

粘膜血液

防御因子増強薬には、胃粘膜被覆保護作用、胃粘膜組織修復作用、胃粘液産生・分泌促進作用、胃粘膜血流改善作用、プロスタグランジン合成促進作用、抗ペプシン作用など、さまざまな作用機序を持つ多数の薬剤がある

その他の防御因子増強薬　　一般名（おもな商品名）

- スクラルファート（アルサルミン）
- エカベトナトリウム（ガストローム）
- セトラキサート塩酸塩（ノイエル）
- アズレンスルホン酸ナトリウム水和物（アズノール）
- ソファルコン（ソロン）

消化管運動の異常、嘔気・嘔吐
消化管運動機能改善薬
しょう か かん うん どう き のう かい ぜん やく

消化管運動の異常が、消化器疾患に深く関与しています。消化管運動機能改善薬は、その消化管運動を改善し、食欲不振、吐き気、腹部膨満感などを改善します。

メトクロプラミド（metoclopramide）

一 般 名	メトクロプラミド
商 品 名	プリンペラン
剤 形	細粒剤：2%　錠剤：5mg　シロップ：0.1%（1mg/mL）　注射剤：10mg/2mL
用法・用量	内服：1日10〜30mg、2〜3回分服（食前）　小児：シロップ0.5〜0.7mg/kg、2〜3回分服（食前）　注射：1回10mg、1日1〜2回筋・静注

♦ ♦ 服薬指導のポイント ♦ ♦

●メトクロプラミドは、制吐薬（せいと）として、主に対症療法的に用います。制吐作用は、ドパミン受容体拮抗（きっこう）作用による嘔吐中枢（おうとちゅうすう）の抑制によるものです。そのほかにも、消化管の蠕動運動（ぜんどう）を亢進（こうしん）させる作用があります。

●メトクロプラミドは脳−血液関門を通過して脳内に移行するため、錐体外路症状（すいたいがいろ）や眠気、不安などの副作用の発現頻度（ひんど）が、同じ消化管運動改善薬であるドンペリドンに比べて高くなります。

患者さんへ　指のふるえ、首のこわばり、つっぱりなどがあらわれたときは、速やかに医師か薬剤師に相談してください。服用を中止すれば、症状はなくなります。

●めまい、ふらつきなどの症状が起こることがあります。危険な作業（機械操作や車の運転など）には十分注意するよう説明します。

●まれに、プロラクチンの上昇によって乳汁分泌、女性化乳房などが起こることがあります。

●消化管の蠕動運動を亢進させて、食後の胃内食物の滞留が長引かないようにするために、食前の服用が効果的です。

❶処方せんの確認事項

- 本剤過敏症、褐色細胞腫の疑い、消化管出血、穿孔、器質的閉塞のある人には使用できません（禁忌）。

❷注意すべき相互作用

- **両剤の作用が減弱**：抗コリン薬
- **内分泌機能異常、錐体外路症状**：フェノチアジン系、ブチロフェノン系、ラウオルフィアアルカロイド薬、ベンザミド系
- **悪心・嘔吐、食欲不振を不顕性化**：ジギタリス

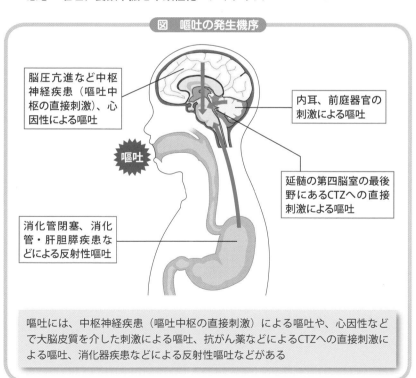

図　嘔吐の発生機序

脳圧亢進など中枢神経疾患（嘔吐中枢の直接刺激）、心因性による嘔吐

内耳、前庭器官の刺激による嘔吐

嘔吐

延髄の第四脳室の最後野にあるCTZへの直接刺激による嘔吐

消化管閉塞、消化管・肝胆膵疾患などによる反射性嘔吐

嘔吐には、中枢神経疾患（嘔吐中枢の直接刺激）による嘔吐や、心因性などで大脳皮質を介した刺激による嘔吐、抗がん薬などによるCTZへの直接刺激による嘔吐、消化器疾患などによる反射性嘔吐などがある

- 右記の薬剤の副作用が発現：カルバマゼピン

❸代表的な副作用

- 重大な副作用としてショック、アナフィラキシー、悪性症候群、意識障害、痙攣、遅発性ジスキネジアに注意します。
- 錐体外路症状（振戦、筋硬直など）、内分泌機能異常など。

モサプリドクエン酸塩水和物（mosapride citrate hydrate）

一 般 名	モサプリドクエン酸塩水和物
商 品 名	ガスモチン
剤 形	錠剤：2.5mg、5mg　散剤：1％（10mg/g）
用法・用量	［慢性胃炎に伴う消化器症状（胸やけ、悪心・嘔吐）］1日15mg、食前または食後に3回分服

● ● 服薬指導のポイント ● ●

- モサプリドは、胃や十二指腸に存在するセロトニン5-HT$_4$受容体を選択的に刺激して、アセチルコリンの遊離を促進させて、消化管運動、胃排出を促します。ドパミン受容体には作用しません。
- 効果の発現が速いため、食直後または食前に服用するよう指導します。
- チトクロームP450（CYP3A4）が関与し、主な代謝経路は肝臓であるため、肝機能障害に注意する必要があります。

❶処方せんの確認事項

- 経口腸管洗浄剤によるバリウム注腸X線造影検査前処置の補助にも用います。
- 向精神薬（精神機能に作用する薬剤）の副作用としてみられる悪心、嘔吐、便秘などを抑えるためにモサプリドを併用することがあります（適応外）。

❷注意すべき相互作用

- 本剤の作用が減弱：抗コリン薬（アトロピンなど）

❸代表的な副作用

- 重大な副作用として劇症肝炎、肝機能障害、黄疸に注意します。
- 下痢、軟便、口渇など。

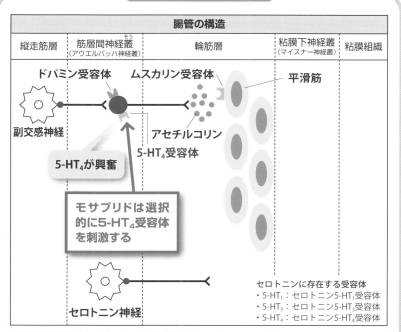

図　モサプリドの作用機序

モサプリドは、腸管壁内神経叢のコリン作動性神経上にある5-HT₄受容体を選択的に刺激し、副交感神経終末からアセチルコリンの遊離を促進させる。アセチルコリンは、平滑筋のムスカリン受容体に結合して、腸管運動を調節する。モサプリドはドパミン受容体には作用しない

その他の消化管運動機能改善薬　　一般名（おもな商品名）

- ドンペリドン（ナウゼリン）
- イトプリド塩酸塩（ガナトン）
- スルピリド（ドグマチール）

- トリメブチンマレイン酸塩（セレキノン）

機能性ディスペプシア

機能性ディスペプシア治療薬

機能性ディスペプシア（FD）の治療には、その症状の多様さから酸分泌抑制薬や消化管運動機能改善薬などが用いられますが、2014年にわが国初のFD治療薬が登場しました。

機能性ディスペプシアに用いる治療薬

●機能性ディスペプシア（FD）の治療では、酸分泌抑制薬や消化管運動機能改善薬が頻用されています。現在、わが国で保険適応を持つFD治療薬は、消化管運動改善薬のアコチアミド塩酸塩水和物（商品名アコファイド）のみです。

アコチアミド塩酸塩水和物（acotiamide hydrochloride hydrate）

一 般 名	アコチアミド塩酸塩水和物
商 品 名	アコファイド
剤 形	錠剤：100mg
用法・用量	1回100mg、1日3回。食前投与

◆ ◆ 服薬指導のポイント ◆ ◆

●アコチアミドは、消化管運動に必要な神経伝達物質のアセチルコリンの分解酵素（アセチルコリンエステラーゼ）を抑制することで消化管運動を活発にし、FD症状である腹部膨満感、食後膨満感などを改善します。

❶注意すべき相互作用

- **本剤の作用が減弱**：抗コリン作用を有する薬剤
- **両剤の作用が増強**：コリン賦活剤、コリンエステラーゼ阻害薬

❷代表的な副作用

- 下痢、便秘、悪心など。
- 血中プロラクチン増加、ALT（GPT）・AST（GOT）増加など。

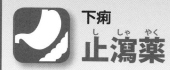

下痢
止瀉薬

止瀉薬は制瀉薬ともいい、下痢を止める薬剤です。持続性の下痢で、栄養障害などが起こる場合に用いられます。止瀉薬には腸運動抑制薬、収斂薬、吸着薬などがあります。

腸運動抑制薬
ロペラミド塩酸塩（loperamide hydrochloride）

一 般 名	ロペラミド塩酸塩
商 品 名	ロペミン
剤 形	細粒剤：0.1%（1mg/g）　カプセル剤：1mg
用法・用量	1日1～2mg、1～2回分服

✦ ✦ 服薬指導のポイント ✦ ✦

● ロペラミドは、腸管の蠕動運動を抑制し、腸管からの水分吸収を増加させることによって下痢を抑えます。

● 下痢の回数・量が多い場合に有用です。

● 過敏性腸症候群（IBS）の下痢型の治療にも用いられます。

● 下痢が治まっても服用を続けていると、便秘になりやすいため、服用を中止するよう指導します。

患者さんへ 下痢が治まったら服用を中止してください。服用を続けていると、便秘になることがあります。

❶処方せんの確認事項

● 出血性大腸炎（O-157などの腸管出血性大腸菌）・赤痢菌などの重篤な感染性下痢、抗菌薬の投与に伴う偽膜性大腸炎の人には使用できません（禁忌）。また、感染性下痢・潰瘍性大腸炎の人には原則として使用しません（原則禁忌）。

分類	機序	おもな原因
滲出性下痢	腸の炎症による滲出液の増加	細菌感染症（出血性病原性大腸菌、細菌性赤痢菌など）、潰瘍性大腸炎、クローン病など
浸透圧性下痢	腸からの水分吸収の妨げ	薬剤起因性、乳糖不耐症、多量のアルコールなど
分泌性下痢	腸からの水分分泌量の増加	毒素型細菌による腸管感染症など
腸管運動性下痢	腸管の通過時間の短縮	過敏性腸症候群（下痢型）、甲状腺機能亢進症など

- 低出生体重児、新生児および6ヵ月未満の乳児には使用できません（禁忌）。また、6ヵ月以上2歳未満の乳幼児には原則として使用しません（原則禁忌）。

❷注意すべき相互作用

- **本剤の血中濃度が増強**：リトナビル、キニジン、イトラコナゾールなど
- **本剤の作用が減弱**：ケイ酸アルミニウム、タンニン酸アルブミン

❸代表的な副作用

- 重大な副作用としてイレウス、巨大結腸、ショック、アナフィラキシー、中毒性表皮壊死融解症（TEN）、皮膚粘膜眼症候群（スティーブンス・ジョンソン症候群）に注意します。
- 発疹、眠気、めまい、腹部膨満感、腹部不快感など。

その他の止瀉薬　　　　　　　一般名（おもな商品名）

<収斂薬>
- タンニン酸アルブミン（タンナルビン）
- ビスマス製剤（次硝酸ビスマス）

<吸着薬>
- 天然ケイ酸アルミニウム（アドソルビン）

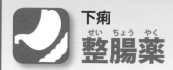

整腸薬

下痢

整腸薬は生菌製剤と耐性乳酸菌製剤に分けられます。生菌製剤の代表的な菌種には乳酸菌、ビフィズス菌、糖化菌、酪酸菌があります。菌種により消化管部位への親和性に違いがあります。

生菌製剤

- 生菌製剤は、その成分の菌が、乳酸や酪酸、酢酸などを産生して腸管内のpHを下げることで腸内環境を整えます。
- 生菌製剤の適応は「腸内菌叢の異常により諸症状の改善」ですが、使い分けのエビデンスは確立されていないため、各菌種の特徴から選択されています。
- なお、抗菌薬や化学療法剤の投与時に用いる場合は、それらに耐性をもつ耐性乳酸菌製剤が使われます。
- 酪酸菌製剤は、芽胞を形成することにより、化学物質に耐性を示すことから、耐性を持たない抗生剤に耐性乳酸菌製剤が有効な場合があります。

おもな生菌製剤

分類	おもな商品名	成分：菌種
乳酸菌製剤（ラクトミン）	ビオフェルミン配合散	ラクトミン：*Streptococcus faecalis* 糖化菌：*Bacillus subtilis*
ビフィズス菌製剤	ラックビー微粒N・錠	ビフィズス菌：*Bifidobacterium longum*、*Bifidobacterium infantis*
酪酸菌製剤	ミヤBM細粒・錠	酪酸菌（宮入菌）：*Clostridium butyricum*
ビフィズス菌・ラクトミン配合剤	ビオスミン配合散	ビフィズス菌：*Bifidobacterium bifidum* ラクトミン：*Streptococcus faecalis*
酪酸菌配合剤	ビオスリー配合散・錠・OD錠	酪酸菌：*Clostridium butyricum** ラクトミン：*Enterococcus faecium*

＊菌種名を変更。承認時は*Streptococcus faecalis*

乳酸菌製剤　ラクトミン（lactomin）

一般名	ラクトミン
商品名	ビオフェルミン配合散
剤形	配合散剤：0.6％（1g中含有ラクトミン6mg、糖化菌4mg）
用法・用量	1日3 ～ 9g、3回分服

酪酸菌（宮入菌）製剤

一 般 名	酪酸菌（宮入菌）製剤
商 品 名	ミヤBM
剤 形	細粒剤：4%　錠剤：20mg
用法・用量	細粒：1日1.5～3g、3回分服　錠：1日3～6錠、3回分服

● ● 服薬指導のポイント ● ●

＜ラクトミン＞

●乳酸菌のラクトミンは、乳酸をよく産生して腸内有害細菌の増殖を抑制し、腸内菌叢の正常化を図ります。

＜ミヤBM＞

●主成分の酪酸菌（宮入菌）は芽胞として配合されており、投与後、胃酸などの影響を受けずに腸に到達し、大腸内で増殖します。それにより腸内菌叢のバランスを回復させます。

●酪酸菌（宮入菌）が産生する酪酸には、腸管細胞の増殖作用、水分の吸収調節作用、抗炎症作用などがあります。

●抗菌薬投与後の偽膜性腸炎の原因とされる*Clostridium difficile*の菌数を減少させ、下痢などを改善すると報告されています。

❶処方せんの確認事項

- 安全性が高く、長期投与しても副作用は認められません。

- 抗菌薬の処方の有無を確認します。

- 配合変化（アミノフィリン、イソニアジドとの配合により着色）に注意します。

その他の整腸薬
一般名（おもな商品名）

●乳酸菌製剤（ラックビー微粒N、ビオフェルミン）
●耐性乳酸菌製剤（ラックビー R、ビオフェルミンR）
●乳酸菌配合薬（ビオスミン）　　　●酪酸菌配合薬（ビオスリー）

過敏性腸症候群
過敏性腸症候群治療薬

過敏性腸症候群（IBS）は、便通異常（下痢型・便秘型）と腹痛や腹部不快が慢性的にあるものの、炎症や潰瘍などの異常が認められない状態をいいます。薬物治療とともに、生活習慣の改善も必要です。

ポリカルボフィルカルシウム（polycarbophilcalcium）

一 般 名	ポリカルボフィルカルシウム
商 品 名	コロネル、ポリフル
剤　　形	細粒剤：83.3％（500mg/0.6g/包、1,000mg/1.2g/包）　錠剤：500mg
用法・用量	1回500〜1,000mg、1日3回。食後に水とともに服用

◆ ◆服薬指導のポイント ◆ ◆

●ポリカルボフィルカルシウムは、非溶解性のポリアクリル樹脂であり、胃内の酸性下でカルシウムとポリカルボフィルに分離されます。ポリカルボフィルは腸管内で高い吸水性を示し、ゲル化することで便の水分量を調整します。したがって、過敏性腸症候群（IBS）便秘型、下痢型のどちらにも有効です。

●対症療法として用います。

●錠剤が大きく、服用後に途中でつかえたときに、膨張して喉や食道を閉塞する危険性があるため、十分量の水分（コップ1杯程度）で服用するよう指導します。

❶処方せんの確認事項

● 急性腹部疾患、高カルシウム血症、腎結石、腎不全、本剤過敏症、術後イレウスなどの胃腸閉塞を引き起こすおそれのある人には服用できません（禁忌）。

● 症状改善がみられない場合、長期にわたって漫然と使用すべきでありません（通常は2週間）。

- **右記の薬剤の作用が減弱**：テトラサイクリン系、ニューキノロン系抗菌薬
- **本剤の作用が減弱**：PPI、H_2受容体遮断薬、制酸薬
- **高カルシウム血症**：活性型ビタミンD製剤、カルシウム剤
- **不整脈**：ジゴキシン

❸代表的な副作用

- 発疹、かゆみ、嘔気・嘔吐、口渇、腹部膨満感など。

図　脳腸相関

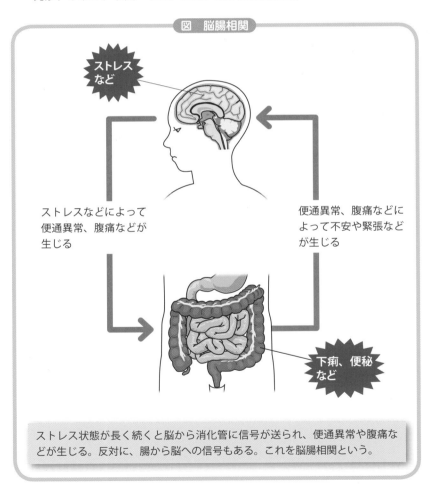

ストレス
など

ストレスなどによって
便通異常、腹痛などが
生じる

便通異常、腹痛などに
よって不安や緊張など
が生じる

下痢、便秘
など

ストレス状態が長く続くと脳から消化管に信号が送られ、便通異常や腹痛などが生じる。反対に、腸から脳への信号もある。これを脳腸相関という。

ラモセトロン塩酸塩（ramosetron hydrochloride）

一 般 名	ラモセトロン塩酸塩
商 品 名	イリボー
剤 形	錠剤：2.5μg、5μg　口腔内崩壊錠（OD錠）：2.5μg、5μg
用法・用量	［男性の下痢型過敏性腸症候群］1日1回5μg。1日最高10μg。［女性の下痢型過敏性腸症候群］1日1回2.5μg。1日最高5μg。

● ●服薬指導のポイント ● ●

- ●ストレスなどによって遊離が促進されたセロトニンが、腸管に存在するセロトニン5-TH₃受容体を活性化させることで、消化管運動が亢進して便通異常を起します。ラモセトロンは、5-TH₃受容体を選択的に阻害して便通異常を改善し、腹痛も抑えます。
- ●下痢型過敏性腸症候群（IBS）に使用します。
- ●女性は男性に比べて副作用の硬便、便秘が起こりやすくなります。

❶処方せんの確認事項

- 薬物治療とともに食事指導、生活指導が重要です。

❷注意すべき相互作用

- **本剤の血中濃度が増強**：フルボキサミン（CYP1A2阻害作用による）
- **硬便、便秘などの副作用が増強**：抗コリン薬、三環系抗うつ薬、止瀉薬など

❸代表的な副作用

- 重大な副作用として、虚血性大腸炎、重篤な便秘などに注意します。
- 硬便、便秘など。

その他の過敏性腸症候群治療薬　一般名（おもな商品名）

- メペンゾラート臭化物（トランコロン）
- メペンゾラート臭化物・フェノバルビタール（トランコロンP）
- リナクロチド（リンゼス）

潰瘍性大腸炎、クローン病
炎症性腸疾患治療薬

炎症性腸疾患（IBD）は、主に消化管に原因不明の炎症と潰瘍を起こす慢性疾患であり、潰瘍性大腸炎（UC）とクローン病（CD）が2大疾患です。いずれも厚生労働省指定の難病となっています。

炎症性腸疾患治療薬の種類

● 炎症性腸疾患は、潰瘍性大腸炎、クローン病に代表され、治療薬は5-アミノサリチル酸（5-ASA）製剤のメサラジンを中心に、ステロイド製剤や免疫調整薬（免疫抑制薬）、生物学的製剤などが用いられます。

● 5-ASA製剤は、炎症細胞より放出される活性酸素消去作用、ロイコトリエンB_4産生抑制作用などにより抗炎症作用を発揮し、寛解導入だけでなく寛解維持にも用いられます。投与方法も経口、注腸、坐剤があります。

● 同じメサラジンでも「ペンタサ」と「アサコール」、「リアルダ」ではメサラジンの放出制御機構が異なります。「ペンタサ」は、5-ASAを腸溶性のエチルセルロースでコーティングし、小腸〜大腸の全域で放出されるよう調節されています。「アサコール」はpHが7以上で崩壊するpH依存放出性フィルムコーティング錠で、回腸末端〜盲腸にかけてのpH7以上の環境下でメサラジンが放出されます。2016年に発売された「リアルダ」は、pH応答性の高分子フィルムでコーティングすることによって、大腸に達して徐々にメサラジンが放出されます。

表　炎症性腸疾患に用いられる薬剤

分類	おもな薬剤
5-アミノサリチル酸製剤（5-ASA製剤）	メサラジン（ペンタサ、アサコール、リアルダ）
	サラゾスルファピリジン（サラゾピリン）＊
ステロイド製剤	プレドニゾロン（プレドニン）など
免疫抑制薬	チオプリン製剤（アザチオプリン：イムラン）、カルシニューリン阻害薬（タクロリムス水和物：プログラフ）など
生物学的製剤	インフリキシマブ（レミケード）、アダリムマブ（ヒュミラ）など

JAK阻害薬、抗菌薬なども用いられる
＊5-ASAとスルファピリジンが結合したプロドラッグ

5-アミノサリチル酸（5-ASA）製剤
メサラジン（mesalazine）

一　般　名	メサラジン
商　品　名	ペンタサ
剤　　　形	錠剤：250mg、500mg　注腸液：1g/100mL　坐剤：1g　顆粒剤：94%
用法・用量	［潰瘍性大腸炎］内服：1回500mg、1日3回食後、1日2,250mg上限。活動期は1回2,000mg、1日2回投与可　坐剤：1日1個（1g）、直腸内挿入　［クローン病］1回500 ～ 1,000mg、1日3回食後

一　般　名	メサラジン
商　品　名	アサコール
剤　　　形	錠剤：400mg
用法・用量	1回800mg、1日3回食後。寛解期は1日1回2,400mg。活動期は1回1,200mg、1日3回食後

✦ ✦ 服薬指導のポイント ✦ ✦

＜ペンタサ・アサコール共通＞

● ペンタサとアサコールは5-ASAの徐放剤です。メサラジンは有効成分である5-ASAのみの製剤であるため、サラゾスルファピリジンより副作用が少ないと考えます。

● 腹痛や下痢などがある活動期だけでなく、症状がない寛解期にも医師の指示どおりにきちんと服薬を続けることが大切です。

患者さんへ　症状がおさまっても、再発を防ぐためには服用を続けることが大切です。勝手にやめず、必ず医師の指示に従ってください。

● メサラジンは放出調節製剤のため、噛まずに服用するよう指導します。

＜ペンタサ＞

● コーティングに用いたエチルセルロースは水に溶けないため、糞便中に白いものがみられることがあります。

患者さんへ 便に白い破片が混じることがありますが、薬は体内に吸収されていますので、心配ありません。

<アサコール>

●湿気が溶出性に影響を及ぼすことがあるため、服用直前にシートから錠剤を取り出すよう指導します。

❶処方せんの確認事項

<ペンタサ・アサコール共通>

- 8週間以上の投与の有効性は確立されていないため、漫然と継続しないよう注意します（ペンタサ：最大4,000mg／日、アサコール：最大3,600mg／日）。
- 本剤とメサラジン注腸剤と併用する場合は、メサラジン総投与量に注意します。特に肝・腎機能が低下している人や高齢者に十分に注意します。
- サリチル酸過敏症、重篤な腎・肝障害の人には使用できません（禁忌）。

<ペンタサ>

- 内服用は潰瘍性大腸炎（重症を除く）以外にクローン病にも適応があります。

❷注意すべき相互作用

<ペンタサ・アサコール共通>

- 骨髄抑制：アザチオプリン、メルカプトプリン

<ペンタサ>

- 臨床検査値（尿量など）が変動：利尿薬、ステロイド薬

❸代表的な副作用

- 重大な副作用として再生不良性貧血、汎血球減少症、無顆粒球症、血小板減少症、心筋炎、心膜炎、胸膜炎、間質性肺疾患、膵炎、間質性腎炎、肝機能障害などに注意します。
- 発疹、下痢、腹痛、悪心、発熱など。

その他の炎症性腸疾患治療薬　　一般名（おもな商品名）

●88ページの表を参照のこと。

4章

肝胆膵疾患の薬剤

代表的な肝胆膵疾患

肝臓・胆嚢・膵臓は、消化液の分泌や消化、エネルギー源の生成などの重要な働きをしています。疾患の発症には、多くの場合、食事やアルコールなどがかかわっています。

●肝炎とは？

　肝炎とは肝細胞が炎症を起こしている状態をいい、その経過によって急性肝炎と慢性肝炎に分かれます。急性肝炎はウイルス感染などで急激な炎症が起こった状態であり、多くの場合が治癒します。ただし、急性肝炎の約1％は劇症化します。一方、慢性肝炎は6ヵ月以上炎症が持続している状態で、進行すると肝硬変、肝がんへと移行します。

　肝炎の原因には、肝炎ウイルスのほかに薬剤性やアルコールによるものもあります。

①B型肝炎の薬物療法

　B型肝炎は、B型肝炎ウイルス（HBV）感染によって起こる肝炎です。B型肝炎の治療目標は、ウイルスの増殖を抑え、患者の生命予後、生活の質の改善を図ります。治療法は、体内の抗ウイルス作用を高める注射薬のペグインターフェロン（PEG-IFN）と、ウイルスの増殖を抑える経口薬の核酸アナログ製剤が中心となります。

　B型慢性肝炎の初期治療は、原則、PEG-IFNの単独療法が第一選択として検討され、PEG-IFN不適応や肝線維化が進展し肝硬変に至る場合などは、経口の核酸アナログが第一選択薬となります。

②C型肝炎の薬物療法

　C型肝炎は、C型肝炎ウイルス（HCV）感染によって起こる肝炎です。C型肝炎の治療は、以前はインターフェロン（IFN）による治療やIFNと抗ウイルス薬の併用療法が行われていました。しかし、ウイルス蛋白をターゲットにした直接作用型抗ウイルス薬（DAA）の登場により、治療法が大きく変わりました。現在は、副作用などの面からもIFNを使用せず抗ウイルス薬だけによるインターフェロンフリー治療が中心となっています。

●胆石症とは？

　胆石症とは、胆嚢や胆管にできた結石が原因で起こる病気の総称です。胆石症の中でも、多くみられるのがコレステロール胆石です。肝臓におけるコレステロール代謝の異常によって、胆汁がコレステロール過飽和となって生じます。日本人における胆石のうち、80%がコレステロール胆石であり、残りの20%は色素石（血液色素が多い石）です。

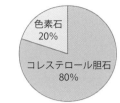

　胆石症に有用な薬剤としては、胆石の経口溶解療法として用いられる胆石溶解薬のウルソデオキシコール酸があります。

●膵炎とは？

　急性膵炎は、上腹部の急性腹痛発作と圧痛、膵酵素の上昇、画像所見などで診断されます。重症化すると多臓器不全を引き起こす危険があります。一方、慢性膵炎は、膵臓の破壊と線維化が進み、消化吸収障害や糖尿病などを引き起こします。

　膵炎の薬物療法では、膵酵素の活性を抑える目的で蛋白分解酵素阻害薬が投与され、そのほかに疼痛コントロールに鎮痛薬などが用いられます。

MEMO　A型肝炎、E型肝炎

　A型肝炎は、A型肝炎ウイルス（HAV）による急性肝炎です。ウイルスに汚染された水や食品などを介して経口感染します。また、近年では性交渉による感染が増加しています。わが国は年間100〜300例ですが、2018年には926例と急増したため、厚生労働省から注意喚起が発出されました。A型肝炎にはワクチンがあり、渡航前のトラベルワクチンとして予防接種されています。

　E型肝炎は、E型肝炎ウイルス（HEV）による急性肝炎です。A型肝炎と同じく経口感染です。わが国では流行に至っていませんが、近年のジビエ料理の人気の高まりから、イノシシ、シカなどの肉・内臓を介した感染に注意が必要です。

C型慢性肝炎、B型慢性肝炎

インターフェロン製剤

インターフェロン製剤は、免疫を活性化させ、肝炎ウイルスの増殖を抑制し、体内からウイルスを排除する働きを助けます。C型慢性肝炎、B型慢性肝炎の治療に用いられます。

ペグインターフェロン アルファ -2a
（peginterferon alfa-2a：PEG-IFNα-2a）

一 般 名	ペグインターフェロン アルファ -2a
商 品 名	ペガシス
剤 形	皮下注：90μg/mL、180μg/mL
用法・用量	［C型慢性肝炎におけるウイルス血症の改善］

［C型慢性肝炎におけるウイルス血症の改善］

＊使用にあたりHCV-RNAが陽性であることを確認すること。

1回180μg、週1回皮下注

［B型慢性活動性肝炎におけるウイルス血症の改善］

＊使用にあたりHBV-DNA量の測定等でウイルスの増殖を確認すること。

1回90μg、週1回皮下注。年齢、HBV-DNA量等に応じて、1回180μgも可

♦ ♦ 服薬指導のポイント ♦ ♦

- ●ペグインターフェロン（PEG-IFN）は、インターフェロン（IFN）にポリエチレングリコールと呼ばれる高分子を結合させた、血中半減期の長い薬剤です。皮下注射することで安定した血中薬物濃度が得られ、週1回の投与で済みます。

- ●PEG-IFNα-2aは、B型・C型肝炎の治療に用いられ、あらかじめHCV-RNA、HBV-DNAを測定し陽性であることを確認した上で投与します。

- ●間質性肺炎が報告されています。特に漢方薬の小柴胡湯との併用で発

症することがあるため、併用禁忌です。

●投与により自殺企図のおそれがあるため、患者や家族によく説明する必要があります。

●投与初期には、免疫反応の活性化により、インフルエンザ様症状の副作用があらわれることがあります。

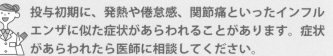

患者さんへ 投与初期に、発熱や倦怠感、関節痛といったインフルエンザに似た症状があらわれることがあります。症状があらわれたら医師に相談してください。

●投与中にめまい、錯乱、傾眠、幻覚などがあらわれたら、ただちに医師の診察を受けるよう説明します。

❶処方せんの確認事項

- 血液学的検査は、投与開始1週間は週2回以上、以後は、8週までは毎週、その後は4週間に1回以上、定期的に行います。

- 肝・腎機能障害を起こすことがあるので、臨床検査を4週ごとに行います。B型慢性活動性肝炎では、投与終了後にトランスアミナーゼが上昇することがあるため、投与終了後も定期検査が必要です。

- 間質性肺炎の既往歴、自己免疫性肝炎、インターフェロン製剤・ワクチン等生物学的製剤の過敏症、低出生体重児、新生児、乳児、3歳未満の幼児、小柴胡湯投与中の人には使用できません（禁忌）。

❷注意すべき相互作用

- 併用禁忌：小柴胡湯（間質性肺炎の発現）

- **右記の薬剤の血中濃度が上昇**：テオフィリン、アンチピリン

- **免疫抑制効果が減弱**：免疫抑制療法

❸代表的な副作用

- 重大な副作用として、間質性肺炎、肺浸潤、呼吸困難、うつ病、自殺念慮・企図、躁状態、攻撃的行動、汎血球減少、無顆粒球症、白血球減少、血小板減少、貧血、赤芽球癆、肝炎増悪、肝機能障害、自己免疫現象、心筋症、心不全、狭心症、不整脈、心筋梗塞、心内膜炎、敗血症、脳出血、脳梗塞、肺

塞栓症、意識障害、痙攣、てんかん発作、見当識障害、昏睡、せん妄、錯乱、幻覚、認知症様症状（特に高齢者）、糖尿病、甲状腺機能異常、皮膚粘膜眼症候群（スティーブンス・ジョンソン症候群）、中毒性表皮壊死融解症（TEN）、多形紅斑、乾癬、急性腎障害、ネフローゼ症候群、消化管出血、消化性潰瘍、虚血性大腸炎、ショック、網膜症に注意します。

- 発熱、倦怠感、頭痛、関節痛、食欲減退、下痢・軟便、不眠症、脱毛症、発疹、瘙痒症など。

MEMO 代償性肝硬変と非代償性肝硬変

　肝硬変は、明確な定義はないものの、病状の進行によって大きく代償性と非代償性に分けられます。代償性肝硬変は、肝機能は比較的良好に保たれており、肝不全症候はみられません。一方、非代償性肝硬変は、肝硬変が進行し、腹水や黄疸、全身倦怠感、肝性脳症、食道静脈瘤などの肝不全症候を来した状態をいいます。

その他のインターフェロン製剤　　一般名（おもな商品名）

- インターフェロンα（スミフェロン）
- インターフェロンβ（フエロン）
- インターフェロンα-2b（ペグイントロン）

C型慢性肝炎、B型慢性肝炎
抗肝炎ウイルス薬

近年、新しい抗肝炎ウイルス薬が次々に開発されており、B型・C型慢性肝炎の治療法がインターフェロン療法から経口の抗肝炎ウイルス薬（DAA）へとシフトしつつあります。

抗肝炎ウイルス薬の種類

- B型慢性肝炎には、現在、核酸アナログ製剤の5剤が用いられています。
- C型慢性肝炎には、直接作用型抗ウイルス薬（DAA）のNS3プロテアーゼ阻害薬、NS5Aプロテアーゼ阻害薬、NS5A阻害薬、NS5Bポリメラーゼ阻害薬のほか、リバビリンが用いられています。インターフェロンフリー治療では、DAAが中心となります。

表　B型慢性、C型慢性肝炎・肝硬変に用いる抗肝炎ウイルス薬

	分類	一般名	商品名
B型慢性肝炎	核酸アナログ製剤	ラミブジン	ゼフィックス
		アデホビル ピボキシル	ヘプセラ
		エンテカビル水和物	バラクルード
		テノホビル アラフェナミドフマル酸塩	ベムリディ
		テノホビル ジソプロキシルフマル酸塩	テノゼット
C型慢性肝炎・肝硬変	プロテアーゼ阻害薬	グラゾプレビル水和物	グラジナ
	NS5A阻害薬	エルバスビル	エレルサ
	NS5Bポリメラーゼ阻害薬	ソホスブビル	ソバルディ
	配合薬	レジパスビル+ソホスブビル	ハーボニー
		グレカプレビル+ピブレンタスビル	マヴィレット
		ソホスブビル+ベルパタスビル	エプクルーサ

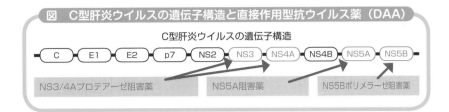

図 C型肝炎ウイルスの遺伝子構造と直接作用型抗ウイルス薬（DAA）

C型肝炎ウイルスの遺伝子構造

C — E1 — E2 — p7 — NS2 — NS3 — NS4A — NS4B — NS5A — NS5B

NS3/4Aプロテアーゼ阻害薬　　　NS5A阻害薬　　　NS5Bポリメラーゼ阻害薬

抗C型肝炎ウイルス薬
リバビリン（ribavirin）

一 般 名	リバビリン
商 品 名	レベトール
剤　　形	カプセル剤：200mg

用法・用量
＊IFNβ、ソホスブビルまたはソホスブビル・ベルパタスビル配合薬との併用（①体重60kg以下、②60kg超80kg以下、③80kg超）：①1日600mg（朝200mg、夕400mg）、②1日800mg（朝400mg、夕400mg）、③1日1,000mg（朝400mg、夕600mg）

＊PEG IFNα-2bとの併用［C型慢性肝炎または投与開始前Hb 14g/dL以上のC型代償性肝硬変］①1日600mg（朝200mg、夕400mg）、②1日800mg（朝400mg、夕400mg）、③1日1,000mg（朝400mg、夕600mg）［投与開始前Hb 14g/dL未満のC型代償性肝硬変］①1日400mg（朝200mg、夕200mg）、②1日600mg（朝200mg、夕400mg）、③1日800mg（朝400mg、夕400mg）

● ● ● 服薬指導のポイント ● ● ●

● リバビリンは、C型慢性肝炎およびC型代償性肝硬変の治療において、インターフェロン製剤（ペグインターフェロンα-2b、インターフェロンβ）、ソホスブビルまたはソホスブビル・ベルパタスビル配合薬との併用で、ウイルスの排除作用が増強しますが、単剤では強い効果はありません。

● リバビリンには、催奇形性および精巣・精子の形態変化などが報告されているので、リバビリン服用中、服用後6ヵ月間は、男女とも避妊が必要であることを説明します。

●リバビリンには抑うつ、自殺企図の副作用があらわれることがあるため、患者および家族に十分理解してもらうことが大切です。

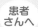 患者さんへ　気分が落ち込んだり、憂うつな気持ちになる場合は、ただちに医師に相談してください。

❶処方せんの確認事項

- リバビリンは、C型慢性肝炎・C型代償性肝硬変におけるウイルス血症の改善の目的で、インターフェロン製剤、ソホスブビルまたはソホスブビル・ベルパタスビル配合薬と併用します。

- 本剤またはヌクレオシドアナログの過敏症、コントロール困難な心疾患（心筋梗塞、心不全、不整脈など）、異常ヘモグロビン症、慢性腎不全、腎機能障害（クレアチニンクリアランス50mL/分以下）、重度うつ病、自殺念慮・自殺企図、重篤な肝機能障害、自己免疫性肝炎などがある人には使用できません（禁忌）。

- リバビリンは催奇形性の報告があるため、妊婦または妊娠の可能性のある人、授乳中の人には使用できません（禁忌）。

❷注意すべき相互作用

- **乳酸アシドーシス、肝不全を増強**：ヌクレオシドアナログ

- **右記の薬剤の作用が減弱**：ジドブジン

- **骨髄抑制**：アザチオプリン

❸代表的な副作用

- PEG IFN-α-2bとの併用における重大な副作用として、貧血（赤血球減少、ヘモグロビン減少）、無顆粒球症、白血球数減少、顆粒球減少、血小板数減少、抑うつ・うつ病、意識障害などの精神障害、重篤な肝機能障害、ショック、消化管出血、消化性潰瘍などの消化管障害、呼吸困難、喀痰増加、脳出血、脳梗塞、間質性肺炎、糖尿病、重篤な腎障害、狭心症などの心疾患、不整脈、敗血症、網膜症、自己免疫現象、溶血性尿毒症症候群（HUS）、血栓性血小板減少性紫斑病（TTP）、中毒性表皮壊死融解症（TEN）、皮膚粘膜眼症候群（スティーブンス・ジョンソン症候群）、横紋筋融解症などに注意します。

レジパスビル・ソホスブビル（ledipasvir・sofosbuvir）

配　　　合	レジパスビル・ソホスブビル
商 品 名	ハーボニー
剤　　　形	配合錠
用法・用量	1日1回1錠、12週間服用

✦ ✦ 服薬指導のポイント ✦ ✦

- ●ポリメラーゼ阻害薬のソホスブビルとNS5A阻害薬のレジパスビルの配合薬であり、C型慢性肝炎において、IFN製剤を使わずにDAAのみで治療を行う「IFNフリー治療」で使用します。

- ●C型慢性肝炎のセログループ1（ジェノタイプ1）またはセログループ2（ジェノタイプ2）、C型代償性肝硬変に用いられます。

- ●抗不整脈薬のアミオダロンとの併用で徐脈などの不整脈があらわれるおそれがあるため、可能な限り避けます。やむを得ず併用する場合は、重篤な不整脈が発現する可能性について十分に説明することが大切です。

 患者さんへ 以前に不整脈治療薬のアミオダロンを服用していたことがあれば、必ず教えてください。

❶処方せんの確認事項

- 重度の腎機能障害（eGFR＜30mL/分/1.73m²）または透析を必要とする腎不全、本剤過敏症、カルバマゼピン・フェニトイン・リファンピシン・セイヨウオトギリソウ（セント・ジョーンズ・ワート）含有食品を投与中の人には使用できません（禁忌）。

- ワルファリンやタクロリムスの増量、低血糖による糖尿病治療薬の減量など、併用薬の用量調節が必要となる場合があります。PT-INR、血中薬物濃度、血糖値などのモニタリングを行い、患者の状態に注意します。

❷注意すべき相互作用

- アミオダロンの併用投与で死亡例が報告されています。特にβ遮断薬、心疾

患、重度の肝臓疾患の人が、アミオダロンと併用することで不整脈の危険性が高まるため注意が必要です。併用する場合は、3日以上入院して心電図モニタリングを行い、退院後も心拍数や不整脈の徴候に十分注意します。

- 併用禁忌：リファンピシン（リファジン）、カルバマゼピン（テグレトール）、フェニトイン（アレビアチン）、セイヨウオトギリソウ（セント・ジョーンズ・ワート）含有食品
- **本剤の作用が減弱**：制酸剤、H_2受容体拮抗薬、PPI、リファブチン、フェノバルビタール
- **不整脈**：アミオダロン
- **右記薬剤の血中濃度が上昇**：ジゴキシン、テノホビル ジソプロキシルフマル酸塩含有製剤
- **横紋筋融解症、ミオパチー**：ロスバスタチン

❸代表的な副作用

- 重大な副作用として高血圧、脳血管障害に注意します。
- そう痒、悪心、口内炎など。

❹その他のポイント

- ウイルス性肝疾患の治療に十分な知識・経験を持つ医師が投与すべきです。

グレカプレビル水和物・ピブレンタスビル（glecaprevir hydrate・pibrentasvir）

一般名 グレカプレビル水和物・ピブレンタスビル
商品名 マヴィレット
剤形 配合錠
用法・用量 成人・12歳以上：1日1回3錠、食後服用。
投与期間は、①セログループ1（ジェノタイプ1）またはセログループ2（ジェノタイプ2）のC型慢性肝炎の投与期間は通常8週間。前治療歴に応じて12週間まで可、②セログループ1（ジェノタイプ1）またはセログループ2（ジェノタイプ2）のC型代償性肝硬変、セログループ1（ジェノタイプ1）またはセログループ2（ジェノタイプ2）のいずれにも該当しないC型慢性肝炎またはC型代償性肝硬変の投与期間は12週間

♦ ♦ 服薬指導のポイント ♦ ♦

- ●C型肝炎ウイルスの増殖を抑える抗ウイルス薬を2種類含有している配合薬で、1つはNS3/4Aプロテアーゼ阻害薬のグレカプレビル水和物、もう1つはNS5A複製複合体阻害薬のピブレンタスビルです。それぞれウイルス増殖に必要な特定の酵素蛋白(たんぱく)を阻害し、C型慢性肝炎またはC型代償性肝硬変におけるウイルス血症の改善に用いられます。

- ●ジェノタイプ1bを含め、どのジェノタイプでも効果のあるパンジェノタイプの薬剤であり、C型肝炎治療の第一選択の薬剤となっています。

- ●腎(じん)障害があっても治療が可能です（腎障害の程度による）。

- ●投与中に肝機能障害が起こることがあるので注意が必要です。

患者さんへ　体がだるい、嘔吐(おうと)、かゆみ、白目・皮膚・尿が黄色くなるなどの症状があらわれたら、ただちに医師に相談してください。

❶処方せんの確認事項

- B型肝炎ウイルス感染の患者または既往感染者に投与した場合、C型肝炎ウイルス量が低下する一方で、B型肝炎ウイルスが再活性化するという報告があります。開始前にB型肝炎ウイルス感染の有無を確認する検査を行います。

- 本剤過敏症、重度（Child-Pugh分類C）の肝機能障害、アタザナビル硫酸塩・アトルバスタチンカルシウム水和物・リファンピシン投与中の人には使用できません（禁忌(きんき)）。

❷注意すべき相互作用

- 併用禁忌：アタザナビル硫酸塩（レイアタッツ）、アトルバスタチンカルシウム水和物（リピトールなど）、リファンピシン（リファジンなど）

- 右記の薬剤の作用が増強：ジゴキシン、ダビガトラン、ロスバスタチン、シンバスタチン、プラバスタチン、フルバスタチン、ピタバスタチン
  ※スタチン系のアトルバスタチン（リピトール）は併用禁忌であることに注意

- 本剤の作用が増強：シクロスポリン、ダルナビル、リトナビルなど

- 本剤の作用が減弱：カルバマゼピン、エファビレンツ、フェニトイン、フェノバルビタール、セイヨウオトギリソウ（セント・ジョーンズ・ワート）含

　有食品

- **ALT上昇**：エチニルエストラジオール含有製剤

❸代表的な副作用

- 重大な副作用として肝機能障害、黄疸（おうだん）に注意します。
- 悪心、腹痛、食欲減退、頭痛、掻痒（そうよう）、発疹（ほっしん）、血中ビリルビン増加など。

❹その他のポイント

- ウイルス性肝疾患の治療に十分な知識・経験を持つ医師が投与すべきです。

抗B型肝炎ウイルス薬
エンテカビル水和物（entecavir hydrate）

一 般 名	エンテカビル水和物
商 品 名	バラクルード
剤 形	錠剤：0.5mg
用法・用量	1日1回0.5mgを空腹時（食後2時間以降かつ次の食事の2時間以上前）服用。ラミブジン不応（ラミブジン投与中にB型肝炎ウイルス血症が認められる、またはラミブジン耐性変異ウイルスを有するなど）患者：1日1回1mg服用を推奨

✦ ✦服薬指導のポイント ✦ ✦

- ●エンテカビル水和物は、B型肝炎ウイルス（HBV）の複製に関わるポリメラーゼを選択的に阻害することで、ウイルスの増殖を抑えて肝機能を改善します。

- ●エンテカビル水和物は長期にわたって服用します。投与を中止した後、肝機能の悪化や肝炎の重症化が起こることがあるので、患者さんに自己判断で中止しないよう指導します。

患者さんへ　服用を中止した後に肝機能が悪化することがあります。勝手に服用を中止せず、必ず医師の指示に従ってください。

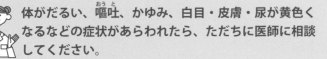

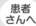

患者
さんへ 体がだるい、嘔吐、かゆみ、白目・皮膚・尿が黄色く
なるなどの症状があらわれたら、ただちに医師に相談
してください。

● 投与中は、定期的に肝機能検査を行う必要があります。

● エンテカビル水和物は、食事とともに服用すると吸収率が低下するため、服用のタイミングを指導することが大切です。

患者
さんへ この薬は、1日1回、空腹時に服用してください。食事の前後2時間は避けてください。

● エンテカビル水和物を投与しても他人へのHBV感染が避けられることは証明されていません。

❶処方せんの確認事項

- B型慢性肝炎の治療を終了した患者で、肝炎の急性増悪が報告されています。投与終了後も数ヵ月間は、検査値や臨床症状などに注意する必要があります。

- 腎機能障害患者では、血中濃度が増大するおそれがあります。クレアチニンクリアランスに応じた投与間隔の調節が必要です。

- 薬剤耐性HIVがあらわれる可能性があるため、抗HIV療法を併用していないHIV/HBV重複感染患者への投与は避けます。

❷注意すべき相互作用

- 腎機能低下薬剤や尿細管分泌により排泄される薬剤と本剤を併用することで、本剤または併用薬の血中濃度が上昇する可能性があります。

❸代表的な副作用

- 重大な副作用として肝機能障害、投与終了後の肝炎の悪化、アナフィラキシー様症状、乳酸アシドーシスに注意します。また、類薬で脂肪肝が報告されています。

- 頭痛、下痢、鼻咽頭炎、リパーゼ増加、ALT・AST上昇など。

テノホビル アラフェナミドフマル酸塩
（tenofovir alafenamide fumarate）

一 般 名	テノホビル アラフェナミドフマル酸塩
商 品 名	ベムリディ
剤 形	錠剤：25mg
用法・用量	1日1回25mg

● ●服薬指導のポイント ● ●

● テノホビル アラフェナミドフマル酸塩は、核酸アナログであるテノホビルのプロドラッグです。従来のテノホビル ジソプロキシルフマル酸塩に比べ肝臓に効率よく取り込まれるため、1／10以下の投与量で同等の抗ウイルス効果が認められます。また、腎機能障害や骨密度低下のリスクも軽減されます。核酸アナログ製剤は、ジェノタイプを問わず強力にHBVのDNA増殖抑制作用を有し、自然治癒の可能性が低い非若年者においても、ほとんどの症例で抗ウイルス作用を発現し、肝炎の沈静化に寄与することができます。

● 食事の影響を受けることはありません。

● 投与を中止した後、肝機能の悪化や肝炎の重症化が起こることがあるので、患者さんに自己判断で中止しないよう指導します。

患者さんへ 服用を中止した後に肝機能が悪化することがあります。勝手に服用を中止せず、必ず医師の指示に従ってください。

❶処方せんの確認事項

- B型慢性肝炎の治療を終了した患者で、肝炎の急性増悪が報告されています。投与終了後も数ヵ月間は、検査値や臨床症状などに注意する必要があります。経過に応じて、B型肝炎の再治療が必要となる場合もあります。

- クレアチニン・クリアランスが15mL／分の重度腎機能障害においても、用量調節は不要です。15mL／分未満に低下した場合は、投与中止を考慮します（薬物動態は検討されていないため）。

- 本剤過敏症、リファンピシン・セイヨウオトギリソウ（セント・ジョーンズ・

ワート）含有食品を投与中の人には使用できません（禁忌）。

- 非代償性肝硬変患者には用いられません（使用経験がないため）。

❷注意すべき相互作用

- 併用禁忌：リファンピシン（リファジン）、セイヨウオトギリソウ（セント・ジョーンズ・ワート）含有食品
- **本剤の作用が減弱**：リファブチン、カルバマゼピン、フェニトイン、フェノバルビタール、ホスフェニトイン

❸代表的な副作用

- 重大な副作用として、腎不全などの重度の腎機能障害、乳酸アシドーシスおよび脂肪沈着による重度の肝腫大（脂肪肝）に注意します。
- 悪心、腹部膨満感、頭痛、疲労など。

❹その他のポイント

- 長期投与に関するデータはまだなく、胎児などへの安全性についても十分なエビデンスが得られていません。

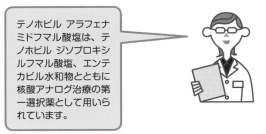

テノホビル アラフェナミドフマル酸塩は、テノホビル ジソプロキシルフマル酸塩、エンテカビル水和物とともに核酸アナログ治療の第一選択薬として用いられています。

その他の抗肝炎ウイルス薬　　　一般名（おもな商品名）

●97ページの表参照のこと。

慢性肝炎・胆石

肝機能改善・胆石溶解薬

肝機能改善・胆石溶解薬は、肝血流増加作用や肝庇護作用を有しており、胆汁酸や胆汁色素などの胆汁成分の増加を目的として用います。また、コレステロール胆石を溶解する作用も持っています。

ウルソデオキシコール酸（ursodeoxycholic acid）

一 般 名	ウルソデオキシコール酸
商 品 名	ウルソ
剤 形	顆粒剤：5%　錠剤：50mg、100mg
用法・用量	［慢性肝疾患における肝機能改善］1回50mg、1日3回　［外殻石灰化を認めないコレステロール系胆石溶解、原発性胆汁性肝硬変の肝機能改善（錠剤のみ）、C型慢性肝疾患における肝機能の改善（錠剤のみ）］1回200mg、1日3回、1日最大900mg

♦ ♦服薬指導のポイント ♦ ♦

● 胆汁酸は、食事などから得られた脂肪を乳化し、消化・吸収を助ける物質です。ウルソデオキシコール酸は、肝機能の改善と、胆石（コレステロール胆石）を溶解する作用を持っています。

● ウルソデオキシコール酸の胆石の溶解作用は弱く、長期間（少なくとも6ヵ月間）の服用が必要であることを説明します。

患者さんへ　ウルソデオキシコール酸は、服用後すぐに効果があらわれる薬ではありません。

● 下痢や吐き気があらわれることがあります。

患者さんへ　下痢が続いたり、気持ち悪くなることがあったら、医師か薬剤師に相談してください。

❶処方せんの確認事項

- 完全胆道閉塞、劇症肝炎の人には使用できません（禁忌）。
- 妊婦、消化性潰瘍がある人などへの投与は、慎重に行う必要があります。

❷注意すべき相互作用

- **血糖降下作用が増強**：SU薬
- **本剤の作用が減弱**：制酸薬、コレスチラミン、脂質低下剤

❸代表的な副作用

- 重大な副作用として、間質性肺炎に注意します。
- 下痢、そう痒、腹痛、発疹、便秘など。

❹その他のポイント

- ウルソデオキシコール酸は、生薬の熊胆（熊の胆嚢を乾燥させたもの。熊の胆ともいう）の主成分を合成したものです。ちなみに、漢方薬の大柴胡湯も胆石症に用いられますが、生薬の構成成分に熊胆は含まれていません。

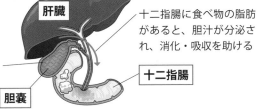

図　胆汁の流れ

肝臓

十二指腸に食べ物の脂肪があると、胆汁が分泌され、消化・吸収を助ける

肝臓で作られた胆汁は胆嚢に貯留される

胆嚢

十二指腸

＜ウルソデオキシコール酸の置換効果＞
ウルソデオキシコール酸は、胆汁分泌促進作用（利胆作用）があり、それにより細胞障害性のほとんどない胆汁酸（ウルソデオキシコール酸：UDCA）と、細胞毒性の強い胆汁酸（ケノデオキシコール酸：CDCA、デオキシコール酸：DCA）が置き換わる（置換効果）

その他の肝機能改善・胆石溶解薬　一般名（おもな商品名）

- **ケノデオキシコール酸（チノ）**

膵炎
蛋白分解酵素阻害薬

蛋白分解酵素阻害薬は、膵臓から分泌されるトリプシンやカリクレインなどの蛋白分解酵素を阻害し、慢性膵炎や急性期を脱した膵炎を鎮静化する目的で使用します。

カモスタットメシル酸塩（camostat mesilate）

一 般 名	カモスタットメシル酸塩
商 品 名	フオイパン
剤 形	錠剤：100mg
用法・用量	［慢性膵炎における急性症状の寛解］1回200mg、1日3回

● ● 服薬指導のポイント ● ●

●カモスタットは、膵臓から分泌されるトリプシンやカリクレインなどの蛋白分解酵素を阻害する作用を有しており、慢性膵炎や急性期を脱した膵炎に用います。

●慢性および急性膵炎の原因の多くが、アルコールによるものです。アルコールの制限（禁酒）が原則となることを説明します。

●下痢や便秘など消化系の副作用が起こることがあります。

患者さんへ　下痢や便秘になることがあるかもしれません。つらいようでしたら、医師か薬剤師に相談してください。

❶処方せんの確認事項

● 慢性および急性膵炎の原因となるアルコールは禁止です。

● 食事指導なども必要です。特に高脂肪食は、膵臓の酵素の働きを活性化する可能性があるので、脂っこい食品の摂取は控えるよう指導します。

肝胆膵疾患

蛋白分解酵素阻害薬

- 重大な副作用として、ショック、アナフィラキシー、血小板減少、肝機能障害、黄疸、高カリウム血症などに注意します。
- 発疹、そう痒、腹部不快感、腹部膨満感、下痢など。

- 急性膵炎に対する治療は、入院治療が原則です。まず膵臓の安静が先決であり、診断後、重症度に応じて疼痛や感染対策、栄養、水・電解質のコントロールが行われます。絶食・絶飲とするため、蛋白分解酵素阻害薬は経口薬ではなく注射薬などが用いられます。
- 蛋白分解酵素阻害薬の注射薬は配合変化が多いため、調製に注意が必要です。また、注射部位は血管炎を引き起こしやすいので、事前に患者への説明を十分にしておくことが大切です。

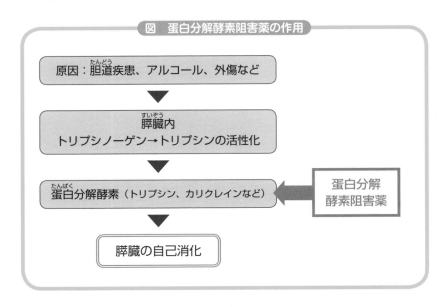

図 蛋白分解酵素阻害薬の作用

原因：胆道疾患、アルコール、外傷など

▼

膵臓内
トリプシノーゲン→トリプシンの活性化

▼

蛋白分解酵素（トリプシン、カリクレインなど） ◀ 蛋白分解酵素阻害薬

▼

膵臓の自己消化

その他の蛋白分解酵素阻害薬 一般名（おもな商品名）

- ガベキサートメシル酸塩（エフオーワイ）
- ナファモスタットメシル酸塩（フサン）
- ウリナスタチン（ミラクリッド）

5章

泌尿器疾患の
薬剤

代表的な泌尿器疾患

尿意切迫感や頻尿などの排尿障害は、日常生活の質（QOL）の低下につながります。高齢化が進むにつれて、排尿障害に悩む患者数の増加が予想されます。

●前立腺肥大症とは？

前立腺肥大症は、男性中高年・高齢者の代表的な泌尿器疾患です。前立腺肥大症は、前立腺の良性過形成によってさまざまな下部尿路機能障害があらわれる疾患をいい、通常は前立腺の腫大と膀胱出口部閉塞を示す下部尿路症状を伴います。下部尿路症状には、排尿症状、蓄尿症状、排尿後症状があり、進行によって異なる症状を示します。

前立腺が肥大する原因はまだ解明されていませんが、加齢によって変わる性ホルモンのバランスも一因と考えられています。

薬物療法は、α_1遮断薬とホスホジエステラーゼ5（PDE5）阻害薬が第一選択薬であり、下部尿路症状によって抗コリン薬、5α還元酵素阻害薬、β_3アドレナリン受容体作動薬（β_3作動薬）、漢方薬などを使い分けます。

表　下部尿路症状

下部尿路症状	おもな症状
排尿症状	頻尿、夜間頻尿、尿意切迫感、腹圧性尿失禁など
蓄尿症状	尿勢低下、尿線途絶（尿が途中で何度も止まる）、排尿遅延、腹圧排尿）など
排尿後症状	残尿感など

●過活動膀胱とは？

過活動膀胱とは、尿意切迫感を主訴とする症候群をいいます。通常は、頻尿と夜間頻尿を伴うと定義されており、ときに切迫性尿失禁も伴います。

過活動膀胱は、非神経因性（原因は加齢、前立腺肥大症などの下部尿路閉塞、骨盤底の脆弱など）と、神経因性（原因は脳血管障害、パーキンソン病などの神経変性疾患、脊髄の障害など）に分類されます。

薬物療法は、抗コリン薬とβ_3作動薬が第一選択薬であり、そのほかにフルボキサート、三環系抗うつ薬、漢方薬などを使い分けます。

表　過活動膀胱治療に用いる抗コリン薬とβ_3作動薬

	一般名（商品名）
抗コリン薬	オキシブチニン塩酸塩（ポラキス、ネオキシ） プロピベリン塩酸塩（バップフォー） 酒石酸トルテロジン（デトルシトール） コハク酸ソリフェナシン（ベシケア） イミダフェナシン（ウリトス、ステーブラ） フェソテロジンフマル酸塩（トビエース）
β_3作動薬	ミラベグロン（ベタニス） ビベグロン（ベオーバ）

表　過活動膀胱の症状

尿意切迫感	突然、トイレに行きたくなり、がまんできなくなるような症状。過活動膀胱^{ぼうこう}の患者には必ずみられる
頻尿^{ひんにょう}	●昼間頻尿：日中に8回以上、トイレに行く症状 ●夜間頻尿：夜中に1回以上、トイレに行く症状
切迫性尿失禁	急にトイレに行きたくなり、がまんができず尿が漏れてしまう症状。必ずしも過活動膀胱の患者にみられるとは限らない

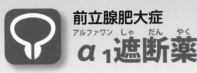

前立腺肥大症
α₁遮断薬

加齢に伴う前立腺の肥大によって、頻尿や残尿感など排尿に関する症状があらわれます。薬物治療では、前立腺や尿道の平滑筋を弛緩させて尿を通りやすくするα₁遮断薬が第一選択薬です。

前立腺肥大症に対するα₁遮断薬の作用機序

- α₁遮断薬は、前立腺、膀胱頸部および後部尿道に存在するα₁受容体を遮断し、前立腺や尿道の平滑筋の緊張を緩和して、尿道内圧の上昇を抑制することにより排尿障害を改善します。
- α₁受容体には、α₁A、α₁B、α₁Dの3つのサブタイプがあります。前立腺にはα₁A、₁D受容体が存在し、α₁Bは血管平滑筋に、α₁Dは膀胱にも存在します。

表　サブタイプによるα₁遮断薬の分類

	一般名（商品名）	受容体サブタイプ
第一世代 α₁受容体を選択的に遮断する。降圧薬としても使用（非選択的にα₁Bも遮断）	プラゾシン塩酸塩 （ミニプレス） テラゾシン塩酸塩水和物 （バソメット、ハイトラシン） ウラピジル （エブランチル）	—
第二世代 α₁A, ₁D受容体を選択的に遮断し、前立腺選択性が高い	タムスロシン塩酸塩 （ハルナールD）	$\alpha_{1A} > \alpha_{1D} \gg \alpha_{1B}$
	シロドシン （ユリーフ）	$\alpha_{1A} \gg \alpha_{1D} > \alpha_{1B}$
	ナフトピジル （フリバス）	$\alpha_{1D} > \alpha_{1A} \gg \alpha_{1B}$

シロドシン（silodosin）

一 般 名	シロドシン
商 品 名	ユリーフ
剤 形	錠剤：2mg、4mg　口腔内崩壊錠（OD錠）：2mg、4mg
用法・用量	1回4mg、1日2回、朝夕食後

♦ ♦ 服薬指導のポイント ♦ ♦

● シロドシンは選択的α₁ₐ遮断薬であり、前立腺肥大症の第一選択薬です。

● α₁ₐ受容体への選択性が高いので、タムスロシン塩酸塩と比較して血圧低下の副作用が少ないですが、投与開始時や増量時には、立ちくらみやめまいなどの症状が起こることがあります。危険な作業（機械操作や車の運転など）には十分注意するよう説明します。

  服用始めには、立ちくらみやめまいが起こりやすくなります。特に夜間のトイレには十分に注意してください。

患者さんへ

● α₁ₐ受容体は消化管や輸精管にも存在するので、下痢や射精障害が高頻度に認められます。射精障害については、特に若い男性患者に対して十分な説明が必要です。

❶処方せんの確認事項

● 腎・肝機能障害の患者、高齢者には低用量（1回2mg）から投与を開始します。

❷注意すべき相互作用

● **起立性低血圧**：降圧薬

● **症候性低血圧**：ホスホジエステラーゼ5阻害薬（バルデナフィル、シルデナフィルなど）

● **本剤の作用が増強**：アゾール系抗真菌薬（イトラコナゾールなど）

❸代表的な副作用

● 重大な副作用として失神・意識喪失、肝機能障害、黄疸があります。

● 射精障害（逆行性射精など）、インポテンス、尿失禁、口渇、TG上昇、鼻閉、下痢、軟便、便秘など。

❹その他のポイント

● α₁遮断作用によると考えられる術中虹彩緊張低下症候群が報告されています。眼科で手術を受ける場合は、α₁遮断薬を服用していることを告げるよう指導します。

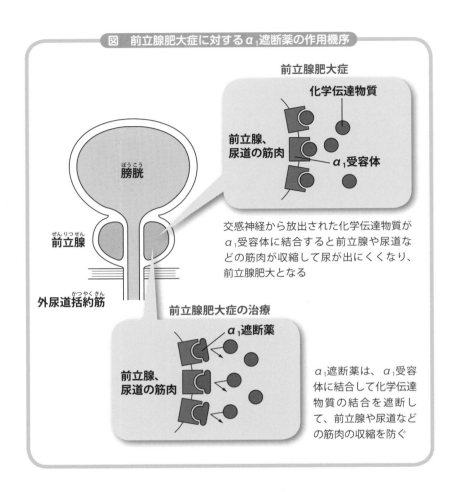

図 前立腺肥大症に対するα₁遮断薬の作用機序

前立腺肥大症

化学伝達物質

前立腺、
尿道の筋肉

α_1受容体

膀胱（ぼうこう）

前立腺（ぜんりつせん）

外尿道括約筋（かつやくきん）

交感神経から放出された化学伝達物質が
α₁受容体に結合すると前立腺や尿道など
の筋肉が収縮して尿が出にくくなり、
前立腺肥大となる

前立腺肥大症の治療

α₁遮断薬

前立腺、
尿道の筋肉

α₁遮断薬は、α₁受容
体に結合して化学伝達
物質の結合を遮断し
て、前立腺や尿道など
の筋肉の収縮を防ぐ

その他の排尿障害治療薬　　　　一般名（おもな商品名）

＜α₁遮断薬＞
114ページの表を参照のこと。
＜その他＞
● クロルマジノン酢酸エステル（プロスタール）
● デュタステリド（アボルブ）
● タダラフィル（ザルティア）

過活動膀胱

過活動膀胱治療薬
(かかつどうぼうこうちりょうやく)

過活動膀胱は、中高年の男女に多くみられ、加齢によって増加し、QOL（生活の質）を損ないます。薬物療法には、β_3アドレナリン受容体作動薬や抗コリン薬などを用います。

β_3アドレナリン受容体作動薬
ミラベグロン（mirabegron）

一 般 名	ミラベグロン
商 品 名	ベタニス
剤　　　形	錠剤：25mg、50mg
用法・用量	1日1回50mg、食後投与

♦ ♦ 服薬指導のポイント ♦ ♦

- ●過活動膀胱は、膀胱の異常な収縮が起こり、十分な蓄尿ができない状態です。突然尿意をもよおし我慢することが難しい「尿意切迫感」、頻尿(ひんにょう)および切迫性尿失禁を特徴とします。

- ●ミラベグロンは選択的β_3アドレナリン受容体作動薬で、膀胱の β_3アドレナリン受容体に作用し、膀胱の筋肉をゆるめて膀胱容量を増大させ、正常な蓄尿(ちくにょう)の状態に近づけます。過活動膀胱における尿意切迫感、頻尿(ひんにょう)、切迫性尿失禁を改善します。

- ●尿閉(にょうへい)、血圧の上昇があらわれることがあるので、症状があらわれたら、ただちに医師や薬剤師に相談するよう指導します。

患者さんへ　尿が出にくい、めまい、頭が重い、肩こりなどの症状がある場合は、ただちに受診してください。

❶処方せんの確認事項

- ● 動物実験（ラット）で、生殖器系への影響（精囊(せいのう)、前立腺および子宮の重量

低値あるいは萎縮など）が報告されており、生殖可能な年齢の患者への投与はできる限り避けるよう注意喚起されています。

- 本剤過敏症、重篤な心疾患、妊婦、妊娠している可能性のある人、授乳婦、重度の肝機能障害患者（Child-Pughスコア10以上）、フレカイニド酢酸塩あるいはプロパフェノン塩酸塩投与中の人には使用できません（禁忌）。
- 中等度の肝機能障害患者（Child-Pugh7〜9）、重度の腎機能障害患者（eGFR15〜29mL/分/1.73m^2）への投与は、1日1回25mgから開始します。
- 血圧が上昇することがあるので、投与中も定期的に血圧測定を行います。
- 心血管系に障害がある人は、投与前に心電図検査を行うことがあります。
- 緑内障がある人は、眼圧が上昇し、症状が悪化することがあるので、定期的に眼科で診察を受けるよう指導します。

❷注意すべき相互作用

- 併用禁忌：フレカイニド酢酸塩（タンボコール）、プロパフェノン塩酸塩（プロノン）
- **本剤の作用が減弱**：リファンピシン、フェニトイン、カルバマゼピン
- **右記の薬剤の作用が増強**：CYP2D6基質薬、三環系抗うつ薬、ジゴキシンなど
- **頻脈、心室細動発現の危険性が増大**：カテコラミン
- **QT延長、心室性不整脈**：ピモジド
- **心拍数増加**：イトラコナゾール、リトナビルなど

❸代表的な副作用

- 重大な副作用として、尿閉、高血圧に注意します。
- 頻脈、心拍数増加があるため、動悸を感じることがあります。
- 便秘、口内乾燥、AST・ALT上昇、γ-GTP上昇など。

❹その他のポイント

- 過活動膀胱の治療薬は、以前は抗コリン薬が頻用されていましたが、口渇や便秘などの副作用が高頻度にあり、現在では、効果は同等でそれら副作用の少ない β$_3$受容体作動薬（ミラベグロン、ビベグロン）が主流となっています。

その他の過活動膀胱治療薬 　　　一般名（おもな商品名）

● **113ページの表を参照のこと。**

6章

呼吸器疾患の薬剤

代表的な呼吸器疾患

呼吸器は、外呼吸（肺で行われる酸素と二酸化炭素のガス交換）を司る器官です。常に外界と接しているため、環境因子、生体因子などさまざまな原因の疾患がみられます。

●気管支喘息とは？

気管支喘息は、気道の慢性炎症、それに伴う可逆性の気道狭窄（喘鳴、呼吸困難）や咳を特徴とする疾患です。気道の慢性炎症は、遺伝的素因に環境的素因も加わって引き起こされます。気道の慢性炎症によって気道過敏性が亢進しているので、わずかな刺激でも気道の狭窄による呼吸困難や咳などが起こりやすくなります。また、炎症が長期に続くことで気道の線維化が進み、気道が狭くなった状態から戻りにくくなることがあります。これをリモデリングといい、治療効果が十分に得られず、難治性または重症化することがあります。

気管支喘息の治療目標は、気道の炎症をコントロールしてリモデリングに至らないよう、良好な呼吸機能を維持させることです。まず、日常生活において喘息の誘発因子であるダニ、アスピリン、喫煙、運動、アルコールなどを遠ざけるよう指導することが重要です。また、慢性閉塞性疾患（COPD）などの合併疾患に対する管理も必要です。

薬物療法は、気管支喘息の重症度の治療ステップに基づいて行われます。重症度は、ステップ1（軽症間欠型）～ステップ4（重症持続型）の4段階に分類されます（日本アレルギー学会『喘息予防・管理ガイドライン』）。

表　長期管理薬と発作治療薬のおもな薬剤

長期管理薬	●ステロイド薬（吸入・経口） ●長時間作用性β₂刺激薬（LABA）（吸入・経口・貼付） ●吸入ステロイド薬・長時間作用性β₂刺激薬配合剤（吸入） ●ロイコトリエン受容体拮抗薬（経口） ●テオフィリン徐放製剤（経口） ●長時間作用性抗コリン薬（LAMA）（吸入） ●ロイコトリエン受容体拮抗薬以外の抗アレルギー薬　など
発作治療薬	●ステロイド薬（吸入・経口・注射） ●短時間作用性気管支拡張薬 　短時間作用性β₂刺激薬（SABA）、短時間作用性抗コリン薬（SAMA）、テオフィリン

治療薬は、長期管理薬（コントローラー：発作を起こりにくくする）と発作治療薬（リリーバー）に分けられます。長期管理薬の基本となるのが吸入ステロイド薬であり、そのほかに気管支拡張薬があります。発作治療薬には、短時間作用性β_2刺激薬、テオフィリンなどがあります。

●慢性閉塞性肺疾患（COPD）とは？

慢性閉塞性肺疾患（COPD）は、タバコなどの有毒な物質を吸入することによって、気道や肺胞などを障害する疾患の総称であり、別名を「タバコ病」ともいわれています（特に長期の喫煙はハイリスクです）。代表的な症状は息切れであり、その他に慢性的な咳と痰、喘鳴などがみられます。COPDは呼吸機能の低下によって身体活動を低下させQOLを低下させるため、早期治療の介入が重要です。治療目標は、現状の改善と将来のリスクの低減です。

薬物療法は気管支拡張薬が中心です。体動時などの必要なときに、短時間作用性気管支拡張薬（短時間作用性β_2刺激薬：SABA、短時間作用性抗コリン薬：SAMA）が用いられます。長期管理においては、長時間作用性抗コリン薬（LAMA）が第一選択薬で、長時間作用性β_2刺激薬（LABA）を併用する場合も多く、その場合はLAMA・LABA配合剤が簡便です。COPDと喘息の合併に吸入ステロイド薬を併用することもあります。

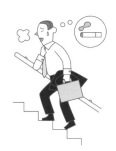

●咳嗽・喀痰とは？

咳嗽は、異物を排除する生体防御反応です。咳嗽の原因はさまざまで、それによって咳の持続時間が違います。

気管支分泌液（いわゆる痰）は、健康な人でも1日100mL程度作られます。喀痰は、気道や肺胞の炎症や腫瘍などにより、多量の喀出量が生じた際に認められます。

薬物療法には鎮咳薬、去痰薬などが用いられます。

表　咳嗽の原因となる主な疾患

●気管支炎	●肺がん
●気管支喘息	●慢性閉塞性肺疾患（COPD）
●肺炎	●気胸
●間質性肺炎	●胃食道逆流　など

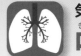

気管支喘息
吸入ステロイド薬

気管支喘息の治療薬は大きく2つに分かれており、①長期管理薬、②発作治療薬があります。長期管理薬の中心的役割を果たしているのが吸入ステロイド薬であり、軽症から使用します。

吸入ステロイド薬の種類

　吸入ステロイド薬は、好酸球や肥満細胞といった炎症細胞などに対して、強力な抗炎症作用を発揮します。長期管理治療においては、吸入ステロイド薬は第一選択薬となります。治療ステップ1（軽症間欠型相当）の段階から低用量での使用が推奨され、重症化に伴い用量は増加します。

　吸入ステロイド薬には、エアロゾル（pMDI）製剤とドライパウダー（DPI）製剤があります。

表　気管支喘息に使うおもな吸入ステロイド薬

一般名	商品名	
	エアロゾル（pMDI）製剤	ドライパウダー（DPI）製剤
フルチカゾンプロピオン酸エステル	フルタイド エアゾール	フルタイド ロタディクス フルタイド ディスカス
ベクロメタゾンプロピオン酸エステル	キュバール エアゾール	―
ブデソニド*	―	パルミコート タービュヘイラー
シクレソニド	オルベスコ インヘラー	―
モメタゾンフランカルボン酸エステル	―	アズマネックス ツイストヘラー
フルチカゾンフランカルボン酸エステル	―	アニュイティ エリプタ

＊ブデソニド：糖質コルチコイドで、ステロイド性抗炎症作用を持つ。他に水性懸濁液のパルミコート吸入液もある

表　ステロイド吸入薬の種類

種類	特徴
エアゾール （pMDI）	●噴霧と吸入のタイミングを合わせてゆっくり吸入する。タイミングが合わないと、気管に到達する薬剤量が減り、効果が減弱してしまう ●うまく吸入できない場合は、吸入補助器（スペーサー）を用いる。小児、乳幼児用のものもある
ドライパウダー （DPI）	●乾燥粉末を深く吸い込むタイプ ●ディスカス、ディスクヘラー、タービュヘイラー、ツイストヘラーなどがある ●噴霧と吸入のタイミングを合わせる必要がない ●幼児や呼吸機能が低い人は使用できない

フルチカゾンプロピオン酸エステル（fluticasone propionate）

一般名	フルチカゾンプロピオン酸エステル
商品名	フルタイド
剤形	エアゾール吸入用：50μgエアゾール120吸入用（8.83mg/10.6g缶、50μg/回）、100μgエアゾール60吸入用（11.67mg/7.0g缶、100μg/回）、ロタディスク・ディスカス：50μg、100μg、200μg
用法・用量	1回100μg、1日2回吸入。1日最大800μgまで。小児は1回50μg、1日2回吸入。1日最大200μgまで

◆ ◆ 服薬指導のポイント ◆ ◆

●フルチカゾンは、気道の炎症を抑制し、気管支喘息の悪化を防ぐ目的で用いる長期管理薬です。患者さんには、喘息発作をただちに抑える薬剤でないことを説明します。発作治療には、短期時間作動性β₂刺激薬をはじめとする気管支拡張薬などを使用します。

●ステロイド薬は、免疫機能を低下させる可能性があります。そのため、口腔カンジダ症や咽喉頭症状（不快感、むせなど）、嗄声などがあらわれることがあります。吸入後、口腔内に薬剤が残らない処置法を指導します。

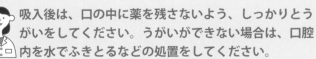

患者さんへ　吸入後は、口の中に薬を残さないよう、しっかりとうがいをしてください。うがいができない場合は、口腔内を水でふきとるなどの処置をしてください。

❶処方せんの確認事項

- 有効な抗菌薬の存在しない感染症、深在性真菌症、本剤過敏症の人には使用できません（禁忌）。

❷注意すべき相互作用

- **本剤の血中濃度が上昇（副腎皮質機能の低下）：CYP3A4阻害薬（リトナビルなど）**

❸代表的な副作用

- 重大な副作用として、アナフィラキシーに注意します。
- 口腔および咽喉頭症状（不快感、むせ、疼痛、刺激感、違和感）、嗄声、口腔カンジダ症など。

❹その他のポイント

- 「ステロイド薬」というだけで、副作用を心配して拒否反応を示す患者は少なくありません。しかし、気管支喘息治療に用いるステロイド吸入薬は局所に特化しており、他の治療で用いられる経口ステロイド薬に起こる全身性の副作用はきわめて少ないのが特徴です。その場合も、決められた用法・用量で服用することが重要です。

- 吸入ステロイド薬の効果については、喘息患者の発作による入院の頻度を減少させる結果[1]や、気管支喘息早期からの導入により気道リモデリングを改善し、肺機能の低下を抑制する可能性[2]が報告されており、死亡率の低下にも貢献しています。ただし、吸入ステロイド薬も用量依存的に全身性の副作用が出現するので、維持量の管理は重要です。

1) Donahue JG, et al. JAMA. 277：887-891, 1997
2) Suissa S, et al. N Eng J Med. 343：332-336, 2000

その他の吸入ステロイド薬 　　一般名（おもな商品名）

●122ページの表を参照のこと。

気管支喘息、慢性閉塞性肺疾患（COPD）
吸入ステロイド薬・β₂刺激薬配合剤

吸入ステロイド薬と長時間作用型β₂刺激薬（LABA）は、気管支喘息の長期管理などに有用であり、配合剤はそれらを同時に吸入することができます。

ブデソニド・ホルモテロールフマル酸塩水和物

一般名	ブデソニド・ホルモテロールフマル酸塩水和物
商品名	シムビコート
剤形	タービュヘイラー：30吸入、60吸入
用法・用量	［気管支喘息］

＊維持療法：1回1吸入、1日2回。最高量は1回4吸入、1日2回。

＊発作時の頓用（維持療法で1回1または2吸入を1日2回投与している場合に限る）：1吸入。症状に応じてさらに1吸入。最大6吸入まで。維持・頓用合わせて8吸入、一時的に12吸入※まで可。

［慢性閉塞性肺疾患（慢性気管支炎・肺気腫）の諸症状の緩解］

1回2吸入、1日2回。

※維持療法および頓用吸入としての合計

・・服薬指導のポイント・・

●吸入ステロイド薬のブデソニドと、速効性のある長時間作動型吸入β₂刺激薬（LABA）であるホルモテロールフマル酸塩水和物を配合した長期管理薬です。

●維持療法に加えて頓用吸入としても使用できます。

●長時間にわたり気管支を拡張して呼吸を楽にする作用と、気道の炎症を抑えて気道の狭窄を改善することで喘息発作を軽減する作用があり、気管支喘息や慢性閉塞性肺疾患（COPD）の治療に使用します。

●急性の喘息発作を抑える効果はありません。発作時には、短時間作用型吸入β₂刺激薬などの薬剤を使用するよう指導します。

患者さんへ この薬は、急な喘息発作を鎮静させる薬ではありません。発作時には、別に処方された発作止め薬を使用するか、ただちに受診してください。

● 過量投与した場合に、不整脈、頻脈（ひんみゃく）、動悸（どうき）などがあらわれることがあります。このような症状があらわれたら、ただちに使用を中止して受診するよう指導します。

● 免疫機能を抑制するため、口腔（こうくう）カンジダ症や嗄声（させい）などの副作用があらわれることがあります。吸入後は、口腔内に薬剤が残らない処置法を指導します。うがいをするときは、喉（のど）の奥がきれいになるよう意識して行うよう説明します。

 患者さんへ 口腔内カンジダ症やしゃがれ声を防ぐため、吸入後にうがいをしてください。うがいができない場合は、口の中をすすぎましょう。

● パウダーは極めて微細なため、吸った感じがしないと訴える患者もいます。吸入感が乏しいだけに、きちんと吸入されているかを確認する必要があります。

● 患者が正しい手順で吸入できるか、また吸入回数などを理解しているかどうかを確認することが大切です。

❶処方せんの確認事項

● 有効な抗菌薬の存在しない感染症、深在性真菌症、過敏症（接触性皮膚炎を含む）の人には使用できません（禁忌（きんき））。

❷注意すべき相互作用

● **本剤の作用が増強**：CYP3A4阻害薬（イトラコナゾールなど）

● **本剤の作用が減弱**：β遮断薬（アテノロールなど）

● **不整脈**：カテコールアミン

● **低カリウム血症による不整脈**：キサンチン誘導体、ステロイド、利尿薬

● **QT間隔の延長**：抗不整脈薬、三環系抗うつ薬など

❸代表的な副作用

- 重大な副作用として、アナフィラキシー、重篤な血清カリウム値の低下に注意します。

- 嗄声、発疹、蕁麻疹、頭痛、動悸、不整脈など。

- 本剤のステロイド量は非常に微量で、さらに内服ではなく吸入することで多くが気管支に到達します。したがって、ステロイド内服薬と比べ副作用は少なくなります。ただし、副作用がまったくないわけではありません。

- 本剤は発作時だけでなく、長期にわたって吸入することで効果を発揮するということを留意してください。

MEMO 口腔カンジダ症

　カンジダ菌という真菌による感染症です。口腔内に白色の苔状物が点状にみられるのが特徴で、ガーゼなどで簡単に拭うことができますが、はがすと赤く腫れ、出血や痛みを伴うことがあります。

　ほうっておくと、口腔内に拡大していく感染性の疾患です。

　症状で不快感を感じるだけでなく、服薬アドヒアランスの低下も招く可能性もあるため、正しい指導が大切です。

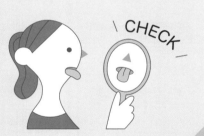

\ CHECK /

その他の吸入ステロイド薬・β刺激薬配合剤　　　　一般名（おもな商品名）

- サルメテロールキシナホ酸塩・フルチカゾンプロピオン酸エステル（アドエア）
- フルチカゾンプロピオン酸エステル・ホルモテロールフマル酸塩水和物（フルティフォーム）
- ビランテロールトリフェニル酢酸塩・フルチカゾンフランカルボン酸エステル（レルベア）

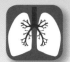

気管支喘息

気管支拡張薬（β₂刺激薬）

β₂刺激薬には強い気管支拡張作用があり、短時間作用型と長時間作用型があります。短時間作用型は発作治療薬として用い、長時間作用型は吸入ステロイド薬でコントロールが不十分な場合に加えます。

β₂刺激薬

β₂刺激薬は、気管支平滑筋のβ₂受容体を刺激することによって細胞内サイクリックAMP（cAMP）産生を増加させ、気管支拡張作用を示します。β₂刺激薬は作用時間によって、短時間作用性β₂刺激薬（SABA）と長時間作用性β₂刺激薬（LABA）に分けられます。

表　β₂刺激薬の分類

	作用時間	主な一般名（商品名）
長期管理薬	長時間作用型β₂刺激薬	吸入薬：サルメテロールキシナホ酸塩（セレベント） 経口薬：ツロブテロール（ホクナリン錠ほか）、クレンブテロール塩酸塩（スピロペント錠ほか）、プロカテロール塩酸塩水和物（メプチン錠ほか） 貼付薬：ツロブテロール（ホクナリンテープ）
	長時間作用性β₂刺激薬＋吸入ステロイド薬	サルメテロールキシナホ酸塩・フルチカゾンプロピオン酸エステル（アドエア）、ブデソニド・ホルモテロールフマル酸塩水和物（シムビコート）、ビランテロールトリフェニル酢酸塩・フルチカゾンフランカルボン酸エステル（レルベア）
発作治療薬	短時間作用型β₂刺激薬	吸入薬：サルブタモール硫酸塩（サルタノールインヘラー）、フェノテロール臭化水素酸塩（ベロテックエロゾル）、プロカテロール塩酸塩（メプチンエアー・吸入液ほか） 経口薬：サルブタモール硫酸塩（ベネトリン錠ほか）、フェノテロール臭化水素酸塩（ベロテック錠ほか）

プロカテロール塩酸塩水和物
（procaterol hydrochloride hydrate）

一　般　名	プロカテロール塩酸塩水和物
商　品　名	メプチン
剤　　　形	顆粒：0.01%（100μg/g）　錠剤：50μg　ミニ錠剤：25μg　シロッ

プ：5μg/mL　ドライシロップ：0.005%（50μg/g）　吸入液：0.01%（30mL）　吸入液ユニット：0.3mL、0.5mL　エアー10μg吸入100回：5mL（1吸入10μg、100回）　キッドエアー5μg吸入100回：2.5mL（1吸入5μg、100回）　スイングヘラー10μg吸入100回：1.0mg/キット（1吸入10μg、100回）

用法・用量 ［内服］1回50μg、1日1～2回。6歳以上の小児は1回25μg、1日1回～2回、6歳未満は1回1.25μg/kg。1日2～3回

［吸入］液：1回30～50μg、小児は10～30μg　液以外：1回20μg、小児は1回10μg、1日4回まで

◆ ◆服薬指導のポイント ◆ ◆

●プロカテロールは、気管支平滑筋のβ_2受容体を刺激することで気管支を拡張します。この作用はβ_2受容体選択性が高く、従来のβ受容体刺激薬に比べ心臓を刺激する作用は弱く、少量で強い気管支拡張作用を発揮し、長い作用時間を示します。

●気管支喘息、慢性気管支炎、肺気腫、急性気管支炎、喘息様気管支炎の気道閉塞性障害に基づく症状の改善に使用します。

●さまざまな剤形があり、小児から高齢者まで、年齢や症状に合わせて剤形を選べます。吸入タイプと経口薬では使用目的が異なります。

●内服用は長時間作用型（LABA）として、吸入は短時間作用型（SABA）として使用されます。内服用は、効果発現までに時間がかかるため、一般に喘息やCOPDの長期管理、喘息発作の予防、COPDの進展抑制などに用います。

●小児への長期投与には家族の協力が不可欠です。

●過度に吸入を続けると、低カリウム血症により不整脈を起こしやすくなります。

患者さんへ 発作が起こったときに過度に吸入すると、めまい、動悸、胸の不快感などを起こすことがあります。症状があらわれたら、ただちに受診してください。

❶処方せんの確認事項

- 過量投与により、頻脈、低カリウム血症などが起こることがあります。1回の吸入数、1日の吸入回数など、患者さんに投与法についてよく指導します。
- 長期に継続する場合は、カリウム値などのモニタリングを行い、心機能に注意します。
- プロカテロールは交感神経を興奮させる作用があります。病気によっては症状を悪化させる可能性があるので、高血圧、心臓病、甲状腺機能亢進症、糖尿病などがある場合は慎重に使用します。
- 口腔内に残薬があると副作用があらわれることがあるため、吸入後はうがいを心がけます。

❷注意すべき相互作用

- **不整脈**：カテコールアミン
- **血清カリウム値の低下**：キサンチン誘導体、ステロイド、利尿薬

❸代表的な副作用

- 重大な副作用として、ショック、アナフィラキシー、重篤な血清カリウム値の低下に注意します。
- エアー、キッドエアーには添加物として無水エタノールが使用されています。投与前にアルコールに敏感かどうか確認します。
- 動悸、頻脈、ふるえ、頭痛、めまい、発疹、嘔吐など。

❹その他のポイント

- 気管支喘息治療における長期管理の基本は、吸入ステロイド薬などの抗炎症薬です。吸入ステロイド薬でコントロールが不十分な場合や、重症度などから吸入ステロイド薬の併用が適切と判断された場合にのみ、プロカテロールと吸入ステロイド薬を併用します。
- 発作を繰り返す患者には、原因を検討して生活指導を行うとともに、長期管理薬を再検討することもあります。

その他の β_2 刺激薬　　　一般名（おもな商品名）

● 128ページの表を参照のこと。

気管支喘息

気管支拡張薬（キサンチン誘導体）

キサンチン誘導体は、気管支平滑筋を弛緩することで気管支を拡げます。また、T細胞や好酸球の気道への浸潤を抑制し、T細胞の細胞増殖反応やサイトカイン産生を抑制します。

テオフィリン（徐放製剤）（theophylline）

一 般 名	テオフィリン（徐放製剤）
商 品 名	テオドール
剤 形	顆粒剤：20%（200mg/g）　錠剤：50mg、100mg、200mg
用法・用量	［気管支喘息］顆粒剤・錠剤：1回200mg、1日2回（朝・就寝前）。1日1回400mg、就寝前投与も可能。小児100〜200mg、1日2回（朝・就寝前）

♦ ♦ 服薬指導のポイント ♦ ♦

● テオフィリンは、気管支拡張作用に加えて、免疫に関与しているT細胞や好酸球を介した抗炎症作用があるといわれています。

● 気管支拡張作用を示す有効量と、有害作用を示す中毒量が近いので、服用量や服用方法は医師の指示に従うよう説明します。

 患者さんへ　長時間にわたって血液の濃度を一定に保つ薬ですから、決められた時間に服用してください。

● 小児では、急な発熱がけいれんなどの副作用の発生につながることがあります。事前に医師から発熱時の対応の指示を受け、それを守ることが大切です。

● タバコは、テオフィリンの作用に大きな影響を与えます。喫煙で変化がある場合は、医師の指示を受けるよう説明します。

患者さんへ　タバコを吸う人が急に禁煙すると、テオフィリンの効果が強くなりすぎることがあります。禁煙を考えているときは、前もって医師に相談してください。

●キサンチン誘導体は、CYP1A2で代謝されます。コーヒーや紅茶などのカフェインはCYP1A2を阻害し、テオフィリンの効果を増強する場合があります。飲みすぎないよう注意を促します。

●増量によって、悪心、嘔吐、頻脈、不整脈、痙攣などの副作用があらわれることがあります。その場合は、医師に相談するよう促します。

❶処方せんの確認事項

- 気管支喘息の中等度以上では、吸入ステロイド薬を使用しても喘息症状が改善しない場合に併用することで効果を発揮します。

❷注意すべき相互作用

- **過度の中枢神経刺激作用**：その他のキサンチン系薬剤、中枢神経興奮薬など
- **右記の薬剤の副作用（低カリウム血症、頻脈など）が増強**：β刺激薬
- **痙攣**：ケタミン
- **テオフィリン中毒**：シメチジン、メキシレチン、アミオダロン、アシクロビル、バラシクロビル、タバコなど多数
- **本剤の作用が減弱**：リファンピシン、フェノバルビタール、ランソプラゾール、リトナビル、セイヨウオトギリソウ含有食品
- **両剤の作用が減弱**：フェニトイン、カルバマゼピンなど
- **右記の薬剤の作用が減弱**：ジピリダモール

❸代表的な副作用

- 重大な副作用として、痙攣、意識障害、急性脳症、横紋筋融解症、アナフィラキシーショック、肝機能障害、頻呼吸などに注意します。
- 悪心、嘔気、頭痛、食欲不振、動悸など。

❹その他のポイント

- テオフィリン服用中は治療薬物モニタリング（TDM）が必要です。

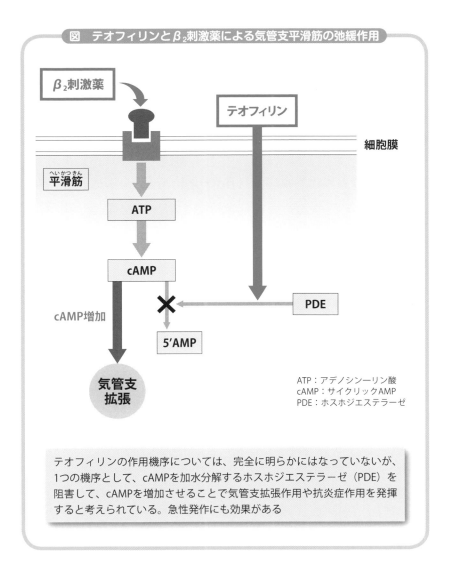

図 テオフィリンとβ₂刺激薬による気管支平滑筋の弛緩作用

ATP：アデノシン一リン酸
cAMP：サイクリックAMP
PDE：ホスホジエステラーゼ

テオフィリンの作用機序については、完全に明らかにはなっていないが、1つの機序として、cAMPを加水分解するホスホジエステラーゼ（PDE）を阻害して、cAMPを増加させることで気管支拡張作用や抗炎症作用を発揮すると考えられている。急性発作にも効果がある

その他のテオフィリン　　　　　　一般名（おもな商品名）

- ジプロフィリン（ジプロフィリン）
- プロキシフィリン（モノフィリン）
- アミノフィリン（ネオフィリン）

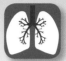

気管支喘息、慢性閉塞性肺疾患（COPD）
吸入抗コリン薬

慢性閉塞性肺疾患（COPD）は、「タバコ煙を主とする有害物質を長期に吸入曝露することで生じた肺の炎症性疾患」と定義されています。長期管理には、長時間作用吸入抗コリン薬などが使われます。

チオトロピウム臭化物水和物（tiotropium bromide hydrate）

一 般 名	チオトロピウム臭化物水和物
商 品 名	スピリーバ
剤 形	吸入用カプセル：18µg　レスピマット60吸入：1.25µg、2.5µg
用法・用量	以下の気道閉塞性障害に基づく症状の緩解として

＊レスピマット［慢性閉塞性肺疾患（慢性気管支炎、肺気腫）］2.5µg
レスピマット：1日1回2吸入［気管支喘息］1.25µgレスピマット：1日1回2吸入。症状・重症度に応じて、2.5µgレスピマットを1日1回2吸入
＊吸入用カプセル［慢性閉塞性肺疾患（慢性気管支炎、肺気腫）］1日1回1カプセル、専用の吸入用器具（ハンディヘラー）で吸入

♦ ♦ ♦ 服薬指導のポイント ♦ ♦ ♦

●安定期COPD治療の第一選択薬は、長時間作用性抗コリン薬（LAMA：チオトロピウムなど）です。

●チオトロピウムは、ムスカリン受容体を遮断することで気管支拡張作用を発揮します。その結果、COPDの肺機能を上昇させ、息切れなどの症状を改善するなど、QOL（生活の質）を向上させます。

●COPDは治癒しにくい慢性疾患です。したがって、チオトロピウムをはじめとするCOPD治療薬は、あくまで症状の進行を抑制し、安定した呼吸ができるよう維持管理を目的とした薬剤であることを、患者に理解してもらうことが大切です。また、吸入治療を継続することで、呼吸疾患による死亡率を低下させることが可能であることも伝え、継続することの重要性を理解してもらいます。

●レスピマットとは、pMDIのような噴射ガスを用いず、また、カプ

セルの装填も必要としない吸入用器具です。粉末の吸入薬よりも少ない投与量で効率よく薬剤を肺へ到達させることができます。

●抗コリン作用性の副作用として、口渇があります。軽微であれば問題ありませんが、長く続くようなら医師に相談するよう説明します。

●チオトロピウムは急性期の治療薬ではないことを、患者によく理解してもらう必要があります。

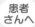 患者さんへ この薬は、発作を速やかに抑えるものではありません。

❶処方せんの確認事項

• 閉塞隅角緑内障、前立腺肥大症、アトロピンおよび類縁物質に過敏症の人には使用できません（禁忌）。

❷代表的な副作用

• 重大な副作用として期外収縮、心不全、心房細動、イレウス、閉塞隅角緑内障（眼圧上昇）、アナフィラキシーに注意します。

• 口渇、嗄声、咽喉刺激感など。

❸その他のポイント

• レスピマットの特徴として、吸入時ごとの装填が不要であることや、携帯しやすいといった利便性の高さがあげられます。

• チオトロピウムの効果については、安定期のCOPD患者に対する投与で、呼吸機能やQOLの改善が4年間維持され、さらに死亡率も低下させることが最近の大規模臨床試験でわかっています[1]。

1) Tashkin DP, et al. N Engl J Med. 359：1543-1554, 2008

その他の抗コリン薬　　　一般名（おもな商品名）

<短時間作用型>
● イプラトロピウム臭化物水和物
（アトロベント）

<長時間作用型>
● グリコピロニウム臭化物（シーブリ）
● ウメクリジニウム臭化物（エンクラッセ）
● アクリジニウム臭化物（エクリラ）

慢性閉塞性肺疾患（COPD）

抗コリン薬・β₂刺激薬配合剤

長時間作用性抗コリン薬（LAMA）と長時間作用性β₂刺激薬（LABA）の配合剤は、症状が進んだ慢性閉塞性肺疾患（COPD）の長期管理薬として用いられます。

グリコピロニウム臭化物・インダカテロールマレイン酸塩

一 般 名	グリコピロニウム臭化物・インダカテロールマレイン酸塩
商 品 名	ウルティブロ
剤 形	吸入用カプセル
用法・用量	1日1回1カプセル、専用の吸入用器（ブリーズヘラー）を用いて吸入

✦ ✦ 服薬指導のポイント ✦ ✦

●グリコピロニウムは気管支の収縮を抑制する長時間作用性抗コリン薬（LAMA）であり、インダカテロールは気管支を拡張する長時間作用性β₂刺激薬（LABA）です。作用が異なる2つの薬剤を配合し、慢性閉塞性肺疾患（COPD）などの気道閉塞性障害に基づく諸症状を緩解します。

●1日1回吸入のドライパウダー製剤です。

●「カプセル」という名前から、まれに内服薬と間違える可能性があるため、吸入薬であることを説明します。

●本剤は急な発作を抑える薬剤ではないことを、患者に説明します。

患者さんへ この薬は、急な発作を鎮静させる薬ではありません。

●吸入後のうがいの必要は特にありません。

●患者が正しい手順で吸入できるかどうかを確認することが大切です。

❶処方せんの確認事項

- 他の長時間作用性抗コリン薬、長時間作用性β_2刺激薬、またはこれらを含む配合剤などと、本剤を同時に使用できません。
- 気管支喘息（ぜんそく）治療には使用できません。
- 閉塞隅角緑内障（へいそくぐうかくりょくないしょう）、前立腺肥大（ぜんりつせんひだい）などによる排尿障害、本剤過敏症の人には使用できません（禁忌（きんき））。
- 本剤が目に入らないよう患者に注意します。

❷注意すべき相互作用

- **本剤の作用が増強**：CYP3A4阻害薬（エリスロマイシンなど）、P糖蛋白（たんぱく）阻害薬（ベラパミルなど）、リトナビル、交感神経刺激薬
- **本剤の作用が減弱**：β遮断薬
- **QT間隔延長**：MAO阻害薬、三環系抗うつ薬など
- **低カリウム血症による不整脈**：キサンチン誘導体、ステロイド、利尿薬

❸代表的な副作用

- 重大な副作用として、重篤（じゅうとく）な血清カリウム値の低下、心房細動に注意します。
- 咳（せき）、口内乾燥、血管浮腫（ふしゅ）、蕁麻疹（じんましん）、かゆみ、動悸（どうき）、手のふるえ、発疹（ほっしん）など。
- 口渇がある場合は、口を水でうるおしてから弱い力で吸入するなど工夫します。

❹その他のポイント

- カプセルを誤って内服した場合は、医師、薬剤師に相談するよう指導します。インダカテロールのバイオアベイラビリティーは高くないですが、COPD患者は高齢者が多いため、交感神経刺激作用による心血管系の有害事象に注意が必要です。「心臓がドキドキする、脈が飛ぶような異常を感じる」といった訴えに注意します。なお、グリコピロニウムの成分は胃薬にも使用されており、同剤の影響はほとんどないと考えられています（内服で上記の症状が約5%あるという報告がある）。

その他の抗コリン薬・β_2刺激薬配合剤 一般名（おもな商品名）

- ウメクリジニウム臭化物・ビランテロールトリフェニル酢酸塩（アノーロ）
- チオトロピウム臭化物水和物・オロダテロール塩酸塩（スピオルト）
- グリコピロニウム臭化物・ホルモテロールフマル酸塩水和物（ビベスピ）

咳嗽

中枢性鎮咳薬（非麻薬性）

咳は気道内をきれいにするための生体防御反射反応であり、むやみに止めるべきではありませんが、激しい咳嗽が続くと体力の消耗や睡眠障害など生活に支障をきたすため、鎮咳薬を用います。

デキストロメトルファン臭化水素酸塩水和物
（dextromethorphan hydrobromide hydrate）

一 般 名	デキストロメトルファン臭化水素酸塩水和物
商 品 名	メジコン
剤 形	散剤：10%　錠剤：15mg　配合シロップ：2.5mg/mL（クレゾールスルホン酸カリウム15mgも含有）
用法・用量	散剤・錠剤：1回15～30mg、1日1～4回　シロップ：1日18～24mL、3～4回分服。（小児）3ヵ月～7歳 1日3～8mL 、8～14歳 1日9～16mL、3～4回分服

◆ ◆ 服薬指導のポイント ◆ ◆

● デキストロメトルファンは、脳幹の延髄にある咳中枢に作用して、咳の発生を抑制します。

● 鎮咳効果は、麻薬性鎮咳薬のコデインの1/2程度ですが、副作用がきわめて少ないのが利点です。副作用は、めまいや吐き気などです。

● 眠気があらわれることがあるため、車の運転や危険を伴う作業を行う場合は、十分に注意すべきであることを説明します。

❶処方せんの確認事項

- 本剤過敏症の人には使用できません（禁忌）。

❷注意すべき相互作用

- **セロトニン症候群：MAO阻害薬**

- 本剤の血中濃度が上昇：CYP2D6阻害薬（アミオダロンなど）
- 右記の薬剤の作用が増強：セロトニン作用薬（SSRIなど）

❸代表的な副作用

- 重大な副作用として、呼吸抑制、ショック、アナフィラキシーに注意します。
- めまい、吐き気など。

❹その他のポイント

- デキストロメトルファンは合成鎮痛薬のレボルファノールのメチル化d異性体であり、鎮痛作用や呼吸抑制作用などの麻薬としての作用はありません（L体のレボルファノールは鎮痛、呼吸抑制、鎮咳などの作用を持つ麻薬ですが、d体のデキストロメトルファンには麻薬としての作用はなく、鎮咳作用のみ）。
- デキストロメトルファンは、一般的に、気管支喘息に伴う咳には効果がないといわれています。咳は本来、痰や異物を排除するための防御反応に基づく合目的な生理現象であり、咳を強制的に抑えることは必ずしもよいとは限りません。
- ただし、痰を伴わないような乾性咳嗽（乾いたような咳）が続くと、生活に支障をきたすことになります。また、咳の合併症として失神や気胸などが発生する場合もあります。老人などでは骨折などの危険もあります。
- 原因疾患の治療が困難、もしくは原因疾患が不明で明らかに咳の発生が有害であると判断した場合は、対症療法として鎮咳薬を使用します。
- 痰を伴うような湿性咳嗽の場合は、痰を出しやすくする対症療法（去痰薬など）が優先であり、鎮咳薬はあまり好ましくありません。

MEMO **咳嗽の分類**

　咳嗽は、痰の有無によって、「湿性咳嗽（痰を伴う）」と「乾性咳嗽（痰を伴わない、いわゆる空咳）」に分類されます。

　また、持続時間により、3週間以内の咳嗽を「急性咳嗽」、3週間以上持続する咳嗽を「遷延性咳嗽」といい、8週間以上持続する咳嗽を「慢性咳嗽」と分類しています。

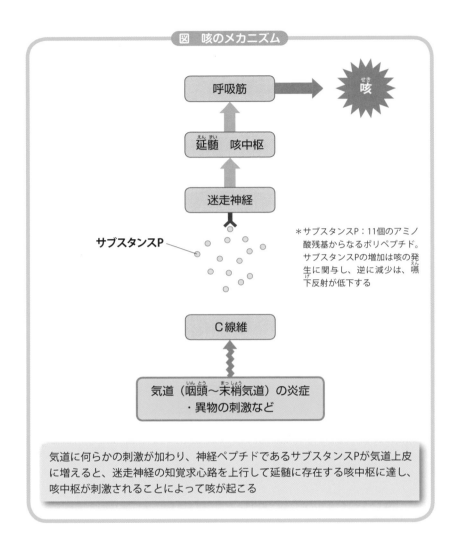

図　咳のメカニズム

呼吸筋 → 咳（せき）

延髄（えんずい）　咳中枢

迷走神経

サブスタンスP

＊サブスタンスP：11個のアミノ酸残基からなるポリペプチド。サブスタンスPの増加は咳の発生に関与し、逆に減少は、嚥（げ）下反射が低下する

C線維

気道（咽頭〜末梢気道）の炎症・異物の刺激など（いんとう〜まっしょう）

気道に何らかの刺激が加わり、神経ペプチドであるサブスタンスPが気道上皮に増えると、迷走神経の知覚求心路を上行して延髄に存在する咳中枢に達し、咳中枢が刺激されることによって咳が起こる

その他の鎮咳薬　　　　　　　一般名（おもな商品名）

＜麻薬性＞
● コデインリン酸塩水和物（コデインリン酸塩）
● オキシメテバノール（メテバニール）
＜非麻薬性＞
● ベンプロペリンリン酸塩（フラベリック）

● ジメモルファンリン酸塩（アストミン）
● クロペラスチン（フスタゾール）
● チペピジンヒベンズ酸塩（アスベリン）
● エプラジノン塩酸塩（レスプレン）
● クロフェダノール塩酸塩（コルドリン）

喀痰
去痰薬
きょ たん やく

気道には、侵入した異物を分泌物（痰）と一緒に排泄する働きがあります。去痰薬は、気道の分泌作用を促進して痰の粘性を低下させ、粘膜を湿潤化することで、分泌物の排泄を容易にします。

カルボシステイン（carbocisteine）

一 般 名	カルボシステイン
商 品 名	ムコダイン
剤 形	錠剤：250mg、500mg　シロップ：5%（50mg/mL） ドライシロップ（DS）：50%（500mg/g）
用法・用量	錠剤：1回500mg、1日3回　シロップ・ドライシロップ：幼・小児に 1回10mg/体重kg、1日3回

● ●服薬指導のポイント ● ●

● カルボシステインは、気道の分泌物の粘性を低下させ、粘液の構成バランスを改善（ムコ多糖のS-S結合の開裂）して、障害された粘膜を正常化する気道粘液修復薬です。また、副鼻腔炎の鼻汁や中耳炎の中耳内貯留液の排膿作用も有しています。

● きわめて副作用が少ない薬剤ですが、重大な副作用として、肝機能障害と皮膚粘膜眼症候群（スティーブンス・ジョンソン症候群）の報告があります。

❶代表的な副作用

- 重大な副作用として、皮膚粘膜眼症候群（スティーブンス・ジョンソン症候群）、中毒性表皮壊死症（ライエル症候群）、肝機能障害、黄疸、ショック、アナフィラキシー様症状などに注意します。

- 食欲不振、下痢、腹痛、発疹など。

- 痰の治療は、まず原因疾患の治療があり、その他の対症療法として痰の分泌を抑制する治療と去痰治療があります。
- 去痰薬には、その作用機序により気道分泌の内容を変化させる薬剤、あるいは分泌物の物理的構造を変化させる薬剤、粘液溶解作用を有する薬剤などがあります。明確な分類はできませんが、それぞれが相互に作用して効果を発揮していると考えられています。

表　去痰薬の分類

	おもな作用
気道粘液溶解薬	気道の分泌物の量を増し、粘稠痰を薄めることで痰の排出を容易にする
気道粘液修復薬	気道の分泌状態を修復し、分泌液を正常な生理的気道液に近い状態にする
気道潤滑薬	肺胞表面活性物質（サーファクタント）の分泌を高め、気道壁をなめらかにして痰を排出させる
気道分泌細胞正常化薬	異常な粘液分泌を抑制する。また、粘液修復作用などもある

MEMO **肺胞表面活性物質（サーファクタント）**

　肺胞は小さな袋状の形をしています。その肺胞が膨らむことで空気が入り、呼吸ができます。サーファクタントは、肺胞の表面を覆って表面張力を弱め、肺胞を膨らみやすくしている物質です。

その他の去痰薬　　　　一般名（おもな商品名）

＜刺激性去痰薬＞
◯サポニン系製剤（セネガ）

＜気道粘液溶解薬＞
◯アセチルシステイン（ムコフィリン）
◯ブロムヘキシン塩酸塩（ビソルボン）

＜気道潤滑薬＞
◯アンブロキソール塩酸塩（ムコソルバン）

＜気道分泌細胞正常化薬＞
◯フドステイン（クリアナール）

＜界面活性剤＞
◯チロキサポール（アレベール）

7章

精神科疾患の薬剤

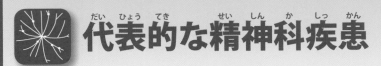

代表的な精神科疾患

ストレスの多い現代社会において、精神科疾患は小児から高齢者にいたるまで幅広く認められます。精神科疾患の薬剤は長期服用することが多いため、正しい服薬指導が求められます。

●統合失調症とは？

　統合失調症は、思考や行動、感情を統合する能力が低下し、幻覚や妄想、自発性の低下などの特徴的な症状をきたす疾患です。統合失調症の症状には、幻覚や妄想など、本来あるはずのないものが現れる「陽性症状」と、感情の平板化、自発性の低下など、集中力・注意力の低下などの「陰性症状」があります。

　統合失調症に用いる薬剤は、大きく「定型抗精神病薬」と「非定型抗精神病薬」に分かれており、第一選択薬は非定型抗精神病薬となっています。非定型抗精神病薬には、セロトニン・ドパミン拮抗薬（SDA）、ドパミン受容体部分作動薬（DSS、DPA）、多元受容体作用抗精神病薬（MARTA）があります。

表　おもな抗精神病薬

分類		一般名（おもな商品名）
定型抗精神病薬		ハロペリドール（セレネース） クロルプロマジン塩酸塩（コントミン） レボメプロマジン（レボトミン）
非定型抗精神病薬	セロトニン・ドパミン拮抗薬（SDA）	リスペリドン（リスパダール） ブロナンセリン（ロナセン） ペロスピロン塩酸塩水和物（ルーラン） パリペリドン（インヴェガ）
	多元受容体作用抗精神病薬（MARTA）	オランザピン（ジプレキサ） クエチアピンフマル酸塩（セロクエル） クロザピン（クロザリル） アセナピンマレイン酸塩（シクレスト）
	ドパミン受容体部分作動薬（DSS、DPA）	アリピプラゾール（エビリファイ） ブレクスピプラゾール（レキサルティ）

●不眠症とは？

不眠症は、「寝つけない」「夜中に何度も目が覚める」など、夜間の睡眠障害のために、日常生活に支障をきたす状態をいいます。不眠症には、①床についてもなかなか寝つけない「入眠障害」、②夜中に何度も目が覚める「中途覚醒」、③早朝に目が覚め、その後眠れない「早朝覚醒」、④熟睡した感じがない「熟眠障害」があります。

不眠の治療では、睡眠に好ましい生活習慣を指導した上で、薬物治療を実施することが大切です。睡眠薬は、ベンゾジアゼピン系、非ベンゾジアゼピン系、メラトニン受容体作動薬、オレキシン受容体拮抗薬などに分類されます。また、血中半減期よっても超短時間型、短時間型、中間型、長時間型に分類されます。

●うつ病とは？

うつ病の代表的な症状として、抑うつ気分、不安、焦燥感、意欲低下、精神運動制止（思考や行動が遅くなる、できなくなる）などがあります。脳内の伝達物質であるセロトニンやノルアドレナリンなどが不足することによって発症するといわれていますが、発症のメカニズムは十分に解明されていません。

薬物療法は、特に中等症・重症うつ病で中心となります。抗うつ薬では、従来の三環系抗うつ薬に代わり、選択的セロトニン再取り込み阻害薬（SSRI）、セロトニン・ノルアドレナリン再取り込み阻害薬（SNRI）などの新規抗うつ薬が主流となっています。

●てんかんとは？

てんかんは、大脳ニューロンの突然の過剰な反復性発作（てんかん発作）を特徴とする慢性の脳疾患です。発作は大きく「部分発作」と「全般発作」の2つに分けられます。

薬物療法では、発作型によって第一選択が異なります。新規発症の部分発作型では、第一選択薬としてカルバマゼピン、レベチラセタム、ラモトリギン、次いでトピラマート、ゾニサミドが推奨されています。第二選択薬にはクロバザム、クロナゼパム、フェニトイン、バルプロ酸、フェノバルビタール、ガバペンチン、ラコサミド、ペランパネルがあげられています。

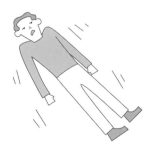

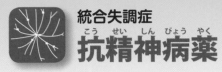

統合失調症
抗精神病薬

抗精神病薬は、統合失調症の治療に用いられます。抗精神病薬には「定型抗精神病薬」と「非定型抗精神病薬」があり、現在は「非定型抗精神病薬」が主流となっています。

非定型抗精神病薬

　非定型抗精神病薬には、セロトニン・ドパミン遮断薬（SDA）、ドパミン受容体部分作動薬（DSS、DPA）、多元受容体作用抗精神病薬（MARTA）の3つの種類があります。

セロトニン・ドパミン拮抗薬（SDA）
リスペリドン（risperidone）

一般名	リスペリドン
商品名	リスパダール
剤形	細粒剤：1%　錠剤：1mg、2mg、3mg　口腔内崩壊錠（OD錠）：0.5mg、1mg、2mg　内用液：1mg/mL　注射剤（リスパダール コンスタ筋注用）：25mg、37.5mg、50mg
用法・用量	［統合失調症］内服：1回1mg（1mL）、1日2回より開始、徐々に増量。維持；1日2〜6mg、2回に分服。1日最大12mg

　　服薬指導のポイント

●リスペリドンは、陽性症状（幻覚、妄想など）に効果がある上、ドパミンD$_2$受容体拮抗作用、セロトニン5-HT$_2$拮抗作用を併せ持つことから、錐体外路系の副作用が少なく、陰性症状（感情引きこもり、自発性欠如など）にも効果がみられます。統合失調症の第一選択薬として用いることが多い薬剤です。

●投与初期に、起立性低血圧がみられることがあることを説明しておく必要があります。

患者さんへ 服用始めに、めまいや立ちくらみがあらわれることがあるので注意してください。

- 眠気、集中力・注意力・反射運動能力などの低下が起こることがあるので、車の運転など危険を伴う機械の操作は避けるよう指導します。

- 女性では、高プロラクチン血症をきたし、生理不順や乳汁分泌などを引き起こすことがあります。

 患者さんへ 生理不順になったり、乳汁が漏れ出るような症状がみられたら、医師か薬剤師に相談してください。

- 内用液は、直接服用するか、もしくは1回の服用量を水、ジュースに混ぜて、コップ一杯（約150mL）くらいに希釈して服用すること。なお、希釈後は速やかに服用するよう指導します。内服液を茶葉抽出飲料（紅茶、烏龍茶、日本茶など）およびコーラ、汁物などと混合すると含量が低下することがあるので、希釈しないよう指導します。

❶処方せんの確認事項

- 昏睡状態、バルビツール酸誘導体などの中枢神経抑制薬の強い影響下、アドレナリン投与中（アドレナリンをアナフィラキシーの救急治療に使用する場合を除く）、本剤過敏症の人には使用できません（禁忌）。

- 高用量で錐体外路症状があらわれやすくなります。

- 統合失調症患者では、投与によって陽性症状が悪化することがあるので、注意深く観察します。

❷注意すべき相互作用

- 併用禁忌：アドレナリン（ボスミン）

- **両剤の作用が増強**：中枢神経抑制薬、アルコール

- **両剤の作用が減弱**：ドパミン作動薬

- **本剤の作用が増強**：CYP2D6阻害薬、CYP3A4阻害薬

- **本剤の作用が減弱**：CYP3A4誘導薬

- 重大な副作用として、悪性症候群、遅発性ジスキネジア、麻痺性イレウス、抗利尿ホルモン不適合分泌症候群（SIADH）、肝機能障害、横紋筋融解症、不整脈、脳血管障害、高血糖、低血糖、無顆粒球症、肺塞栓症、深部静脈血栓症、持続勃起症などに注意します。

- 不眠症、振戦、便秘、易刺激性、傾眠、流涎過多、不安、倦怠感など。

❹その他のポイント

- 注射剤のリスパダールコンスタでは、クロザピン（クロザリル）との併用は禁忌です。リスパダールコンスタは半減期が長いため、本剤が体内から消失するまでクロザピンを投与できません。

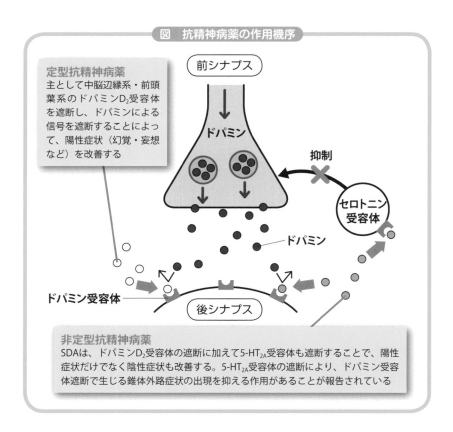

図　抗精神病薬の作用機序

前シナプス

定型抗精神病薬
主として中脳辺縁系・前頭葉系のドパミンD2受容体を遮断し、ドパミンによる信号を遮断することによって、陽性症状（幻覚・妄想など）を改善する

ドパミン

抑制

セロトニン受容体

ドパミン

ドパミン受容体

後シナプス

非定型抗精神病薬
SDAは、ドパミンD2受容体の遮断に加えて5-HT2A受容体も遮断することで、陽性症状だけでなく陰性症状も改善する。5-HT2A受容体の遮断により、ドパミン受容体遮断で生じる錐体外路症状の出現を抑える作用があることが報告されている

多元受容体作用抗精神病薬（MARTA）
オランザピン（olanzapine）

一 般 名	オランザピン
商 品 名	ジプレキサ
剤 形	細粒剤：1%　錠剤：2.5mg、5mg、10mg　口腔内崩壊錠（ザイディス錠）：2.5mg、5mg、10mg　注射剤（筋注用）：10mg
用法・用量	［統合失調症］1日1回5〜10mgで開始。維持；1日1回10mg。1日最大20mg［双極性障害の躁症状］1日1回10mgで開始。1日最大20mg［双極性障害のうつ症状］1日1回5mgで開始。その後1日1回10mg増量。就寝前に投与。1日最大20mg

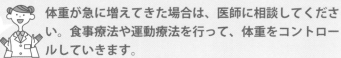

● ●服薬指導のポイント ● ●

- ●オランザピンは、統合失調症における陽性症状や陰性症状、不安症状、抑うつ症状などに効果があります。

- ●双極性障害における躁症状およびうつ症状にも用いられます。

- ●ジスキネジア、錐体外路症状があらわれにくい薬剤です。

- ●糖尿病ケトアシドーシス、糖尿病性昏睡など致死的な副作用があらわれることがあります。口渇、多飲、多尿、頻尿などの症状がみられたら、医師に相談するよう指導します。なお、糖尿病患者への投与は禁忌です。

- ●体重が増加する傾向にあります。肥満の徴候がみられたら、医師の指導のもとで体重をコントロールするよう説明します。

 患者さんへ　体重が急に増えてきた場合は、医師に相談してください。食事療法や運動療法を行って、体重をコントロールしていきます。

- ●投与初期の頻脈、起立性低血圧に注意します。

- ●眠気、注意力・集中力・反射能力の低下などがあらわれることがあるので、高所の作業や自動車の運転などは行わないよう指導します。

- ●喫煙するとオランザピンの作用が減弱するため、控えるよう指導します。

❶処方せんの確認事項

- 昏睡状態、バルビツール酸誘導体などの中枢神経抑制薬の強い影響下、本剤過敏症、アドレナリン投与中（アドレナリンをアナフィラキシーの救急治療に使用する場合を除く）、糖尿病、糖尿病既往の人には使用できません（禁忌）。

❷注意すべき相互作用

- 併用禁忌：アドレナリン（ボスミン）
- **両剤の作用が増強**：中枢神経抑制薬、抗コリン薬、アルコール
- **両剤の作用が減弱**：ドパミン作動薬、レボドパ
- **本剤の作用が増強**：フルボキサミン、シプロフロキサシン
- **本剤の作用が減弱**：カルバマゼピン、オメプラゾール、リファンピシン、喫煙

❸代表的な副作用

- 重大な副作用として、高血糖、糖尿病性ケトアシドーシス、糖尿病性昏睡、低血糖、悪性症候群、肝機能障害、黄疸、痙攣、遅発性ジスキネジア、横紋筋融解症、麻痺性イレウス、無顆粒球症、白血球減少、肺塞栓症、深部静脈血栓症、薬剤性過敏症症候群に注意します。
- 体重増加、傾眠、不眠、口渇、便秘、食欲亢進など。

クエチアピンフマル酸塩（quetiapine fumarate）

一　般　名	クエチアピンフマル酸塩
商　品　名	セロクエル
剤　　　形	錠剤：25mg、100mg、200mg　細粒剤：50%
用法・用量	1回25mg、1日2〜3回より開始。徐々に増量し、1日150〜600mg、2〜3回に分服。1日最大750mg

♦ ♦服薬指導のポイント ♦ ♦

●クエチアピンは、統合失調症の陽性症状、陰性症状に効果あり、錐体外路症状の発現が少ないという特徴があります。

●投与中に高血糖、あるいは低血糖があらわれることがあるので、症状に注意するよう患者さんに説明します（149ページ参照）。

 患者さんへ　服用中に低血糖を起こすことがあります。脱力感、倦怠感、冷汗、振戦、傾眠などがあらわれたら、医師や薬剤師に相談してください。

●体重が増加する傾向にあります（149ページ参照）。

●投与初期に起立性低血圧を起こすことがあります。立ちくらみやめまいがあらわれたら場合は、医師や薬剤師に相談するよう指導します。

❶処方せんの確認事項

- 昏睡状態、バルビツール酸誘導体などの中枢神経抑制薬の強い影響下、本剤過敏症、アドレナリン投与中（アドレナリンをアナフィラキシーの救急治療に使用する場合を除く）、糖尿病、糖尿病既往の人には使用できません（禁忌）。

❷注意すべき相互作用

- 併用禁忌：アドレナリン（ボスミン）
- **両剤の作用が増強**：中枢神経抑制薬、アルコール
- **本剤の作用が増強**：CYP3A阻害薬（エリスロマイシンなど）
- **本剤の作用が減弱**：CYP3A誘導薬（フェニトインなど）

❸代表的な副作用

- 重大な副作用として高血糖、糖尿病性ケトアシドーシス、糖尿病性昏睡、低血糖、悪性症候群、横紋筋融解症、痙攣、無顆粒球症、白血球減少、肝機能障害、黄疸、麻痺性イレウス、遅発性ジスキネジア、肺塞栓症、深部静脈血栓症、中毒性表皮壊死融解症（TEN）、皮膚粘膜眼症候群、多形紅斑に注意します。
- 不眠、傾眠、不安、頻脈、便秘、食欲減退、高プロラクチン血症など。

❹その他のポイント

- クエチアピンには徐放剤（ビプレッソ）があります。

ドパミン受容体部分作動薬（DSS、DPA）
アリピプラゾール（aripiprazole）

一 般 名	アリピプラゾール
商 品 名	エビリファイ
剤 形	散剤：1%　錠剤：1mg、3mg、6mg、12mg　内用液：0.1%　口腔内崩壊錠（OD錠）：3mg、6mg、12mg、24mg　持続性水懸筋注：300mg、400mg　持続性水懸筋注シリンジ：300mg、400mg
用法・用量	［統合失調症］1日6～12mgで開始。維持量は1日6～24mg、1～2回に分服。1日最大30mg［双極性障害の躁症状］1日1回24mgで開始。維持量は12～24mg。1日最大30mg　［うつ病・うつ状態（既存治療で十分な効果がない）］SSRI、SNRIなどと併用。1日1回3mg。増量幅は1日量3mg、1日最大15mg。OD錠24mgは除く

♦ ♦ 服薬指導のポイント ♦ ♦

●アリピプラゾールは、陽性症状、陰性症状のどちらに対しても効果があります。

●血中半減期が長く、1日1回の服用が可能です。

●主として統合失調症、双極性障害の躁症状、うつ病、うつ状態（既存治療で十分な効果のない場合）に用います。

●錐体外路症状、高プロラクチン血症、体重増加、性機能障害などの副作用の出現が低く、日常生活への支障が少ない薬剤です。

●鎮静作用はあまり強くなく、他剤と比べて過鎮静を起こしにくいと考えられています。

●糖尿病性ケトアシドーシス、糖尿病性昏睡（こんすい）など致死的な副作用の報告があります。高血糖の徴候、症状があらわれたら、ただちに受診するよう指導します。

患者さんへ　のどがとても渇くようになったり、水を多量に飲むようなら、高血糖の症状かもしれません。すぐに医師や薬剤師に相談してください。

❶処方せんの確認事項

- 昏睡状態、バルビツール酸誘導体・麻酔薬などの中枢神経抑制薬の強い影響下、アドレナリン投与中（アドレナリンをアナフィラキシーの救急治療に使用する場合を除く）、クロザピン投与中（注射剤のみ）、本剤過敏症がある人には使用できません（禁忌）。

❷注意すべき相互作用

- 併用禁忌：アドレナリン（ボスミン）

- **両剤の作用が増強**：中枢神経抑制薬、降圧薬、抗コリン薬、アルコール

- **両剤の作用が減弱**：ドパミン作動薬（レボドパ）

- **本剤の作用が増強**：CYP2D6阻害薬、CYP3A4阻害薬

- **本剤の作用が減弱**：CYP3A4誘導薬

❸代表的な副作用

- 重大な副作用として悪性症候群、遅発性ジスキネジア、麻痺性イレウス、アナフィラキシー、横紋筋融解症、糖尿病性ケトアシドーシス、糖尿病性昏睡、低血糖、痙攣、無顆粒球症、肺塞栓症、深部静脈血栓症、肝機能障害に注意します。

- 不眠、神経過敏、アカシジア、振戦、不安、筋強剛、食欲不振など。

❹その他のポイント

- エビリファイ注射剤（持続性水懸筋注および同シリンジ）では、クロザピン（クロザリル）との併用は禁忌です。エビリファイ注射剤は半減期が長いため、本剤が体内から消失するまでクロザピンを投与できません。

その他の非定型抗精神病薬　　　　　　　　　　一般名（おもな商品名）

＜セロトニン・ドパミン拮抗薬（SDA）＞	＜多元受容体作用抗精神病薬（MARTA）＞
パリペリドン（インヴェガ）	クロザピン（クロザリル）
パリペリドンパルミチン酸エステル（ゼプリオン）	アセナピンマレイン酸塩（シクレスト）
	＜ドパミン受容体部分作動薬（DSS、DPA）＞
ペロスピロン塩酸塩水和物（ルーラン）	ブレクスピプラゾール
ブロナンセリン（ロナセン）	（レキサルティ）

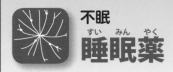

不眠
睡眠薬

睡眠薬にはベンゾジアゼピン系と非ベンゾジアゼピン系などがあり、さらに作用時間によって分類されています。不眠のタイプによって用いる睡眠薬が異なります。

睡眠薬

睡眠薬は血中半減期によって、①超短時間作用型、②短時間作用型、③中間作用型、④長時間作用型に分類されます。それらを、不眠のタイプと組み合わせて用います。

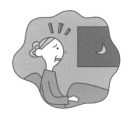

表　睡眠薬の分類

作用型	分類	一般名（主な商品名）
超短時間作用型 （2～4時間）	BZ系 非BZ系 非BZ系 非BZ系 非BZ系	トリアゾラム（ハルシオン） ゾピクロン（アモバン） ゾルピデム酒石酸塩（マイスリー） エスゾピクロン（ルネスタ） ラメルテオン（ロゼレム）
短時間作用型 （6～10時間）	BZ系 BZ系 BZ系 BZ系	エチゾラム（デパス） ブロチゾラム（レンドルミン） リルマザホン塩酸塩水和物（リスミー） ロルメタゼパム（エバミール）
中間作用型 （12～24時間）	非BZ系 BZ系 BZ系 BZ系	スボレキサント（ベルソムラ） フルニトラゼパム（サイレース） エスタゾラム（ユーロジン） ニトラゼパム（ベンザリン）
長時間作用型 （24時間以上）	BZ系 BZ系 BZ系	フルラゼパム塩酸塩（ダルメート） ハロキサゾラム（ソメリン） クアゼパム（ドラール）

BZ系：ベンゾジアゼピン系

超短時間作用型睡眠薬（非ベンゾジアゼピン系）
ゾルピデム酒石酸塩（zolpidem tartrate）

一 般 名	ゾルピデム酒石酸塩
商 品 名	マイスリー
剤 形	錠剤：5mg、10mg
用法・用量	1回5〜10mg、就寝直前。高齢者には1回5mgから。1日10mgまで

❤ ❤ 服薬指導のポイント ❤ ❤

● ゾルピデムは、非ベンゾジアゼピン系の超短時間作用型睡眠薬であり、特に入眠効果に優れています。

● ベンゾジアゼピン受容体には、催眠・鎮静作用をもたらすω_1、筋弛緩作用をもたらすω_2の受容体があります。ゾルピデムは、ω_1受容体と選択的に結合するため、脱力感やふらつきなどの筋弛緩、眠気や頭重感などの持ち越し効果といった副作用が少ない薬剤です。高齢者にも使いやすい薬剤として汎用されています。

● 必ず、就寝直前に服用するよう指導することが大切です。

● 短時間で起床しなければならないときに、一過性の健忘を生じることがあります。

> 患者さんへ　短時間の睡眠で仕事をしなければならない場合は、服用しないでください。意識がもうろうとすることがあり、危険です。

● アルコールは、ゾルピデムの作用を強め、副作用が出現しやすくなるので、一緒に服用しないよう指導します。

> 患者さんへ　お酒を飲むと、かえって興奮して眠れなくなることがあり、睡眠薬の作用を強めて、副作用が起こりやすくなります。睡眠薬を、お酒と一緒に服用しないでください。

● 連用により薬物依存を生じることがあります。漫然とした長期使用は避けます。

- ゾルピデムは、ベンゾジアゼピン系とは異なり、レム睡眠に対する影響は少なく、深い眠りをもたらすので、熟眠障害や中途覚醒にも効果があると考えられています。
- 重篤な肝障害、重症筋無力症、急性閉塞狭隅角緑内障、本剤過敏症、本剤の睡眠随伴症状として異常行動を発現した人には使用できません（禁忌）。

- **両剤の作用が増強**：中枢神経抑制薬（バルビツール酸、フェノチアジン系など）、アルコール
- **本剤の作用が減弱**：リファンピシン
- **呼吸抑制**：麻酔薬

- 重大な副作用として依存性、離脱症状、精神症状、意識障害、一過性前向性健忘、もうろう状態、呼吸抑制、肝機能障害、黄疸に注意します。
- ふらつき、眠気、頭痛、倦怠感、残眠感など。

中間作用型睡眠薬（オレキシン受容体拮抗薬）
スボレキサント（suvorexant）

一 般 名	スボレキサント
商 品 名	ベルソムラ
剤 形	錠剤：10mg、15mg、20mg
用法・用量	1日1回20mg（高齢者15mg）、就寝直前。CYP3A阻害薬との併用時は1日1回10mgへの減量を考慮

♦ ♦ 服薬指導のポイント ♦ ♦

- ●覚醒を促進するオレキシン受容体への結合を阻害する、世界初のオレキシン受容体拮抗薬です。
- ●脳を覚醒から睡眠へ移行させ、自然に近い睡眠をうながします。
- ●中～長時間作用にわたり作用し、特に入眠障害や中途覚醒などに有効

です。

● 入眠効果の発現が遅れるおそれがあるため、食事と同時または食直後の服用は避ける必要があります。

● 必ず、就寝直前に服用するよう指導することが大切です。

● この薬を服用後、短時間寝てすぐ起き、仕事をするといった予定があるときは、服用しないよう指導します。

● 服用中はアルコールを飲まないよう指導します。重篤な副作用があらわれる可能性があります。

 患者さんへ お酒を飲むと、作用を強めて副作用が起こりやすくなります。お酒と一緒に服用しないでください。

 患者さんへ 効果があらわれるのが遅くなる可能性があるため、食事と同時または食事のすぐ後に服用しないでください。

❶処方せんの確認事項

- ジルチアゼム、ベラパミル、フルコナゾールなどとの併用では、1日1回10mg錠の処方を考慮します。

- 本剤過敏症、CYP3Aを阻害する薬剤（イトラコナゾール、クラリスロマイシン、リトナビル、ネルフィナビル、ボリコナゾール、ポサコナゾール）投与中の人には使用できません（禁忌_{きんき}）。

❷注意すべき相互作用

- 併用禁忌：CYP3Aを強く阻害する薬剤；イトラコナゾール（イトリゾール）、クラリスロマイシン（クラリシッド）、リトナビル（ノービア）、ネルフィナビル（ビラセプト）、ボリコナゾール（ブイフェンド）、ポサコナゾール（ノクサフィル）

- **両剤の作用が増強**：アルコール、中枢神経抑制薬（フェノチアジン系薬、バルビツール酸系薬など）

- **右記の薬剤の作用が増強**：ジゴキシン

- **本剤の作用が増強**：CYP3A阻害薬（ジルチアゼム、ベラパミル、フルコナゾールなど）
- **本剤の作用が減弱**：CYP3A誘導薬（リファンピシン、カルバマゼピン、フェニトインなど）

❸代表的な副作用

- 傾眠、頭痛、疲労、浮動性めまい、悪夢、睡眠時随伴症、夢遊病など。

❹その他のポイント

- ナルコレプシーまたはカタプレキシーのある患者への投与は、症状を悪化させるおそれがあります。
- 半減期が長いため、眠気が残ることがあります。
- 弱いP糖蛋白の阻害作用があります。

MEMO ナルコレプシーとカタプレキシー

　ナルコレプシーは、日中に強烈な眠気が起こり、眠り込む病気です。ナルコレプシーの最も特徴的な症状がカタプレキシー（情動脱力発作）です。びっくりしたり、怒ったり、大笑いしたときなど、強い感情の動きが誘因となって体の力が抜けてしまう発作です。

その他の睡眠薬　　　　　　一般名（おもな商品名）

<作用時間による分類>
●154ページの表を参照のこと。

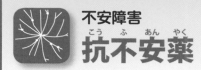

不安障害
抗不安薬

抗不安薬は、神経症、うつ病、心身症における不安・緊張などに対して用います。抗不安薬の多くがベンゾジアゼピン系であり、短時間作用型から長期作用型にまで分かれます。

抗不安薬

抗不安薬は、ベンゾジアゼピン受容体作動薬が中心となり、そのほかにセロトニン$_{1A}$受容体部分薬、選択的セロトニン再取り込み阻害薬（SSRI）なども抗不安薬として用いられます。

表　ベンゾジアゼピン系抗不安薬の分類

作用	一般名（主な商品名）
短時間作用型 （6時間以内）	クロチアゼパム（リーゼ） エチゾラム（デパス）
中間作用型 （12 ～ 24時間以内）	アルプラゾラム（ソラナックス） ロラゼパム（ワイパックス） ブロマゼパム（レキソタン）
長時間作用型 （24時間以上）	オキサゾラム（セレナール） メダゼパム（レスミット） クロルジアゼポキシド（バランス、コントール） クロキサゾラム（セパゾン） ジアゼパム（セルシン） フルジアゼパム（エリスパン） メキサゾラム（メレックス）
超長時間作用型 （90時間以上）	フルトプラゼパム（レスタス） ロフラゼプ酸エチル（メイラックス）

抗不安薬は、作用時間によって短時間型、中間作用型、長時間作用型、超長時間作用型の4つに分類されます

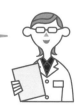

短時間作用型 （ベンゾジアゼピン系）
エチゾラム（etizolam）

一 般 名	エチゾラム
商 品 名	デパス
剤 形	細粒剤：1%（10mg/g） 錠剤：0.25mg、0.5mg、1mg
用法・用量	［神経症、うつ病］1日3mg、3回分服 ［心身症、頸椎症、腰痛症、筋収縮性頭痛］1日1.5mg、3回分服 ［睡眠障害］1日1回1 〜 3mg、就寝前。いずれの場合も高齢者は1日1.5mgまで

♦ ♦ 服薬指導のポイント ♦ ♦

● 短時間作用型のチエノジアゼピン抗不安薬です。

● 抗不安作用に加えて、鎮静・催眠作用があり、筋弛緩作用、抗うつ作用も有しています。

● 長期連用によると、薬物依存を生じることがあります。漫然とした投与による長期使用を避けます。

● 急に投与を中止すると、離脱症状があらわれることがあります。減量する場合は、徐々に減量していく必要があります。

● 眠気、注意力・集中力・反射運動能力などの低下が起こることがあるので、自動車の運転などの危険を伴う機械の操作は行わないよう指導します。

● 服用中は授乳を避ける必要があります。

● アルコール飲料が影響を及ぼすので、控えるよう指導します。

患者さんへ アルコールと一緒に飲むとこの薬に影響しますので、薬を飲んでいる間はお酒を控えてください。

❶処方せんの確認事項

• 急性閉塞隅角緑内障、重症筋無力症の人には使用できません（禁忌）。

❷注意すべき相互作用

- 本剤は、おもに肝代謝酵素CYP2C9で代謝されます。
- **両剤の作用が増強**：中枢神経抑制薬（フェノチアジン系薬，バルビツール酸系薬など）、アルコール
- **本剤の血中濃度が増強**：MAO阻害薬、フルボキサミンマレイン酸塩

❸代表的な副作用

- 重大な副作用として依存性、呼吸抑制、炭酸ガスナルコーシス、悪性症候群、横紋筋融解症、肝機能障害、黄疸に注意します。
- 眠気、ふらつき、倦怠感、脱力感、発疹、蕁麻疹、かゆみ、紅斑など。

❹その他のポイント

- エチゾラムは短時間作用・高力価型の薬剤で、半減期は約6時間です。

不安をやわらげるために、生活の中でリラックスする方法を身につけるなど、生活習慣の指導も大切です

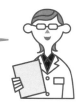

その他の抗不安薬　　　一般名（おもな商品名）

<ベンゾジアゼピン系>
159ページの表を参照のこと。
<セロトニン1A部分作動薬>
タンドスピロンクエン酸塩（セディール）

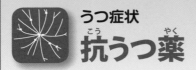

うつ症状
抗うつ薬

抗うつ薬は、選択的セロトニン再取り込み阻害薬（SSRI）やセロトニン・ノルアドレナリン再取り込み阻害薬（SNRI）、ノルアドレナリン・セロトニン作動性抗うつ薬（NaSSA）が主流となっています。

抗うつ薬

抗うつ薬には、三環系、四環系、選択的セロトニン再取り込み阻害薬（SSRI）、セロトニン・ノルアドレナリン再取り込み阻害薬（SNRI）、ノルアドレナリン・セロトニン作動性抗うつ薬（NaSSA）などがあります。

選択的セロトニン再取り込み阻害薬（SSRI）
パロキセチン塩酸塩水和物（paroxetine hydrochloride hydrate）

一 般 名	パロキセチン塩酸塩水和物
商 品 名	パキシル
剤 形	錠剤：5mg、10mg、20mg　CR錠（徐放錠）：6.25mg、12.5mg、25mg
用法・用量	錠剤：［うつ病・うつ状態］1日1回20〜40mg、夕食後。1回10〜20mgより開始し、1週ごとに10mg/日増量、1日40mgまで　［パニック障害］1日1回30mg、夕食後。1回10mgより開始し、1週ごとに10mg/日増量。1日30mgまで［強迫性障害］1日1回40mg、夕食後。1回20mgより開始し、1週ごとに10mg/日増量。1日50mgまで［社会不安障害］1日1回20mg、夕食後。1回10mgより開始し、1週ごとに10mg/日増量。1日40mgまで　CR錠：［うつ病・うつ状態］1日1回（夕食後）。初期12.5mgより開始し、1週間以上の間隔をあけて12.5mg/日増量、1日50mgまで

♦ ♦ 服薬指導のポイント ♦ ♦

● パロキセチンは、セロトニン神経のセロトニントランスポーターに選択的に結合し、シナプス間隙におけるセロトニンの再取り込みを阻害することで抗うつ効果を発揮します。

●抗うつ作用と抗不安作用を併せ持っていることから、うつ状態の治療のほかに、パニック障害、社会不安障害、強迫障害などにも用いられています（CR錠はうつ病・うつ状態のみ）。

●効果発現までに時間がかかることをあらかじめ伝えておき、焦らないよう指導します。

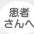 患者さんへ　効果があらわれるまでに1〜2週間かかります。焦らず、勝手に服用をやめないようにしてください。

●SSRIは、三環系抗うつ薬に比べて抗コリン作用による副作用は少ないのが特徴ですが、パロキセチンでは口渇、便秘などの副作用があらわれることがあります。

 患者さんへ　口が渇く、便秘になる、尿が出にくいといった症状があらわれたら、医師か薬剤師に相談してください。

●うつ病を呈する患者は、希死念慮、自殺企図のおそれがあります。特に投与早期ならびに投与量を変更する際には、患者の状態を注意深く観察します。

●突然の中止や減量で、悪心、めまい、感覚の異常、不眠、手足のふるえなどが起こることがあります。徐々に減量することが大切です。

❶処方せんの確認事項

- 7〜18歳の大うつ病性障害患者への有効性が確認できない、また、自殺のリスクが増加するとの報告があります。18歳未満の大うつ病性障害患者への使用は慎重に検討すべきです。

- 本剤過敏症、MAO阻害薬投与中あるいは投与中止後2週間以内、ピモジドを投与中の人には使用できません（禁忌）。

❷注意すべき相互作用

- 併用禁忌：MAO阻害薬；セレギリン塩酸塩（エフピー）、ピモジド（オーラップ）

- 両剤の作用が増強：セロトニン作用薬［（炭酸リチウム、SSRI、セイヨウオトギリソウ（セント・ジョーンズ・ワート）含有食品など］

- **右記の薬剤の作用が増強**：フェノチアジン系抗精神病薬、リスペリドン、三環系抗うつ薬、プロパフェノン、フレカイニド、チモロール、メトプロロール、ワルファリンなど
- **右記の薬剤の作用が減弱**：ジゴキシン、タモキシフェン
- **本剤の作用が増強**：キニジン、シメチジン、アルコールなど
- **本剤の作用が減弱**：フェニトイン、フェノバルビタール、カルバマゼピン、リファンピシンなど

❸代表的な副作用

- 重大な副作用として、セロトニン症候群、悪性症候群、錯乱、幻覚、せん妄、中毒性表皮壊死融解症（TEN）、皮膚粘膜眼症候群（スティーブンス・ジョンソン症候群）、多形紅斑、抗利尿ホルモン不適合分泌症候群（SIADH）、重篤な肝機能障害、横紋筋融解症、白血球減少、血小板減少、汎血球減少、無顆粒球症、アナフィラキシーなどに注意します。
- 嘔気、悪心、傾眠、食欲不振、めまい、頭痛、口渇、便秘など。

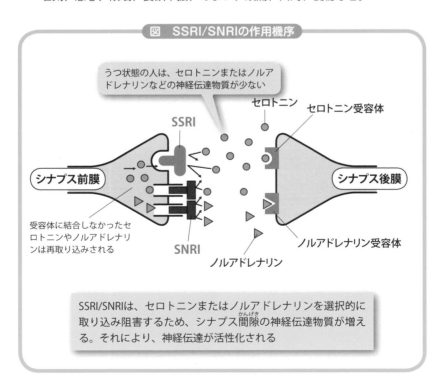

図　SSRI/SNRIの作用機序

うつ状態の人は、セロトニンまたはノルアドレナリンなどの神経伝達物質が少ない

セロトニン　セロトニン受容体
SSRI
シナプス前膜
シナプス後膜
受容体に結合しなかったセロトニンやノルアドレナリンは再取り込みされる
SNRI
ノルアドレナリン
ノルアドレナリン受容体

SSRI/SNRIは、セロトニンまたはノルアドレナリンを選択的に取り込み阻害するため、シナプス間隙の神経伝達物質が増える。それにより、神経伝達が活性化される

セロトニン・ノルアドレナリン再取り込み阻害薬（SNRI）
デュロキセチン塩酸塩（duloxetine hydrochloride）

一 般 名	デュロキセチン塩酸塩
商 品 名	サインバルタ
剤 形	カプセル剤：20mg、30mg
用法・用量	［うつ病・うつ状態、糖尿病性神経障害に伴う疼痛］1日1回40mg、朝食後。1日20mgより開始、1週間以上間隔をあけて20mg/日増量。1日60mgまで ［線維筋痛症に伴う疼痛、慢性腰痛症に伴う疼痛、変形性関節症に伴う疼痛］1日1回60mg、朝食後。1日20mg より開始、1週間以上間隔をあけて20mg/日増量

♦ ♦ 服薬指導のポイント ♦ ♦

● セロトニンとノルアドレナリンに作用し、SSRIの効果に加えて意欲低下の改善にも効果があります。うつ病・うつ状態に用います。

● 心拍数増加、血圧上昇などがあらわれることがあります。特に高血圧や心疾患がある患者には、心拍数や血圧測定を定期的に行う必要があります。

● 投与初期に肝機能障害、消化器症状（悪心、便秘、下痢、胃痛など）があらわれることがあるので、肝機能検査を行うとともに、患者の症状に十分注意します。

患者さんへ 体がだるい、吐き気、嘔吐、白目が黄色くなる、便秘、下痢などの症状があらわれたら、医師か薬剤師に相談してください。

● 眠気、めまいなどが起こることがあるため、自動車の運転など危険を伴う機械の操作を行わないよう指導します。

● 突然の中止や減量で、悪心、めまい、感覚の異常、不安、不眠、手足のふるえなどが起こることがあります。徐々に減量することが大切です。

❶処方せんの確認事項

- 18歳未満の大うつ病性障害患者への使用は慎重に検討すべきです。

- 本剤過敏症、MAO阻害薬（セレギリン、ラサギリンメシル酸塩、サフィナミドメシル酸塩）投与中・投与中止後2週間以内、高度の肝障害・腎障害、コントロール不良の閉塞隅角緑内障の人には使用できません（禁忌）。

❷注意すべき相互作用

- 併用禁忌：MAO阻害薬〔セレギリン塩酸塩（エフピー）、ラサギリンメシル酸塩（アジレクト）、サフィナミドメシル酸塩（エクフィナ）〕

- **両剤の作用が増強**：中枢神経抑制薬（バルビツール酸系薬、ロラゼパム）など

- **右記の薬剤の作用が増強**：三環系抗うつ薬、フェノチアジン系薬、抗不整脈薬

- **右記の薬剤の作用が減弱**：降圧薬、クロニジン

- **QT延長、心室性不整脈**：ピモジド

- **セロトニン症候群**：メチレンブルー、セロトニン作動薬など

- **本剤の作用が増強**：フルボキサミン、シプロフロキサシン、パロキセチン、キニジン

❸代表的な副作用

- 重大な副作用として、セロトニン症候群、悪性症候群、抗利尿ホルモン不適合分泌症候群（SIADH）、痙攣、幻覚、肝機能障害、肝炎、黄疸、皮膚粘膜眼症候群（スティーブンス・ジョンソン症候群）、アナフィラキシー反応、高血圧クリーゼ、尿閉に注意します。

❹その他のポイント

- デュロキセチンは、うつ病、うつ状態以外にも、糖尿病性神経障害・線維筋痛症・慢性腰痛症・変形性関節症に伴う疼痛にも用いられます。

- SNRIではノルアドレナリン再取り込み阻害作用によって尿閉が起こることがあります。ミルナシプラン（トレドミン）では前立腺肥大などで尿閉のある人への使用は禁忌となっています。

ノルアドレナリン・セロトニン作動性抗うつ薬（NaSSA）
ミルタザピン（mirtazapine）

一 般 名	ミルタザピン
商 品 名	リフレックス
剤 形	錠剤：15mg、30mg
用法・用量	初期用量1日15mgとし、1日1回15〜30mg、就寝前服用。1週間以上の間隔をあけて15mg/日増量。1日45mgまで

♦ ♦ 服薬指導のポイント ♦ ♦

● ミルタザピンは、SSRI、SNRIとは異なり、中枢の前シナプスα2受容体を阻害することでノルアドレナリンとセロトニンの分泌を促進するという作用機序によって、抗うつ効果を発揮します。

● 不安、焦燥感、不眠に優れた効果を示します。また、投与1週間以内に抗うつ効果が認められることから、SSRI、SNRIとともに、うつ病治療薬に汎用されています。

● 眠気、めまいなどが起こることがあるため、自動車の運転など危険を伴う機械の操作を行わないよう指導します。

● 突然の中止や減量で、悪心、めまい、感覚の異常、不安、不眠、手足のふるえが起こることがあります。徐々に減量することが大切です。

● H_1受容体にも作用するため、眠気が出やすく、食欲増進作用もあります。

患者さんへ　食欲が進んだり、体重が増えることがあります。普段から体重を測定するようにしましょう。

● 口渇、倦怠感、便秘の副作用があらわれることがあります。

❶処方せんの確認事項

● 18歳未満の大うつ病性障害患者への使用は慎重に検討すべきです。

● 本剤過敏症、MAO阻害薬（セレギリン塩酸塩、ラサギリンメシル酸塩、サフィナミドメシル酸塩）投与中あるいは投与中止後2週間以内の人には使用できません（禁忌）。

- 併用禁忌：MAO阻害薬；セレギリン塩酸塩（エフピー）、ラサギリンメシル酸塩（アジレクト）、サフィナミドメシル酸塩（エクフィナ）

- **両剤の作用が増強**：鎮静薬、アルコール

- **本剤の作用が増強**：CYP3A4阻害薬（HIVプロテアーゼ阻害薬、アゾール系抗真菌薬、エリスロマイシンなど）、シメチジン

- **本剤の作用が減弱**：CYP3A4誘導薬（カルバマゼピン、フェニトインなど）

- **セロトニン症候群**：セロトニン作用薬（SSRIなど）、セイヨウオトギリソウ（セントジョーンズ・ワート）含有食品など

❸代表的な副作用

- 重大な副作用としてセロトニン症候群、無顆粒球症、好中球減少症、痙攣、肝機能障害、黄疸、抗利尿ホルモン不適合分泌症候群（SIADH）、皮膚粘膜眼症候群（スティーブンス・ジョンソン症候群）、多形紅斑、QT延長、心室頻拍に注意します。

- 体重増加、倦怠感、傾眠、浮動性めまい、頭痛、口渇、便秘など。

その他の抗うつ薬　　一般名（おもな商品名）

＜三環系抗うつ薬＞
- イミプラミン塩酸塩（トフラニール）　　● クロミプラミン塩酸塩（アナフラニール）

＜四環系抗うつ薬＞
- セチプチリンマレイン酸塩（テシプール）　　● ミアンセリン塩酸塩（テトラミド）
- マプロチリン塩酸塩（ルジオミール）

＜選択的セロトニン再取り込み阻害薬（SSRI）＞
- 塩酸セルトラリン（ジェイゾロフト）
- フルボキサミンマレイン酸（デプロメール、ルボックス）
- エスシタロプラムシュウ酸塩（レクサプロ）

＜セロトニン・ノルアドレナリン再取り込み阻害薬（SNRI）＞
- ミルナシプラン塩酸塩（トレドミン）
- ベンラファキシン塩酸塩（イフェクサー SR）

＜ノルアドレナリン・セロトニン作動性抗うつ薬（NaSSA）＞
- ミルタザピン（レメロン）

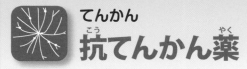

てんかん
抗てんかん薬

抗てんかん薬は、発作の型などに基づいて選択し、単剤から開始します。抗てんかん薬の単剤療法でも効果が得られない場合は、多剤併用療法となります。

抗てんかん薬

日本神経学会の『てんかん診療ガイドライン2018』では、てんかんの部分発作と全般発作における薬剤が推奨されています。

表　てんかんの部分発作に選択される薬剤

	一般名（主な商品名）
第一選択薬	カルバマゼピン（テグレトール） ラモトリギン（ラミクタール） レベチラセタム（イーケプラ） 次いで ゾニサミド（エクセグラン） トピラマート（トピナ）
第二選択薬	フェニトイン（アレビアチン） バルプロ酸ナトリウム（デパケン） クロバザム（マイスタン） クロナゼパム（リボトリール） フェノバルビタール（フェノバール） ガバペンチン（ガバペン） ラコサミド（ビムパット） ペランパネル水和物（フィコンパ）

※トピラマート、クロバザム、ガバペンチン、ペランパネルは併用療法

レベチラセタム（levetiracetam）

一 般 名 レベチラセタム

商 品 名 イーケプラ

剤 形 錠剤：250mg、500mg　ドライシロップ：50%　点滴静注：500mg

用法・用量 ［成人、体重50kg以上の小児］1回500mg、1日2回。1日最大3,000mg。増量は2週間以上の間隔をあけて1日1,000mg以下ずつ［小児（4歳以

上）〕1回10mg/kg、1日2回。1日最大60mg/kg。増量は2週間以上の
間隔をあけて1日20mg/kg以下ずつ

● ● 服薬指導のポイント ● ●

● レベチラセタムは、てんかん発作に関与している「神経終末のシナプ
ス小胞蛋白2A」（SV2A）に特異的に結合し、神経伝達物質の放出を
調節します。既存の抗てんかん薬とは異なる作用機序を持つ抗てんか
ん薬です。

● てんかん患者の部分発作（二次性全般化発作を含む）や、他の抗てん
かん薬で十分な効果が認められないてんかん患者の強直間代発作に用
いられます。

● ちょっとした刺激で気持ちや体調の変化をきたす、意識の混乱、焦る、
興奮しやすい、攻撃的になるなどの精神症状があらわれ、自殺企図に
至ることもあります。こうした症状について患者や家族に十分説明す
る必要があります。

● 連用中における投与量の急激な減量、あるいは投与中止によって、て
んかん発作の増悪またはてんかん重積状態があらわれることを十分に
説明します。投与を中止する場合は、2週間以上かけて徐々に減量し
ます。

患者
さんへ
急に薬を減らしたり、勝手にやめたりすると、てんか
ん発作があらわれることがあります。必ず処方された
とおりに服用してください。

● 服用中に気分に変化がみられた場合は、医師または薬剤師に相談する
よう指導します。

● 眠気、注意力・集中力・反射運動能力などの低下が起こることがある
ので、自動車の運転などの危険を伴う機械の操作は行わないよう指導
します。

---

❶処方せんの確認事項

- 抗てんかん薬と併用して使用します。
- ピロリドン誘導体（ピラセタム）の過敏症のある人には使用できません（禁忌）。

❷注意すべき相互作用

- 薬物相互作用はほとんどありません。

❸代表的な副作用

- 重大な副作用として、中毒性表皮壊死融解症（TEN）、皮膚粘膜眼症候群（スティーブンス・ジョンソン症候群）、薬剤性過敏症症候群、重篤な血液障害、肝不全、肝炎、膵炎、攻撃性、自殺企図、横紋筋融解症、急性腎障害、悪性症候群などに注意します。
- 傾眠、浮動性めまい、鼻咽頭炎、頭痛、下痢、便秘など。

❹その他のポイント

- 相互作用、副作用が比較的少なく、併用する抗てんかん薬の体内動態に影響を与えることはほとんどありません。
- 日本神経学会の『てんかん診療ガイドライン2018』の新規発症の成人てんかんにおいて、部分発作の第一選択薬、強直間代発作の第二選択薬として推奨されています。

バルプロ酸ナトリウム（sodium valproate：VPA）

一 般 名	バルプロ酸ナトリウム
商 品 名	デパケン、デパケンR
剤 形	細粒剤：20%、40%　錠剤：100mg、200mg　シロップ：5%（50mg/mL）　徐放錠（R錠）：100mg、200mg
用法・用量	［各種てんかんおよびてんかんに伴う性格行動障害、躁病および躁うつ病の躁状態］1日400〜1,200mg、2〜3回分服。徐放剤は1日1〜2回分服

♦ ♦ 服薬指導のポイント ♦ ♦

- バルプロ酸ナトリウムは、グルタミン酸神経系のNa^+チャネルおよびCa^{2+}チャネルを遮断することにより、神経細胞膜を安定させます。GABAアミノ基転移酵素阻害により、GABA濃度を上昇させます。また、セロトニンの代謝も促進します。こうした機序により、興奮を鎮めます。

●特に全般発作に対して有用で、第一選択薬として用いられます。

●副作用としてはまれですが、重篤な肝障害があらわれることがあります。定期的な肝機能検査が必要です（投与初期6ヵ月以内）。

●徐放剤（デパケンR）は、噛み砕かずに服用するよう指導します。また、糞便中に白色の残渣が排泄されることがあります。

患者さんへ　糞便中に白いカスのようなものが出てくることがありますが、薬は体内に吸収されていますので、心配いりません。

❶処方せんの確認事項

- 重篤な肝障害、カルバペネム抗菌薬投与中、尿素サイクル異常症の人には使用できません（禁忌）。

- 妊婦または妊娠している可能性のある人には使用できません（禁忌）。また、授乳中の場合は、授乳を中止します。

❷注意すべき相互作用

- 併用禁忌：カルバペネム系抗菌薬；パニペネム・ベタミプロン（カルベニン）、メロペネム水和物（メロペン）、イミペネム水和物・シラスタチンナトリウム（チエナム）、レレバクタム水和物・イミペネム水和物・シラスタチン（レカルブリオ）、ビアペネム（オメガシン）、ドリペネム水和物（フィニバックス）、テビペネム ピボキシル（オラペネム）

- **本剤の作用が減弱、右記の薬剤の作用が増強または減弱**：フェニトイン、カルバマゼピン

- **本剤の作用が減弱、右記の薬剤の作用が増強**：バルビツール酸剤

- **本剤の作用が増強**：サリチル酸系薬剤（アスピリンなど）、エリスロマイシン、シメチジン、クロバザム

- **右記の薬剤の作用が増強**：エトスクシミド、アミトリプチリン、ベンゾジアゼピン系薬剤、ワルファリンなど

- **アブサンス重積**：クロナゼパム

- **半減期延長**：ラモトリギン、ロラゼパム（注射）

❸代表的な副作用

- 重大な副作用として、劇症肝炎などの重篤な肝障害、高アンモニア血症を伴う意識障害、溶血性貧血などの血液障害、急性膵炎、間質性腎炎、ファンコニー症候群、中毒性表皮壊死融解症（TEN）、皮膚粘膜眼症候群（スティーブンス・ジョンソン症候群）、過敏症症候群、認知症様症状、パーキンソン様症状、横紋筋融解症、抗利尿ホルモン不適合分泌症候群（SIADH）、間質性肺炎などに注意します。

- 傾眠、失調・ふらつき、消化器症状など。

❹その他のポイント

- デパケンおよびデパケンRは、片頭痛発作の抑制にも用います。

- 不安や興奮が高まっているときの鎮静にも使います（適応外）。

ラモトリギン（lamotrigine：LTG）

一 般 名	ラモトリギン
商 品 名	ラミクタール
剤 形	錠剤：25mg、100mg　錠小児用：2mg、5mg
用法・用量	①開始2週間、②3～4週間、③その後（1～2週間ごと）、④維持用量。

単剤療法（部分発作および強直間代発作）：①1日1回25mg、②1日1回50mg、③5週目は1日100mg、1～2回分服、最大1日100mgずつ漸増、④1日100～200mg、1～2回分服。増量は1週間以上あけ、1日最大100mgずつ。最大400mgまで、1～2回分服。

バルプロ酸ナトリウム併用：①隔日1回25mg、②1日1回25mg、③1日25～50mgずつ漸増。④1日100～200mg、2回分服。

バルプロ酸ナトリウム非併用：グルクロン酸抱合誘導薬[a]併用；①1日1回50mg、②1日100mg、2回分服、③最大1日100mgずつ漸増、④1日200～400mg、2回分服。グルクロン酸抱合誘導薬以外の抗てんかん薬[b]併用；単剤療法に従う。

バルプロ酸ナトリウム併用（小児）：①1日1回0.15mg/kg、②1日1回0.3mg/kg、③最大0.3mg/kgずつ漸増、④グルクロン酸抱合誘導薬[a]併用；1日1～5mg/kg。非併用；1日1～3mg/kg、2回分服。最大1日200mg。

バルプロ酸ナトリウム非併用（小児）：グルクロン酸抱合誘導薬[a]併用；①1日0.6mg/kg、2回分服、②1日1.2mg/kg、2回分服、③最大1.2mg/

kgずつ漸増、④1日5 〜 15mg/kg、2回分服。最大1日400mg。グルクロン酸抱合誘導薬以外の抗てんかん薬[b]併用；バルプロ酸ナトリウム併用に従う。

a）フェニトイン、カルバマゼピン、フェノバルビタール、プリミドンなど、本剤のグルクロン酸抱合を誘導する薬剤

b）ゾニサミド、ガバペンチン、トピラマートなど、本剤のグルクロン酸抱合に影響を及ぼさない薬剤

● ● 服薬指導のポイント ● ●

● Naチャネルを抑制し、グルタミン酸の放出を抑制します。

● 単剤投与では、部分発作、全般性強直間代発作、定型欠神発作に適応があります。レノックス・ガストー症候群は、他の抗てんかん薬との併用で適応を取得しています。

● 中毒性表皮壊死融解症（TEN）、皮膚粘膜眼症候群（スティーブンス・ジョンソン症候群）などの重篤な皮膚障害が起こる可能性があります。ゆっくりと時間をかけて増量することが大切です。特にバルプロ酸ナトリウムとの併用でリスクが高まります。併用時には増量のスピードを遅くします。症状があらわれたら、ただちに受診するよう指導します。

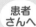 患者さんへ 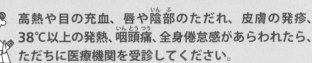 高熱や目の充血、唇や陰部のただれ、皮膚の発疹、38℃以上の発熱、咽頭痛、全身倦怠感があらわれたら、ただちに医療機関を受診してください。

● 眠気、めまいなどが起こることがあるため、自動車の運転など危険を伴う機械の操作を行わないよう指導します。

---

❶処方せんの確認事項

- 中毒性表皮壊死融解症（TEN）、皮膚粘膜眼症候群（スティーブンス・ジョンソン症候群）などの重篤な皮膚障害があらわれることがあり、死亡例も報告されています。特に小児に起こりやすいため、注意深く観察します。

❷注意すべき相互作用

- 本剤の半減期が延長：バルプロ酸ナトリウム

表　脂質異常症治療薬の分類

	作用
HMG-CoA還元酵素阻害薬（スタチン類）	LDLコレステロール低下作用
陰イオン交換樹脂	LDLコレステロール低下作用
小腸コレステロールトランスポーター阻害薬	LDLコレステロール低下作用
プロブコール	LDLコレステロール低下作用
PCSK9阻害薬	LDLコレステロール低下作用
MTP阻害薬	LDLコレステロール低下作用
フィブラート	トリグリセライド低下作用 ＋HDLコレステロール上昇作用
ニコチン酸誘導体	トリグリセライド低下作用 ＋HDLコレステロール上昇作用
多価不飽和脂肪酸	トリグリセライド低下作用 ＋HDLコレステロール上昇作用

腺機能亢進症です。薬物療法は、前者では甲状腺ホルモン補充療法が主体であり、後者では抗甲状腺薬による薬物療法が主体となります。

●骨粗鬆症とは？

　骨粗鬆症とは、骨密度が低下し、骨折リスクが高まった状態をいいます。薬物療法では、ビスホスホネート製剤、選択的エストロゲン受容体モジュレーター（SERM）、抗RANKL抗体（デノスマブ）、副甲状腺ホルモン製剤、活性型ビタミンD_3製剤、抗スクレロスチン抗体、女性ホルモン製剤、カルシトニン製剤、ビタミンK_2製剤などが用いられています。

1型・2型糖尿病
インスリン製剤（せいざい）

インスリン製剤は、膵臓β細胞からのインスリン分泌不足などによって、体内で足りなくなったインスリンを補う目的で投与されます。1型、2型糖尿病に用います。

インスリン製剤

　インスリン製剤は、作用発現時間や作用持続時間によって、超速効型、速効型、中間型、混合型、持効型溶解に分類されます。患者に最も適した製剤を使用することで、高い治療効果を発揮します。

持効型溶解インスリンアナログ製剤
インスリン　グラルギン（insulin glargine）

一 般 名	インスリン　グラルギン
商 品 名	ランタス、ランタスXR
剤　　　形	［100単位/mL］注カート：3mL/カートリッジ　注100単位/mL：10mL/バイアル　注ソロスター：3mL/キット　［300単位/mL］XR注ソロスター：1.5mL/キット
用法・用量	［初期］1日1回4 〜 20単位を皮下注射、朝食前または就寝前に毎日一定投与。［維持］他インスリン製剤投与量も含めて1日4 〜 80単位

♦ ♦ 服薬指導のポイント ♦ ♦

- ●持効型の溶解インスリンアナログ製剤です。

- ●ランタスは、1日1回の皮下投与で24時間にわたり、安定した血糖降下作用を示します。2015年に登場したランタスXRは、従来の3倍（300単位/mL）であり、より平坦で持続的な血糖降下作用を示します。

- ●インスリン製剤は、自己注射が原則です。したがって、患者にはインスリンのタイプと製品名、必要量（単位数、何mLなど）を正しく覚えてもらうことが大切です。

患者さんへ 必ず、医師が指示した量を守ってください。自己判断で量を変えたり、中断してはいけません。

●インスリン製剤で注意すべき副作用は、低血糖です。低血糖が続くと、意識レベルが低下し、昏睡状態から死に至る危険があります。低血糖症状が生じたら、ただちに砂糖かブドウ糖を摂取するよう指導します。対策として、ブドウ糖の所持を指導します。

患者さんへ 薬剤の量や体調などによって、血糖値が低下しすぎてしまうことがあります。動悸、冷や汗、ふるえなどの症状があらわれたら、ブドウ糖などをただちに摂取してください。放っておくと、意識障害や痙攣を起こす危険があります。普段から糖分（砂糖、ブドウ糖など）を携帯しましょう。

●インスリン製剤の保管方法、懸濁方法、カラ打ちの必要性、注射する部位などについて、患者に応じた指導が必要です。

●注射後、部位をもまないように指導することも大切です（感染の原因にもなるため）。

●使用済みの注射器、針などの処理法についても指導します。

●併用する薬剤によっては、血糖降下作用が増強もしくは減弱することがあります。他の医療機関を受診するときは、インスリン療法を行っていることを告げるよう説明します。

❶処方せんの確認事項

- 低血糖症状、本剤過敏症がある人には使用できません（禁忌）。

❷注意すべき相互作用

- **血糖降下作用の増強（低血糖）**：経口糖尿病用薬（ビグアナイド、SU薬、速効型インスリン分泌促進薬、α-グルコシダーゼ阻害薬、チアゾリジン、DPP-4阻害薬、GLP-1受容体作動薬、SGLT2阻害薬など）、MAO阻害薬、三環系抗うつ薬、アスピリン、シクロホスファミド、ワルファリンカリウム、クロラムフェニコール、フィブラート系薬など

- **血糖降下作用の減弱（高血糖）**：チアジド系利尿薬、副腎皮質ステロイド、ACTH、アドレナリン、グルカゴン、甲状腺ホルモン、成長ホルモン、卵胞ホルモン、経口避妊薬など
- **血糖降下作用を増強または減弱**：蛋白同化ステロイド、β遮断薬など

❸代表的な副作用

- 重大な副作用として、低血糖（脱力感、倦怠感、高度の空腹感、冷汗、顔面蒼白、動悸、振戦、頭痛、めまい、嘔気、知覚異常、不安、興奮、神経過敏、集中力低下、精神障害、痙攣、意識障害）、ショック、アナフィラキシーに注意します。
- 発疹、注射部位の疼痛・発赤・腫脹など。

表　その他のインスリン製剤

超速効型	インスリンアスパルト（ノボラピッド）
	インスリンリスプロ（ヒューマログ）
	インスリン グルリジン（アピドラ）
速効型	生合成ヒト中性インスリン（ノボリンR）
	ヒトインスリン（ヒューマリンR）
持効型溶解	インスリンデグルデク（トレシーバ）
	インスリンデテミル（レベミル）
中間型	生合成ヒトイソフェンインスリン（ノボリンN）
	ヒトイソフェンインスリン（ヒューマリンN）
持効型溶解インスリン・GLP-1受容体作動薬	インスリンデグルデク・リラグルチド（ゾルトファイ）
混合型	二相性プロタミン結晶性インスリン アナログ（ノボラピッド30、50、70ミックス）
	生合成ヒト二相性イソフェンインスリン（ノボリン30R、イノレット30R）
	インスリンリスプロ混合製剤（ヒューマログミックス注、ヒューマリン3/7）
配合溶解	インスリンデグルデク・インスリンアスパルト（ライゾデグ）

2型糖尿病
経口血糖降下薬 スルホニル尿素系 （SU薬）

スルホニル尿素系（SU薬）は、インスリンの分泌能力が残っているものの、食事療法や運動療法では血糖コントロールが十分にできない2型糖尿病患者に使用します。

グリメピリド（glimepiride）

一般名	グリメピリド
商品名	アマリール
剤形	錠剤：0.5mg、1mg、3mg　口腔内崩壊錠（OD錠）：0.5mg、1mg、3mg
用法・用量	1日0.5 〜 1mgから開始し、1日1 〜 2回朝または朝・夕、食前または食後。維持は1日1 〜 4mg。1日最大6mg

◆ ◆ ◆服薬指導のポイント ◆ ◆ ◆

●グリメピリドは、第3世代のスルホニル尿素系薬剤です。膵臓β細胞膜上のスルホニル尿素受容体（SU受容体）に結合し、インスリンの分泌を促進することで、服用後短時間で血糖降下作用を発揮します。

●重篤かつ遷延性の低血糖を起こすことがあります。とくに腎・肝障害のある人や高齢者では注意が必要です。

●低血糖が起こったときの対処法を指導します。

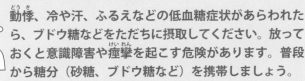

患者さんへ　動悸、冷や汗、ふるえなどの低血糖症状があらわれたら、ブドウ糖などをただちに摂取してください。放っておくと意識障害や痙攣を起こす危険があります。普段から糖分（砂糖、ブドウ糖など）を携帯しましょう。

●血液障害や過敏症、消化器症状、肝障害の副作用が起こる場合があることを患者に説明します。

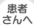

患者さんへ 発疹やかゆみ、便秘、貧血などがみられたら、医師や薬剤師に相談してください。

●SU薬は体重増加をきたしやすいので注意が必要です。一方、グリメピリド特有の作用として、インスリン感受性を改善する作用を有し、他のSU薬に比べて肥満になりにくいとの報告があります[1,2]。

【文献】
1）Michael G. Diabetes Care. 30:790-794, 2007
2）Matthew CR. Diabetes Care. 21:1052-1057, 1998

❶処方せんの確認事項

- 重症ケトーシス、糖尿病性昏睡または前昏睡、インスリン依存型糖尿病（若年型糖尿病、ブリットル型糖尿病など）、重篤な肝・腎機能障害、重症感染症、手術前後、重篤な外傷、下痢・嘔吐などの胃腸障害、本剤過敏症、妊婦または妊娠の可能性のある人には使用できません（禁忌）。

❷注意すべき相互作用

- **血糖降下作用を増強**：インスリン製剤、ビグアナイド系（メトホルミン、ブホルミン）、チアゾリジン系（ピオグリタゾン）、α-グルコシダーゼ阻害薬（アカルボース、ボグリボースなど）、DPP-4阻害薬（シタグリプチンなど）、GLP-1受容体作動薬（リラグルチドなど）、SGLT2阻害薬（イプラグリフロジン L-プロリンなど）、プロベネシド、クマリン系薬剤（ワルファリン）、サリチル酸剤（アスピリンなど）、プロピオン酸系消炎剤（ナプロキセン、ロキソプロフェンなど）、アリール酢酸系消炎剤（アンフェナクなど）、オキシカム系消炎剤（ロルノキシカムなど）、β遮断薬（プロプラノロール、アテノロールなど）、MAO阻害薬、クラリスロマイシン、サルファ剤、クロラムフェニコール、テトラサイクリン系抗生物質（テトラサイクリンなど）、シプロフロキサシン、レボフロキサシン、フィブラート系薬（クロフィブラート、ベザフィブラートなど）、アゾール系抗真菌薬（ミコナゾール、フルコナゾールなど）、シベンゾリン、ジソピラミド、ピルメノール

- **血糖降下作用を減弱**：アドレナリン、副腎皮質ホルモン（コルチゾンなど）、甲状腺ホルモン（レボチロキシン、乾燥甲状腺など）、卵胞ホルモン（エストラジオール、エストリオールなど）、利尿薬（トリクロルメチアジド、フロセミドなど）、ピラジナミド、イソニアジド、リファンピシン、ニコチン酸、

フェノチアジン系薬（クロルプロマジンなど）、フェニトイン、ブセレリン

❸代表的な副作用

- 重大な副作用として、低血糖、汎血球減少、無顆粒球症、溶血性貧血、血小板減少、肝機能障害、黄疸などに注意します。
- 肝機能障害、めまい、嘔気など。

❹その他のポイント

- グリメピリドを代謝する酵素の遺伝子多型により、薬剤量がごく少量でも低血糖を起こす場合があります。

図　低血糖の症状と対応

●低血糖の症状
　・動悸、ふるえ、冷や汗
　・体がだるい
　・高度の空腹感
　・意識障害
　・意識を失う

●低血糖になった場合
　・ブドウ糖、糖分の多いジュースなどを摂取する
　・それでも症状がおさまらない場合や、意識がもうろうとする場合は、すぐに病院に連絡する

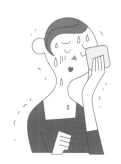

その他のスルホニル尿素系（SU薬）　一般名（おもな商品名）

- グリクロピラミド（デアメリンS）
- アセトヘキサミド（ジメリン）
- グリクラジド（グリミクロン）
- グリベンクラミド（オイグルコン、ダオニール）

2型糖尿病
経口血糖降下薬　α-グルコシダーゼ阻害薬

小腸に存在する二糖類分解酵素（α-グルコシダーゼ）の働きを抑え、食後血糖の上昇を抑制します。単独療法だけでなく、SU薬やインスリンとの併用療法も有効です。

ボグリボース（voglibose）

一 般 名	ボグリボース
商 品 名	ベイスン
剤 　 形	錠剤：0.2mg、0.3mg　口腔内崩壊錠（OD錠）：0.2mg、0.3mg
用法・用量	1回0.2mg、1日3回毎食直前。効果不十分の場合は、1回0.3mgまで増量可（耐糖能異常における2型糖尿病の発生抑制の場合は除く）。

◆ ◆ 服薬指導のポイント ◆ ◆

● α-グルコシダーゼ阻害薬は、食後過血糖改善薬といわれています。2型糖尿病患者では、食後の過血糖が起こりやすくなります。急激な血糖上昇は血管障害などを引き起こしやすいため、小腸からの単糖類の吸収を遅延させます（単糖類となってから吸収され始めるため）。

● ボグリボースは、二糖類のα-グルコシド結合を加水分解する酵素であるα-グルコシダーゼを阻害し、小腸における糖の吸収を遅らせることで作用を発揮します。急激に血糖値が上がることはありません。

● 食事と一緒に服用することで、炭水化物の消化を阻止し、食後高血糖を減少させます。

患者さんへ　必ず、食事の直前に服用してください。食事中に服用し忘れに気づいたら、すぐ服用すれば問題ありません。食後しばらくして、服用し忘れに気づいた場合は、もう効果はありませんので服用する必要はありません。

● 腸内細菌に作用して、腹部膨満感や放屁（オナラ）、下痢などの消化器症状の副作用がみられることがあります。

- ● α-グルコシダーゼ阻害薬の単独療法では、低血糖症状は起こりにくいといわれていますが、まったく起こらないわけではありません。
- ● SU薬やインスリン製剤など、他の糖尿病用薬との併用で低血糖が起こることがあります。低血糖症状があらわれたら、ただちにブドウ糖を経口摂取するよう指導します。

❶処方せんの確認事項

- 重症ケトーシス、糖尿病性昏睡または前昏睡、重症感染症、手術前後、重篤な外傷、本剤過敏症の人には使用できません（禁忌）。

❷注意すべき相互作用

- **低血糖の発現**：SU薬、ビグアナイド系薬剤、インスリン製剤、インスリン抵抗性改善薬
- 糖尿病用薬と血糖降下作用増強・減弱薬との併用（糖質吸収遅延作用）。

❸代表的な副作用

- 重大な副作用として、低血糖、腸閉塞、劇症肝炎、重篤な肝機能障害、意識障害を伴う高アンモニア血症に注意します。
- 腹部膨満、放屁（オナラ）、下痢など。

❹その他のポイント

- ボグリボース、アカルボースなどは、消化管からほとんど吸収されずに糞便中に排泄されます。したがって、腎機能障害、腎透析の患者に対しても、用量調節の必要がなく使いやすい薬剤といえます。
- 同じα-グルコシダーゼ阻害薬でもミグリトールは、腎不全時に血中濃度が上昇したり、腎透析によって80％が除去されてしまうなど、透析患者では副作用が出る可能性が高くなります。透析患者への使用は、十分に注意しながら行うか、別のα-グルコシダーゼ阻害薬への変更も考慮に入れます。

その他のα-グルコシダーゼ阻害薬　一般名（おもな商品名）

- アカルボース（グルコバイ）
- ミグリトール（セイブル）

2型糖尿病
経口血糖降下薬（けい こう けっ とう こう か やく）
ビグアナイド

主として、肝臓における糖新生を抑制することで血糖を下げる薬剤です。食欲を抑える効果もあることから、特に肥満傾向にある2型糖尿病患者に有用です。

メトホルミン塩酸塩（metformin hydrochloride）

一 般 名	メトホルミン塩酸塩
商 品 名	メトグルコ
剤 形	錠剤：250mg、500mg
用法・用量	［初期］1日500mg、2～3回分服、食直前または食後。［維持］1日750～1,500mg。1日最大2,250mgまで

✦ ✦ 服薬指導のポイント ✦ ✦

● ビグアナイドは膵臓（すいぞう）のβ細胞に作用しないため、インスリンの分泌促進作用はありません。主たる効果は、肝臓での糖放出（糖新生）の抑制です。また、骨格筋や脂肪組織でのブドウ糖の取り込みを促進し、インスリン抵抗性を改善します。そのほかにも、消化管での糖吸収を抑制する作用があります。

● 体重増加をきたさず血糖コントロールを改善する効果があるため、肥満の2型糖尿病に対して有用です。

● 乳酸アシドーシスが重症化すると、死に至る危険があります。

● 脱水状態になると、乳酸アシドーシスを起こしたり、腎機能が低下する場合があります。脱水に陥らないよう指導する必要があります。特に利尿薬やSGLT2阻害薬など利尿作用がある薬剤との併用では、注意が必要です。

患者さんへ 脱水に気をつけてください。脱水症状があらわれたら、薬の服用を中止して、医師に相談してください。

患者
さんへ 過度な飲酒は脱水症状を引き起こすので注意しましょう。

● 乳酸アシドーシスを防ぐためにも、定期的に肝機能・腎機能を確認します。

● おもな副作用として、下痢や食欲不振などの消化器症状がよくみられます。

❶処方せんの確認事項

- 重篤な乳酸アシドーシスを起こしやすい人〔重度の腎機能障害（eGFR30mL/分/1.73m²未満）〕、透析、重度の肝機能障害、心血管系・肺機能の高度障害、その他の低酸素血症を伴いやすい状態、過度のアルコール摂取、脱水症、脱水状態の懸念がある人には投与できません（禁忌）。

- 重症ケトーシス、糖尿病性昏睡または前昏睡、1型糖尿病、重症感染症、手術前後、重篤な外傷、栄養不良、飢餓、衰弱、脳下垂体機能不全、副腎機能不全、妊婦または妊娠の可能性、過敏症の人には使用できません（禁忌）。

❷注意すべき相互作用

- 併用禁忌：アルコール（過度の摂取）

- **乳酸アシドーシスの発現**：ヨード造影剤、腎毒性の強い抗菌薬（ゲンタマイシンなど）、利尿作用を有する薬剤（利尿薬、SGLT2阻害薬など）

- **血糖降下作用を増強**：糖尿病用薬（インスリン製剤、SU薬、速効型インスリン分泌促進薬、α-グルコシダーゼ阻害薬、チアゾリジン系、DPP-4阻害薬、GLP-1受容体作動薬、SGLT2阻害薬、イメグリミン）、蛋白同化ホルモン剤、アスピリン、β遮断薬、MAO阻害薬

- **血糖降下作用を減弱**：アドレナリン、副腎皮質ホルモン、甲状腺ホルモン、卵胞ホルモン、利尿薬、ピラジナミド、イソニアジド、ニコチン酸、フェノチアジン系薬

❸代表的な副作用

- 重大な副作用として乳酸アシドーシス、低血糖、肝機能障害、黄疸、横紋筋融解症に注意します。

● 下痢、悪心、食欲不振、腹痛など。

❹その他のポイント

● メトホルミンには、糖尿病患者の空腹時血糖値、HbA1c値、糖尿病合併症である大血管障害・細小血管障害、体重増加などを抑える効果があると報告されています[1]。

● 発熱時、下痢など脱水の恐れがあるときは、休薬が必要です。

● 検査でヨード造影剤を使用するときには、検査4日前より服用を中止し、検査2日後から再開します。また、CT検査などでヨード系造影剤を使用したときに、ケトアシドーシスを起こすことがあります。通常、約48時間以上は服薬を中止したほうがよいという報告があります。

【文献】
1）Robert CT, Carole AC, Valeria F, et al. JAMA. 281: 2005-2012, 1999

MEMO 乳酸アシドーシス

　乳酸アシドーシスとは、血中に乳酸が過剰に蓄積することにより重篤な代謝性アシドーシスを示す状態をいいます。致死率が約50%に達するほど非常に危険な病態です。

　初期症状は、嘔吐や腹痛などの消化器症状が起こります。そのほかに、筋肉痛、筋肉の痙攣、脱力感などがみられます。症状が進行すると、脱水や低血圧、ショック状態、全身痙攣、傾眠などの症状があらわれ、数時間ほうっておくと昏睡状態に陥ります。

その他のビグアナイド　　　　　　一般名（おもな商品名）

● メトホルミン塩酸塩（グリコラン）

2型糖尿病

経口血糖降下薬　チアゾリジン誘導体

チアゾリジン誘導体は、インスリン抵抗性を改善することで血糖を低下させるため、インスリン抵抗改善薬といわれます。インスリン分泌促進作用はありません。

ピオグリタゾン塩酸塩（pioglitazone hydrochloride）

一　般　名	ピオグリタゾン塩酸塩
商　品　名	アクトス
剤　　　形	錠剤：15mg、30mg　口腔内崩壊錠（OD錠）：15mg、30mg
用法・用量	［食事療法・運動療法のみ、または加えてSU薬はα-GI阻害薬、ビグアナイド系薬を使用］1日1回15 ～ 30mg、朝食前または朝食後。最大1日1回45mg

♦ ♦ 服薬指導のポイント ♦ ♦

- ●チアゾリジン誘導体は、インスリンの働きを改善する（インスリン抵抗性の改善）ことを目的に血糖降下作用を発揮する薬剤です。

- ●ピオグリタゾンは、肝臓での糖利用を促進し、筋肉や脂肪組織などのインスリンの作用感受性を増加させます。

- ●他の糖尿病用薬との併用で低血糖を起こすことがあります。低血糖の対処法をよく指導します。

- ●体重が増加しやすいので、医師から指示された食事療法、運動療法を守るよう指導します。

患者
さんへ

この薬によって食欲が増して、体重が増えることがあります。体重を維持するためにも食事療法と運動療法を続けることが大切です。

- ●浮腫による体重増加もあります。服用中にむくみや急激な体重増加があらわれたら、医師に相談するよう指導します。

●ピオグリタゾンによる浮腫は、比較的女性に多くみられます。

●インスリン製剤やSU薬と併用すると、浮腫が発現する頻度が高まります。また、短期間で浮腫が発現した場合は、循環器系疾患の悪化（心不全ほか）なども考えられるので、注意が必要です。

❶処方せんの確認事項

- 心不全、重症ケトーシス、糖尿病性昏睡または前昏睡、1型糖尿病、重篤な肝・腎機能障害、重症感染症、手術前後、重篤な外傷、本剤過敏症、妊婦または妊娠の可能性のある人には使用できません（禁忌）。

- 女性では、少量の服用で効果がある場合が多いのですが、一方で浮腫の発現頻度が上昇するとの報告もあります。したがって、少量（15mg）から開始します。また、高齢者に対しても少量からの開始が望ましいでしょう。

❷注意すべき相互作用

- **低血糖**：SU薬、ビグアナイド系、速効型インスリン分泌促進薬、α-グルコシダーゼ阻害薬、DPP-4阻害薬、GLP-1アナログ製剤、インスリン製剤

- **血糖降下作用を増強**：β遮断薬、サリチル酸剤、MAO阻害薬、フィブラート系高脂血症治療薬、ワルファリンなど

- **血糖降下作用を減弱**：アドレナリン、副腎皮質ホルモン、甲状腺ホルモンなど

❸代表的な副作用

- 重大な副作用として、心不全の増悪・発症（息切れ、動悸など）、浮腫、肝機能障害、低血糖症状（特にインスリン併用時に多くみられます）、横紋筋融解症、間質性肺炎などに注意します。

- LDH（乳酸脱水酵素）、CPK（クレアチンフォスフォキナーゼ）の上昇など。

- 膀胱がんの発症リスクが上昇するという報告があるので、注意が必要です。

❹その他のポイント

- 定期的な肝機能チェックを怠らないよう患者の観察を心がけます。

- 心機能をチェックし、足のむくみなどの観察も必要です。

図　ピオグリタゾンによるインスリン抵抗性の改善

ピオグリタゾン

↓

PPAR-γ

```
          大型脂肪細胞の減少                    脂肪細胞の小型化
        ●アディポネクチン分泌増加            ●小型脂肪細胞の増加
                                          ●FFA、TNF-α、レジスチ
                                            ンの低下
              肝臓                              骨格筋
        ●糖取り込みを増加
        ●糖新生を抑制

        インスリン抵抗性を改善              インスリン抵抗性を改善

                          血糖の低下
```

PPAR：ペルオキシソーム増殖剤応答性受容体
FFA：遊離脂肪酸
TNF-α：腫瘍壊死因子
FFA、TNF-α、レジスチン：インスリン抵抗性を惹起する悪玉アディポサイトカイン（脂
　　　　　　　　　　　　　肪細胞から分泌される生理活性物質）
アディポネクチン：インスリン抵抗性に対して抑制的に働く善玉アディポサイトカイン

ピオグリタゾンは、脂質代謝で重要な役割を持つ核内受容体型転写因子である
PPAR-γと結合して、骨格筋や肝臓のインスリン抵抗性を改善すると考えられ
る。また、骨格筋や肝臓への直接作用も考えられている

2型糖尿病
DPP-4阻害薬

DPP-4阻害薬は、インクレチンホルモンを分解する酵素（DPP-4）を阻害することにより、インクレチンの血中濃度を上昇させて、血糖コントロールを改善します。

インクレチン

- インクレチンは、食事の摂取によって消化管から分泌されるホルモンであり、膵臓β細胞に作用してインスリン分泌を促進します。
- これまでに、グルカゴン様ペプチド1（GLP-1）とグルコース依存性インスリン分泌刺激ポリペプチド（GIP）が知られています。
- 糖尿病患者では、インクレチンによるインスリン分泌作用が低下していることから、インクレチンの働きを改善する薬剤（インクレチン関連薬）が用いられています。
- インクレチン関連薬には、DPP-4阻害薬とGLP-1受容体作動薬があります。

シタグリプチンリン酸塩水和物（sitagliptin phosphate hydrate）

一 般 名	シタグリプチンリン酸塩水和物
商 品 名	ジャヌビア
剤 形	錠剤：12.5mg、25mg、50mg、100mg
用法・用量	1日1回50mg。効果不十分な場合は1日1回100mgまで

♦ ♦服薬指導のポイント♦ ♦ ♦

- シタグリプチンは、ヒトDPP-4の活性を選択的に阻害することによって、インスリン分泌を促進し、血糖上昇にかかわるグルカゴン分泌を抑制することで、血糖値を低下させます。
- 食欲抑制作用や膵臓の保護作用もあると考えられています。
- 単剤では低血糖を起こしにくい薬剤ですが、SU薬やインスリン製剤と併用することで低血糖が起こる場合があります。

患者
さんへ

（**SU薬やインスリン製剤を服用している患者に対して**）**シタグリプチンを併用すると、低血糖を起こすことがあります。低血糖が起こったら、ただちに糖分（砂糖、ブドウ糖など）を摂取してください。**

❶処方せんの確認事項

- 重症ケトーシス、糖尿病性昏睡または前昏睡、1型糖尿病、重症感染症、手術前後、重篤な外傷、本剤過敏症の人には使用できません（禁忌）。

- シタグリプチンは、主に未変化体として腎臓から排出されます。したがって、中等度以上の腎機能障害のある患者には慎重に投与します。

❷注意すべき相互作用

- **低血糖**：インスリン製剤、SU薬、チアゾリジン系、ビグアナイド系、α-グルコシダーゼ阻害薬、速効型インスリン分泌促進薬、GLP-1受容体作動薬、SGLT2阻害薬など

- **血糖降下作用を増強**：β遮断薬、サリチル酸剤、MAO阻害薬など

- **血糖降下作用を減弱**：アドレナリン、副腎皮質ホルモン、甲状腺ホルモンなど

- **右記の薬剤の血中濃度がわずかに増加**：ジゴキシン

❸代表的な副作用

- 重大な副作用としてアナフィラキシー反応、皮膚粘膜眼症候群（スティーブンス・ジョンソン症候群）、剥脱性皮膚炎、低血糖、肝機能障害、黄疸、急性腎障害、急性膵炎、間質性肺炎、腸閉塞、横紋筋融解症、血小板減少、類天疱瘡に注意します。

- 低血糖症、便秘、空腹、腹部膨満など。

❹その他のポイント

- 妊婦または妊娠している可能性がある人には、安全性が確保されていないので、治療上の有益性が危険性を上回ると判断される場合のみ投与します。

オマリグリプチン（omarigliptin）

一 般 名	オマリグリプチン
商 品 名	マリゼブ
剤 形	錠剤：12.5mg、25mg
用法・用量	1週間に1回25mg

● ● 服薬指導のポイント ● ● ●

- DPP-4阻害薬のオマリグリプチンは、投与後、肝臓での代謝をほとんど受けず、未変化体として体内に広く分布します。そのため腎臓での薬物のろ過量は少なく、ろ過後はほとんどが尿細管で再吸収されます。尿から体内に吸収され、なかなか排泄されないこのメカニズムによって血中半減期は82.5時間となり、週1回投与の長時間作用が可能となりました。

- 患者に、週1回、同一曜日に服用するよう指導します。服用の手間が少ない薬剤である一方、カレンダーに服用日に印をするなど、服用日をきちんと認識する工夫が必要です。また、服用し忘れた場合の対処法も説明します。気づいた時点で服用するようにし、一度に2回分を服用しないことなどを指導しましょう。

 患者さんへ
この薬は毎日服用する薬ではありません。週1回、決めた曜日に1錠服用するようにしてください。

- 単剤では低血糖を起こしにくい薬剤ですが、SU薬やインスリン製剤と併用することで低血糖が起こる場合があります。

- 長時間作用する薬剤のため、投与中止後もしばらくは血糖値の変動や副作用の発現に注意します。

 患者さんへ
この薬は服用を中止しても、しばらくの間、薬の作用が続くため、服用中止後も血糖値の変動や副作用の発現に気をつけてください。異常があらわれたら、医師や薬剤師に相談してください。

❶処方せんの確認事項

- 本剤過敏症、重症ケトーシス、糖尿病性昏睡または前昏睡、1型糖尿病、インスリン注射による血糖管理が望まれる重症感染症、手術前後、重篤な外傷のある人には使用できません（禁忌）。

❷注意すべき相互作用

- **低血糖**：インスリン製剤、SU薬、チアゾリジン系、ビグアナイド系、α-グルコシダーゼ阻害薬、速効型インスリン分泌促進薬、GLP-1受容体作動薬、SGLT2阻害薬など
- **血糖降下作用を増強**：β遮断薬、サリチル酸剤、MAO阻害薬など
- **血糖降下作用を減弱**：アドレナリン、副腎皮質ホルモン、甲状腺ホルモンなど

❸代表的な副作用

- 重大な副作用として低血糖、類天疱瘡、急性膵炎（類薬）、腸閉塞（類薬）に注意します。
- 肝機能（AST、ALT、γ-GTPなど）に影響を与えるという報告もあるため、定期的な血液検査が推奨されます。
- 便秘、下痢、湿疹など。

MEMO **類天疱瘡**

　類天疱瘡とは、表皮真皮接着構造であるヘミデスモソームの構成分子に対する自己抗体（IgG）により、皮膚や粘膜に水疱やびらん、かゆみを伴う紅斑を生じる自己免疫性水疱症です。特に高齢者に好発します。DPP-4阻害薬を服用中に水疱性類天疱瘡が発現することが知られていますが、発生機序には不明な点が多く、発現時期も服用数ヵ月後あるいは1年以上経ってからあらわれることもあるため、DPP-4阻害薬を服用中は、皮膚症状に注意を払う必要があります。

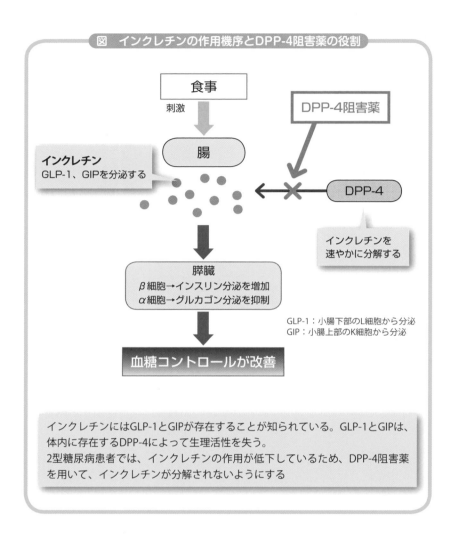

図　インクレチンの作用機序とDPP-4阻害薬の役割

食事

刺激

DPP-4阻害薬

腸

インクレチン
GLP-1、GIPを分泌する

DPP-4

インクレチンを
速やかに分解する

膵臓
β細胞→インスリン分泌を増加
α細胞→グルカゴン分泌を抑制

GLP-1：小腸下部のL細胞から分泌
GIP：小腸上部のK細胞から分泌

血糖コントロールが改善

インクレチンにはGLP-1とGIPが存在することが知られている。GLP-1とGIPは、体内に存在するDPP-4によって生理活性を失う。
2型糖尿病患者では、インクレチンの作用が低下しているため、DPP-4阻害薬を用いて、インクレチンが分解されないようにする

その他のDPP-4阻害薬　　　　一般名（おもな商品名）

- ビルダグリプチン（エクア）
- アログリプチン安息香酸塩（ネシーナ）
- リナグリプチン（トラゼンタ）
- テネリグリプチン臭化水素酸塩水和物
  （テネリア）
- アナグリプチン（スイニー）
- サキサグリプチン水和物（オングリザ）
- トレラグリプチンコハク酸塩
  （ザファテック）

2型糖尿病
GLP-1受容体作動薬

GLP-1受容体作動薬は、インスリン製剤と同じくらいの血糖低下効果があり、低血糖を起こしにくいという特徴を持っています。通常、2型糖尿病に用います。

GLP-1受容体作動薬
デュラグルチド（dulaglutide）

一 般 名	デュラグルチド
商 品 名	トルリシティ
剤 形	注射剤（皮下注アテオス）：0.75mg
用法・用量	1週間に1回0.75mgを皮下注射

❤ ❤ 服薬指導のポイント ❤ ❤

- グルカゴン様ペプチド1（GLP-1）は、小腸の細胞から分泌され、膵臓β細胞のGLP-1受容体に結合してインスリン分泌を促進し、血糖値を低下させます。また、単剤投与では低血糖が起こりにくい、体重減少が期待できるというメリットもあります。

- GLP-1受容体作働薬は、空腹時には働かず、食事をとって血糖値が上昇すると働くため、低血糖を起こしにくいといわれています。

- GLP-1受容体作動薬のデュラグルチドは、ヒトGLP-1由来製剤であり、GLP-1アナログ領域に免疫グロブリンG4（IgG4）のFc領域を結合させることで半減期が延長され、週1回の投与で優れた血糖降下作用を示します（分子量約63,000の糖蛋白質）。

- 注入器（アテオス）は1回使い切りの自動注入器で、あらかじめ注射針付きのシリンジが装填されており、針の付け替えや用量調整、空打ちなどが不要なため、簡単に使用できます。

- インスリン製剤と同様に自己注射が原則です。投与開始にあたって、本剤の効果や投与方法をよく説明し、用法・用量を正しく守るよう指

導することが大切です。

●週に1回、同じ曜日に注射するよう指導します。

●長時間作用する薬剤のため、投与中止後もしばらくは血糖値の変動や副作用の発現に注意します。

患者さんへ この薬は服用を中止しても、しばらくの間、薬の作用が続くため、服用中止後も血糖値の変動や副作用の発現に気をつけてください。異常があらわれたら、医師や薬剤師に相談してください。

●投与初期の副作用として胃腸症状があらわれることがあります。

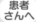
患者さんへ 吐き気、食欲不振、下痢、便秘などの胃腸症状があらわれることがあります。症状があらわれたら、医師や看護師に相談してください。

❶処方せんの確認事項

- 本剤過敏症、糖尿病性ケトアシドーシス、糖尿病性昏睡または前昏睡、1型糖尿病、重症感染症、手術等の緊急の場合には使用できません（禁忌）。

- インスリン製剤の代替薬ではありません。インスリン分泌能が残っている2型糖尿病患者に使用します。

- インスリン製剤からGLP-1受容体作動薬への切り替えによって、急激な高血糖および糖尿病性ケトアシドーシスが発現する可能性があります。

- 急性膵炎の発現に注意します。

- 薬剤の温度管理に注意し、常温保存の場合は14日以内に使用します。

- 単剤投与では低血糖が起こりにくい薬剤ですが、SU薬やインスリン製剤と一緒に使用する場合は低血糖が起こりやすくなるので注意が必要です。

❷注意すべき相互作用

- **低血糖**：SU薬、速効型インスリン分泌促進薬、α-グルコシダーゼ阻害薬、ビグアナイド系、チアゾリジン系、DPP-4阻害薬、SGLT2阻害薬、インスリン製剤など

- **血糖降下作用を増強**：β遮断薬、MAO阻害薬など

- **血糖降下作用を減弱**：アドレナリン、副腎皮質ホルモン、甲状腺ホルモンなど
- **右記の薬剤の作用発現遅延**：ワルファリン

❸代表的な副作用

- 重大な副作用として低血糖、アナフィラキシー、血管浮腫、急性膵炎、腸閉塞、重度の下痢・嘔吐に注意します。
- 便秘、悪心など。

❹その他のポイント

- インスリン併用中の高齢の透析患者で重篤な低血糖が報告されています。併用時には、インスリン製剤の減量を検討する必要があります。
- GLP-1受容体作動薬は、作用持続時間から、短時間作用型と長時間作用型に大別されます。それぞれ作用機序や注射回数、併用できる薬剤などが異なるため、病態や生活スタイルにあったタイプを選択できます。
- GLP-1受容体作動薬のセマグルチドは、2020年4月現在、経口薬の開発が進められています。

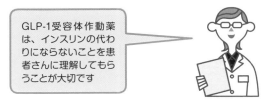

> GLP-1受容体作動薬は、インスリンの代わりにならないことを患者さんに理解してもらうことが大切です

その他の**GLP-1受容体作動薬**　　一般名（おもな商品名）

- リラグルチド（ビクトーザ）
- エキセナチド（バイエッタ、ビデュリオン）
- リキシセナチド（リキスミア）
- セマグルチド（オゼンピック）

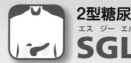

2型糖尿病
SGLT-2阻害薬
エス ジー エルティー ツー そ がい やく

従来の糖尿病用薬は、膵臓におけるインスリン作用の増強を図るものですが、SGLT-2阻害薬は、腎臓に作用することで血糖を下げるという、新しい作用機序の薬剤です。

ダパグリフロジンプロピレングリコール水和物
（dapagliflozin propylene glycolate hydrate）

一 般 名	ダパグリフロジンプロピレングリコール水和物
商 品 名	フォシーガ
剤　　形	錠剤：5mg、10mg
用法・用量	［1型・2型糖尿病］1日1回5mg、増量は1日1回10mgまで

♦ ♦ ♦服薬指導のポイント ♦ ♦ ♦

● 腎臓の近位尿細管において、ブドウ糖の再吸収に関わる蛋白質（SGLT-2）を阻害すると、糖は腎臓で再吸収されず、多くが尿中に排泄されます。SGLT-2阻害薬は、この作用機序を用いて血糖を下げる糖尿病用薬です。

● 慢性心不全、慢性腎臓病の適応が追加されました。

● 糖が尿中に排泄されるため、体重減少の効果も期待できます。肥満の患者に適していると考えられます。一方で、過度な体重減少に注意が必要です。

● インスリンとは独立した作用機序により、単剤投与では低血糖になりにくいと考えられます。

● 他の糖尿病用薬（特にインスリン製剤、SU薬）との併用で低血糖が起こりやすいため、注意が必要です。

● 多尿・頻尿になりやすく、脱水を起こしやすいので注意が必要です。特に高齢者や利尿薬を併用している人には、脱水しやすいことを説明し、水分補給するよう指導します。

**患者
さんへ** 水分をよくとってください。夏場はもちろん、夏以外ののどが渇かない季節でも、こまめに水分を補給することが大切です。

●特に女性は、尿路感染症や性器感染症を起こしやすくなります。症状があらわれたら受診するよう指導します。

**患者
さんへ** 排尿の異常を感じたら、恥ずかしがらずに医師に相談してください。

❶処方せんの確認事項

- 本剤過敏症、重症ケトーシス、糖尿病性昏睡または前昏睡、重症感染症、手術前後、重篤な外傷のある人には使用できません（禁忌）。
- 肝・腎機能障害がある人や高齢者には、慎重に投与します。

❷注意すべき相互作用

- **低血糖**：SU薬、チアゾリジン系、ビグアナイド系、α-グルコシダーゼ阻害薬、速効型インスリン分泌促進薬、DPP-4阻害薬、GLP-1受容体作動薬、インスリン製剤など
- **血糖降下作用の増強**：β遮断薬、サリチル酸剤、MAO阻害薬など
- **血糖降下作用の減弱**：副腎皮質ホルモン、甲状腺ホルモン、アドレナリンなど
- **右記の薬剤の利尿作用の増強**：ループ利尿薬、サイアザイド系利尿薬など

❸代表的な副作用

- 重大な副作用として、低血糖、腎盂腎炎、外陰部および会陰部の壊死性筋膜炎、敗血症、脱水、ケトアシドーシスに注意します。
- 頻尿、口渇、性器感染、尿路感染など。

❹その他のポイント

- SGLT-2阻害薬にはさまざまな副作用が報告されています（『SGLT2阻害薬の適正使用に関するRecommendation』より）。これらの副作用を留意した上で、適正な使用が求められます。

＊１型糖尿病：使用には十分な注意と対策が必要。使用する場合は、十分に臨床経験を積んだ専門医の指導のもとで行い、患者がインスリン治療に積極的に取り組んでも血糖コントロールが不十分な場合にのみ使用を検討すべきです。

＊他の糖尿病用薬との併用時の低血糖：インスリン製剤やSU薬などのインスリン分泌促進薬を併用したときの重症低血糖が報告されている。

＊脱水：脱水が関連していると思われる脳梗塞が報告されている。特に高齢者の脱水に注意が必要。

＊皮膚症状：そう痒症、薬疹、発疹、皮疹、紅斑など。重篤化例もある。投与初期から注意が必要。

＊感染症：尿路感染症（腎盂腎炎、膀胱炎など）、性器感染症（外陰部腟カンジダ症など）。

＊ケトアシドーシス：血糖値が正常に近くても発症することがある。特にインスリン分泌能が低下している場合に注意が必要。

ケトアシドーシスの症状には、吐気・嘔吐、食欲不振、全身倦怠感、激しいのどの渇きなどがあります。症状があらわれたら、ただちに受診するよう指導します。

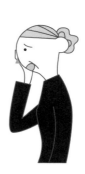

その他のSGLT-2阻害薬　　　　一般名（おもな商品名）

● イプラグリフロジン L-プロリン（スーグラ）　　● カナグリフロジン水和物（カナグル）
● ルセオグリフロジン水和物（ルセフィ）　　● エンパグリフロジン（ジャディアンス）
● トホグリフロジン水和物
　（デベルザ、アプルウェイ）

2型糖尿病
糖尿病用薬　配合薬
とう　にょう　びょう　よう　やく　　　　　はい　ごう　やく

経口糖尿病用薬を用いた治療では、単剤で血糖コントロールが不十分な場合に、他の作用機序の異なる薬剤を追加する多剤併用治療が行われており、さまざまな配合薬が登場しています。

- ●2型糖尿病の第一選択薬に用いることはできません。
- ●別々に服用する場合よりも効果が強く出ることがあります。服用開始時の観察が必要です。

ピオグリタゾン塩酸塩・メトホルミン塩酸塩

配　　　合	ピオグリタゾン塩酸塩・メトホルミン塩酸塩
商　品　名	メタクト
剤　　　形	錠剤：配合錠LD（ピオグリタゾン15mg、メトホルミン500mg） 配合錠HD（ピオグリタゾン30mg、メトホルミン500mg）
用法・用量	1日1回1錠、朝食後服用

ミチグリニドカルシウム水和物・ボグリボース

配　　　合	ミチグリニドカルシウム水和物・ボグリボース
商　品　名	グルベス
剤　　　形	錠剤：配合錠（ミチグリニド10mg、ボグリボース0.2mg） OD錠（ミチグリニド10mg、ボグリボース0.2mg）
用法・用量	1回1錠、1日3回、食直前（5分以内）服用

＜DPP-4阻害薬・ビグアナイド配合＞
ビルダグリプチン・メトホルミン塩酸塩

配　　　合	ビルダグリプチン・メトホルミン塩酸塩
商　品　名	エクメット
剤　　　形	錠剤：配合錠LD（ビルダグリプチン50mg、メトホルミン250mg） 配合錠HD（ビルダグリプチン50mg、メトホルミン500mg）
用法・用量	1回1錠、1日2回、朝・夕服用

アログリプチン安息香酸塩・メトホルミン塩酸塩

配　　合	アログリプチン安息香酸塩・メトホルミン塩酸塩
商 品 名	イニシンク
剤　　形	錠剤：配合錠（アログリプチン25mg、メトホルミン500mg）
用法・用量	1日1回1錠、食直前または食後に服用

＜DPP-4阻害薬・SGLT阻害薬配合＞
テネリグリプチン臭化水素酸塩水和物・カナグリフロジン水和物

配　　合	テネリグリプチン臭化水素酸塩水和物・カナグリフロジン水和物
商 品 名	カナリア
剤　　形	錠剤：配合錠（テネリグリプチン20mg、カナグリフロジン100mg）
用法・用量	1日1回1錠、朝食前または朝食後服用

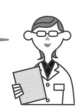

カナリアは、脱水など利尿、多尿・頻尿を引き起こすことがあるため、体液管理を徹底します。患者には水分補給の注意喚起を行いましょう

その他の糖尿病用薬　配合薬　　一般名（おもな商品名）

- ピオグリタゾン塩酸塩・グリメピリド（ソニアス）
- ピオグリタゾン塩酸塩・アログリプチン安息香酸塩（リオベル）
- ＜DPP-4阻害薬・ビグアナイド配合＞
- アナグリプチン・メトホルミン塩酸塩（メトアナ）
- ＜DPP-4阻害薬・SGLT-2阻害薬配合＞
- シタグリプチンリン酸塩水和物・イプラグリフロジン L-プロリン
  （スージャヌ）
- リナグリプチン・エンパグリフロジン（トラディアンス）

脂質異常症（高脂血症）
脂質異常症治療薬　フィブラート系

フィブラート系は、核内受容体であるペルオキシソーム増殖剤応答性受容体α（PPARα）を活性化し、脂肪酸合成過程を抑制して、血中トリグリセライドを低下させます。

ベザフィブラート（bezafibrate）

一 般 名	ベザフィブラート
商 品 名	ベザトールSR
剤 形	錠剤（徐放錠）：100mg、200mg
用法・用量	1回200mg、1日2回、朝夕食後。腎障害者、高齢者は適宜減量

◆ ◆服薬指導のポイント ◆ ◆

● ベザフィブラートは、核内受容体の1つであるペルオキシソーム増殖剤応答性受容体（PPAR）の中でも、脂肪の酸化に関与している受容体（PPARα）を活性化し、脂質代謝を調節します。

● ベザフィブラートには、原発性胆汁性肝硬変における胆道系酵素を低下させる作用もあります（適応外）。

● 腎臓に障害があると、横紋筋融解症が発生しやすくなります。

患者さんへ　運動などをしていなくても筋肉痛がある場合は、横紋筋融解症の可能性があるので、すぐ医師の診察を受けてください。

● 胆石ができやすくなるため、胆石症の既往者に注意します。

❶処方せんの確認事項

● フィブラート系は、特に高トリグリセライド血症に効果的です（高LDLコレステロール血症に用いないわけではありません）。

● 人工透析、腎不全などの重篤な腎疾患、血清クレアチニン値2.0mg/dL以上、本剤過敏症、妊婦または妊娠の可能性の人には使用できません（禁忌）。

- HMG-CoA還元酵素阻害薬（プラバスタチンナトリウム、シンバスタチン、フルバスタチンナトリウムなど）投与中との併用は慎重投与とし、腎機能検査で異常が認められる人には、治療上やむを得ないと判断される場合にのみに併用します。

- **右記の薬剤の作用が増強**：ワルファリン、フルバスタチン

- **低血糖**：SU薬、ナテグリニド、インスリンなど

- **本剤の作用が減弱**：コレスチラミン

- **腎障害が増強**：シクロスポリン

- 重大な副作用として横紋筋融解症、アナフィラキシー、肝機能障害、黄疸、皮膚粘膜眼症候群（スティーブンス・ジョンソン症候群）などに注意します。

- 腹痛、嘔気、発疹、CK値上昇など。

ペマフィブラート（pemafibrate）

一 般 名	ペマフィブラート
商 品 名	パルモディア
剤 形	錠剤：0.1mg
用法・用量	1回0.1mg、1日2回、朝夕。最大1回0.2mgを1日2回まで

❤ ❤ ❤ 服薬指導のポイント ❤ ❤ ❤

- ●ペマフィブラートは、選択的PPARαモジュレーター（SPPARMα）と呼ばれる脂質代謝にかかわる遺伝子の発現を調整する、次世代のフィブラート系薬剤です。PPARの中でも、脂肪の酸化に関与しているPPARαへの選択性が強く、トリグリセライド低下作用とHDL-コレステロールを上昇させ、高脂血症を改善します。また、他のフィブラート系薬剤にみられる肝障害や腎障害も軽減されています。

- ●ペマフィブラートは腎代謝ではないため、他の腎代謝のフィブラート系薬剤で難しいとされていたスタチンとの併用（慎重投与）についても、軽度な腎障害であれば併用が可能と考えられています。各種スタ

チンとの薬物動態学的相互作用はないかあっても少なく、有害事象の発現リスクにおいても本剤の単体投与と変わらないとの報告もあります[1]。

●腎障害がある人にペマフィブラートとスタチンを併用する場合は、定期的な腎機能検査を行いながら、横紋筋融解症の出現に細心の注意を払います。

患者さんへ 服用中に筋肉痛、脱力感、赤褐色の尿がみられた場合は、ただちに医師の診察を受けてください。

●高齢者は生理機能が低下しているので、副作用の発現に留意する必要があります。投与は慎重に行い、経過観察することを心がけます。

1）添付文書

❶処方せんの確認事項

- 本剤過敏症、重篤な肝障害、Child-Pugh分類BまたはCの肝硬変、胆道閉塞、腎機能障害（血清クレアチニン値2.5mg/dL以上またはクレアチニンクリアランス40mL/分未満）、胆石、妊婦、妊娠している可能性のある人、シクロスポリン・リファンピシン投与中の人には使用できません（禁忌）。

- LDL-コレステロール管理にはスタチンが第一選択薬であることから、「LDL-コレステロールのみが高い高脂血症には第一選択薬とはしないこと」と使用上の注意に記載されています。

- 投与中は腎・肝機能、LDL-コレステロール値の定期検査を行います。

❷注意すべき相互作用

- 本剤は、比較的安全な薬物ではありますが、OATP1B1、OATP1B3、CYP2C8、CYP2C9、CYP3Aなどの薬物代謝酵素の基質であるので、本剤の血中濃度に影響を及ぼすことがあります。

- 併用禁忌：シクロスポリン（サンディミュン、ネオーラル）、リファンピシン（リファジン）

- 横紋筋融解症：HMG-CoA還元酵素阻害薬

- 本剤の血中濃度が上昇：クロピドグレル、クラリスロマイシン、HIVプロテアーゼ阻害薬、フルコナゾール

- **本剤の血中濃度が低下：陰イオン交換樹脂、強いCYP3A誘導薬**

❸代表的な副作用

- 重大な副作用として横紋筋融解症に注意します。
- 胆石症、糖尿病（悪化を含む）など。

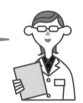

脂質異常の治療は、生活習慣の改善が重要です。バランスのよい食事、適度な運動、禁煙などを指導しましょう

MEMO ペルオキシソーム増殖剤応答性受容体（PPAR）

核内受容体のスーパーファミリーの1つであり、α，γ，δ（β）のサブタイプが知られています。PPARαは肝臓などに多く発現し、脂肪酸の酸化にかかわり、フィブラート系薬剤によって活性化されます。またPPARγは、糖尿病治療薬のチアゾリジン誘導体によって活性化されることがわかっています。

その他のフィブラート系薬剤　　一般名（おもな商品名）

● フェノフィブラート（リピディル、トライコア）

脂質異常症（高脂血症）

HMG-CoA還元酵素阻害薬（スタチン）

HMG-CoA還元酵素阻害薬（スタチン）は、HMG-CoA還元酵素を
阻害することにより血清コレステロールを低下させることで脂質異常
症の改善を図ります。

HMG-CoA還元酵素阻害薬（スタチン）とは

- スタチンは、コレステロール生合成を調節するHMG-CoA還元酵素を特異的
かつ競合的に阻害します。肝細胞内のコレステロール量を低下させることで、
LDLコレステロール受容体の発現が誘導され、血中から肝細胞内へのLDLコレ
ステロールの取り込みが亢進し、血清LDLコレステロールが低下します。
- 6種類のスタチンがあり、いずれも一次、二次予防に効果が認められています。
スタチンの選択は、LDLコレステロール低下作用を基準にします。
- このほかにも、スタチンには血管内皮機能改善[1]、血管平滑筋細胞増殖抑制[2]、
抗炎症[3]、抗酸化作用[4]などのpleiotropic effect（多面的作用）が報告されて
います。これらの多面的作用は、発症機構が複合的な疾患である動脈硬化性疾
患に有用かつ有効であることから、スタチンを臨床的に多く用いており、特に
脂溶性が高いスタチンはLDLコレステロールを効率よく低下させます。

1）Laufs U, Fata VL, et al：J Biol Chem. 272, 31725-31729, 1997
2）Laufs U, Marra D, et al：J Biol Chem. 274, 21926-21931, 1999
3）Ito T, Ikeda U, et al：Atherosclerosis. 165, 51-55, 2002
4）Suzumura K, Yasuhara M, et al：Chem Pharm Bull. 47, 1010-1012, 1999

表　スタチンの分類

スタチン（商品名）	性質	LDLコレステロール低下作用
プラバスタチン（メバロチン）	水溶性	スタンダード（マイルド）
シンバスタチン（リポバス）	脂溶性	スタンダード（マイルド）
フルバスタチン（ローコール）	脂溶性	スタンダード（マイルド）
アトルバスタチン（リピトール）	脂溶性	ストロング
ピタバスタチン（リバロ）	脂溶性	ストロング
ロスバスタチン（クレストール）	水溶性	ストロング

プラバスタチンナトリウム（pravastatin sodium）

一 般 名	プラバスタチンナトリウム
商 品 名	メバロチン
剤 形	細粒剤：0.5%（5mg/g）、1%（10mg/g）　錠剤：5mg、10mg
用法・用量	1日10mg、1〜2回分服。重症例は1日20mgまで

◆ ◆ 服薬指導のポイント ◆ ◆

- プラバスタチンのLDLコレステロール低下作用は比較的マイルドです。
- 注意すべき副作用としては、横紋筋融解症に気をつけます。特に、腎機能が低下していると発症しやすいので注意が必要です。

患者さんへ 筋肉痛が続いたり、何もしないのに関節が長時間痛む場合や、血尿、コーラ色の尿があった場合は、横紋筋融解症の可能性があるので、すぐ医師の診察を受けてください。

- 横紋筋融解症については、CK（クレアチンキナーゼ）値が上昇するので、定期的に血液検査などで確認することも必要です。

❶処方せんの確認事項

- 本剤過敏症、妊婦または妊娠の可能性のある人には使用できません（禁忌）。

❷注意すべき相互作用

- フィブラート系薬剤投与中との併用は慎重投与とし、腎機能検査で異常が認められる人には、治療上やむを得ないと判断される場合にのみに併用します。
- **横紋筋融解症：**フィブラート系薬剤（ベザフィブラートなど）、免疫抑制薬（シクロスポリンなど）、ニコチン酸

❸代表的な副作用

- 重大な副作用として横紋筋融解症、肝障害、血小板減少、間質性肺炎、ミオパチー、免疫介在性壊死性ミオパチー、末梢神経障害などに注意します。
- 発疹、胃不快感など。

❹その他のポイント

- 服用のタイミングは、患者さんのライフスタイルに合わせてよいとされています。ただし、メバロン酸の生合成は夜間に亢進することが報告されているので、1日1回投与では、夕食後の服用が望ましいとされています。

ロスバスタチンカルシウム（rosuvastatin calcium）

一般名	ロスバスタチンカルシウム
商品名	クレストール
剤形	錠剤：2.5mg、5mg　口腔内崩壊錠（OD錠）：2.5mg、5mg
用法・用量	1日1回2.5mg、早期LDLコレステロール値低下は5mgより開始。4週以降のLDLコレステロール値低下不十分は1日1回10mgまで可能（家族性高コレステロール血症などは1日最大20mgまで）

◆ ◆服薬指導のポイント ◆ ◆

- ●ロスバスタチンは、LDLコレステロールを強力に低下させるストロングスタチンの中でも半減期が約20時間と最も長く、チトクロームP450を介した薬物相互作用を受けにくいという特徴があります。
- ●副作用は少ないものの、横紋筋融解症があらわれることがあるので注意が必要です。

❶処方せんの確認事項

- 本剤過敏症、肝機能の低下（急性肝炎、慢性肝炎の急性増悪、肝硬変、肝癌、黄疸）、妊婦または妊娠の可能性、授乳婦、シクロスポリン投与中の人には使用できません（禁忌）。
- 腎障害、肝障害、甲状腺機能低下症などがある人は、横紋筋融解症があらわれやすいため、慎重に投与する必要があります。

❷注意すべき相互作用

- フィブラート系薬剤投与中との併用は慎重投与とし、腎機能検査で異常が認められる人には、治療上やむを得ないと判断される場合にのみに併用します。
- 併用禁忌：シクロスポリン（サンディミュン、ネオーラルなど）

- **横紋筋融解症：**フィブラート系（ベザフィブラートなど）、ニコチン酸、アゾール系抗真菌薬、マクロライド系抗菌薬など
- **右記の薬剤の作用を増強：**ワルファリン
- **本剤の作用を減弱：**制酸薬
- **本剤の作用を増強：**ロピナビル・リトナビル、アタザナビル/リトナビル、ダルナビル/リトナビル、グレカプレビル・ピブレンタスビル、ダクラタスビル、アスナプレビル、ダクラタスビル・アスナプレビル・ベクラブビル、シメプレビル、レゴラフェニブ、グラゾプレビル/エルバスビル、エルトロンボパグ

❸代表的な副作用

- 重大な副作用として、横紋筋融解症、ミオパチー、免疫性壊死性ミオパチー、肝炎、肝機能障害、黄疸、血小板減少、過敏症状、間質性肺炎、末梢神経障害、多形紅斑などに注意します。
- 筋肉痛、肝機能異常など。

❹その他のポイント

- 近年、ロスバスタチンをはじめとするストロングスタチンの投与により、2型糖尿病の新規発生が報告されています。
- 長期に渡って漫然と投与すべきでなく、検査などで定期的に効果を確認しながら投与します。

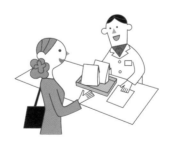

その他のHMG-CoA還元酵素阻害薬（スタチン）　　　一般名（おもな商品名）

- シンバスタチン（リポバス）
- フルバスタチンナトリウム（ローコール）
- アトルバスタチンカルシウム水和物（リピトール）
- ピタバスタチンカルシウム水和物（リバロ）

図　リポ蛋白代謝とスタチンの作用

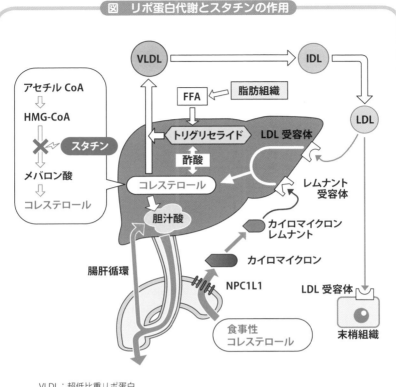

VLDL：超低比重リポ蛋白
IDL：中間型リポ蛋白
FFA：遊離脂肪酸
NPC1L1：小腸コレステロールトランスポーター

①スタチンは、HMG-CoA還元酵素を特異的かつ競合的に阻害する
②肝臓のコレステロールが低下するため、コレステロール需要を高めるためにLDL受容体が増加する
③血中LDLコレステロールの取り込みが亢進され、LDLコレステロール濃度は低下する
④肝臓のコレステロール合成低下によってVLDLの放出量が低下し、トリグリセライドが低下する

脂質異常症（高脂血症）
PCSK9阻害薬
（そ がい やく）

PCSK9阻害薬はLDLコレステロール値を強力に低下させることから、高LDLコレステロールを示す家族性高コレステロール血症の適応があります。

エボロクマブ（evolocumab）

一 般 名	エボロクマブ
商 品 名	レパーサ
剤 形	皮下注ペン：140mg　皮下注オートミニドーザー：420mg ［家族性高コレステロール血症（ヘテロ接合体）・高コレステロール血症］
用法・用量	2週間に1回140mg（ペンのみ）、4週間に1回420mgを皮下投与　［家族性高コレステロール血症ホモ接合体］4週間に1回420mgを皮下投与。効果不十分な場合は2週間に1回420mgを投与可［LDLアフェレーシスの補助］2週間に1回420mgを皮下投与開始

✦ ✦ 服薬指導のポイント ✦ ✦

- エボロクマブは、遺伝子組換えヒト抗PCSK9モノクローナル抗体製剤です。

- ヒトプロタンパク質転換酵素サブチリシン／ケキシン9型（PCSK9）は、血中からLDL-コレステロールを取り除く肝臓のLDL受容体に作用し、その働きを低下させます。エボロクマブは、高い親和性でPCSK9と特異的に結合し、循環血液中のPCSK9が肝細胞表面上のLDL受容体に結合するのを阻害します。

- エボロクマブは、家族性高コレステロール血症、心血管イベントの発現リスクが高い高コレステロール血症に用いられます。ただし、スタチンで効果不十分またはスタチンによる治療が適さない場合（スタチン不耐）に使用します。本剤の投与にあたっては、スタチンに加えエゼチミブを併用することも考慮してください。

●自己注射による投与のため、患者に自己投与法、製剤の廃棄の仕方などについて十分に指導することが大切です。

●長期投与になる可能性が高いので、患者はアクセスの利便性が確保される医療機関の選定を検討すべきです。

❶処方せんの確認事項

- スタチンによる治療が適さない場合を除き、スタチンと併用します（スタチン不耐性では単剤投与が可能）。
- 投与中は定期的に血中脂質値を検査します。
- 重度の肝機能障害には慎重に投与します（使用経験がない）。

❷代表的な副作用

- 糖尿病、注射部位反応、肝機能異常、インフルエンザ様症など。

MEMO ホモ接合体家族性高コレステロール血症治療薬（MTP阻害薬）

家族性高コレステロール血症（FH）は、著しい高LDLコレステロール血症、早期の冠動脈疾患の発症などを特徴とし、厳格な治療が求められます。頻度はFHヘテロ接合体が200～500人に1人、FHホモ接合体は16万～30万人に1人といわれています。

ロミタピドシル酸塩（商品名：ジャクスタピッド）は、FHホモ接合体への効果ができる治療薬です。肝臓や小腸に多く発現するミクロソームトリグリセリド転送蛋白質（MTP）はリポ蛋白やカイロミクロンの合成・形成に関与し、高コレステロール血症を引き起こす要因となっています。ロミタピドは、MTPに直接結合して作用を阻害することで、LDLコレステロール値を低下させるため、MTP阻害薬と呼ばれています。

ただし、肝脂肪の増加が認められるため、投与前・投与中の定期検査が必須であり、肝機能障害や胃腸障害などの副作用も多いため、専門医の下で治療を行うことが望ましいでしょう。

脂質異常症（高脂血症）
脂質異常症治療薬　配合薬

脂質異常症の治療では異なる作用機序の薬を併用することも多く、配合薬を用いることで服薬数が減り、服薬アドヒアランスの向上が期待できます。

- ●第一選択に用いることはできません。
- ●各種薬剤の副作用に注意します。特に横紋筋融解症に対しては、定期的な検査を行い、CPK値などに十分注意する必要があります。

エゼチミブ・アトルバスタチンカルシウム水和物

配　　合	エゼチミブ・アトルバスタチンカルシウム水和物
商　品　名	アトーゼット
剤　　形	配合錠LD（エゼチミブ10mg、アトルバスタチン10mg）　配合錠HD（エゼチミブ10mg、アトルバスタチン20mg）
用法・用量	1日1回1錠、食後服用

エゼチミブ・ロスバスタチンカルシウム

配　　合	エゼチミブ・ロスバスタチンカルシウム
商　品　名	ロスーゼット
剤　　形	配合錠LD（エゼチミブ10mg、ロスバスタチン2.5mg）　配合錠HD（エゼチミブ10mg、ロスバスタチン5mg）
用法・用量	1日1回1錠、食後服用

痛風・高尿酸血症

痛風・高尿酸血症治療薬

痛風・高尿酸血症の治療薬には発作時に用いる治療薬と、発作を起こさないために尿酸値を下げる尿酸降下薬があります。尿酸降下薬は、尿酸排泄促進薬と尿酸生成抑制薬に大別されます。

尿酸生成抑制薬
アロプリノール（allopurinol）

一般名	アロプリノール
商品名	ザイロリック
剤形	錠剤：50mg、100mg
用法・用量	1日200〜300mgを2〜3回分服、食後に服用

● ● 服薬指導のポイント ● ●

●尿酸生成抑制薬は、尿酸合成の最終段階であるプリン代謝経路に関与するキサンチンオキシダーゼを阻害し、尿酸の生成を抑制します。

●アロプリノールは腎排泄型であり、腎機能が悪化している患者に対しては慎重に投与します。投与する場合は、腎機能に応じた用量の増減が必要です。また、腎排泄型の薬剤と併用すると、併用薬剤の作用を増強します。

●服用初期には、尿酸値の変動により一過性の痛風発作があらわれることがありますが、尿酸値が安定すれば発作が起こりにくくなることを説明し、服用を続けるよう指導します。

●尿中の尿酸溶解量を増やすため、水分を十分に摂取し、尿量確保に努めるよう説明します。

患者さんへ　尿酸を尿中に出すことで生じやすくなる結石を防ぐために、尿が1日1.5〜2Lになるくらいの水分をとってください。

❶注意すべき相互作用

- **右記の薬剤の作用を増強**：メルカプトプリン、アザチオプリン、ビダラビン、ワルファリン、クロルプロパミド、シクロホスファミド、シクロスポリン、フェニトイン、テオフィリンなど

❷代表的な副作用

- 重大な副作用として中毒性表皮壊死融解症（TEN）、皮膚粘膜眼症候群（スティーブンス・ジョンソン症候群）、薬剤性過敏症症候群、ショック、アナフィラキシー、再生不良性貧血、汎血球減少、無顆粒球症、血小板減少、劇症肝炎等の重篤な肝機能障害、腎不全、間質性腎炎を含む腎障害、間質性肺炎、横紋筋融解症、無菌性髄膜炎など。
- 食欲不振、胃部不快感、軟便、下痢、発疹など。

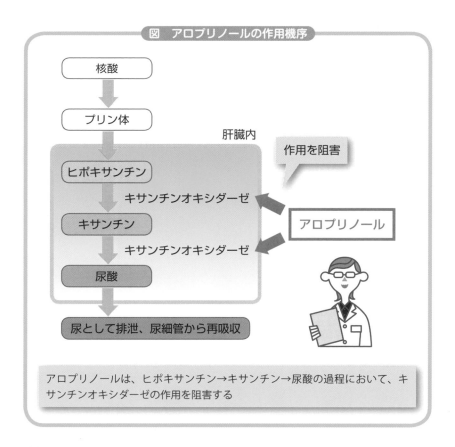

図　アロプリノールの作用機序

核酸

プリン体

肝臓内

作用を阻害

ヒポキサンチン

キサンチンオキシダーゼ

アロプリノール

キサンチン

キサンチンオキシダーゼ

尿酸

尿として排泄、尿細管から再吸収

アロプリノールは、ヒポキサンチン→キサンチン→尿酸の過程において、キサンチンオキシダーゼの作用を阻害する

フェブキソスタット（febuxostat）

一 般 名	フェブキソスタット
商 品 名	フェブリク
剤 形	錠剤：10mg、20mg、40mg
用法・用量	［痛風、高尿酸血症］1日1回10mgより開始。徐々に増量。維持量は1日1回40mg、1日最大1回60mgまで　［がん化学療法に伴う高尿酸血症］1日1回60mg。化学療法開始1～2日前から投与し、開始後5日まで

● ● 服薬指導のポイント ● ●

● フェブキソスタットは、同じ尿酸合成阻害薬であるアロプリノールとは異なり、プリン骨格を持たず、選択的にキサンチンオキシダーゼを阻害します。核酸誘導体ではないので、核酸代謝阻害による副作用は起こりにくくなります。また、排泄経路も異なるため、アロプリノールのように腎障害の程度によって投与量を減量する必要がなく、脂溶性が高く肝臓で代謝されるため、腎障害患者にも使いやすいとされています。

● アロプリノールは尿酸産生過剰型に用いますが、フェブキソスタットは、尿酸産生過剰型、尿酸排泄低下型、混合型のいずれにも用いることができます。

● 海外の試験において、心血管疾患がある痛風患者に対する心血管死のリスクが高いという報告があり、心血管疾患への注意が喚起されています。

● 投与中に痛風関節炎（痛風発作）が発現した場合は、用量を変更することなく投与を継続し、コルヒチンやNSAIDs、ステロイドなどを併用します。

 患者さんへ　服用中に関節や手足の痛みが起きた場合は、勝手に服用をやめたり量を調節しないで、必ず医師や薬剤師に相談してください。

● 本剤は痛み止めではないことを患者によく説明します。

❶処方せんの確認事項

- 本剤過敏症、メルカプトプリン水和物またはアザチオプリン投与中の人には使用できません（禁忌）。
- 重度の腎機能障害、肝機能障害のある人には慎重に投与します。

❷注意すべき相互作用

- 併用禁忌：メルカプトプリン水和物（ロイケリン）、アザチオプリン（イムラン、アザニン）
- **幻覚、振戦、神経障害など：ビダラビン**
- **右記の薬剤の血中濃度が増強：ジダノシン**

❸代表的な副作用

- 重大な副作用として、肝機能障害、過敏症に注意します。
- 肝機能検査値の異常、痛風関節炎、関節痛など。

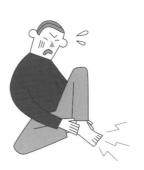

痛風発作時には、コルヒチン、NSAIDsなどが使われます。尿酸降下薬には、尿酸生成抑制薬のほかに、腎臓に作用し尿酸排泄量を増やして尿酸値を下げる尿酸排泄促進薬があります。

その他の痛風・高尿酸血症治療薬　一般名（おもな商品名）

＜尿酸排泄促進薬＞	＜尿酸生成抑制薬＞
●プロベネシド（ベネシッド）	●トピロキソスタット（トピロリック）
●ブコローム（パラミヂン）	
●ベンズブロマロン（ユリノーム）	

甲状腺機能低下症
ホルモン製剤　甲状腺ホルモン製剤

甲状腺機能低下症の補充療法では、T₄製剤（サイロキシン）のレボチロキシンナトリウムを少量から始め、状態をみながら時間をかけて増量していくのが一般的です。

レボチロキシンナトリウム水和物
（levothyroxine sodium hydrate）

一 般 名	レボチロキシンナトリウム水和物
商 品 名	チラーヂンS
剤　　形	散剤：0.01%　錠剤：12.5μg、25μg、50μg、75μg、100μg
用法・用量	錠剤：1日1回25〜100μgから開始。維持量は1日100〜400μg

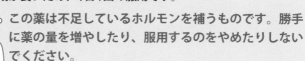

✦ ✦ 服薬指導のポイント ✦ ✦

●甲状腺ホルモンは、体の基礎代謝や成長・発育、循環器系の機能調節などに関与する重要なホルモンの1つです。

●レボチロキシンナトリウムは合成T₄製剤であり、効果発現が早く、しかも半減期が長いため、1日1回の服用です。

患者さんへ　この薬は不足しているホルモンを補うものです。勝手に薬の量を増やしたり、服用するのをやめたりしないでください。

●橋本病、クレチン症などの甲状腺機能低下症の治療に用いられます。

❶処方せんの確認事項

• 新鮮な心筋梗塞のある人には使用できません（禁忌）。

• 狭心症や陳旧性心筋梗塞、動脈硬化症、高血圧症などがあると、レボチロキシンナトリウムを投与することで基礎代謝が亢進し、心臓に負荷がかかり、病態が悪化する危険があります。増量は、通常より長期間をかけて行います。

- **右記の薬剤の作用を増強**：クマリン系抗凝血薬（ワルファリンなど）、交感神経刺激薬（アドレナリン、ノルアドレナリンなど）など
- **右記の薬剤の作用が増強・減弱**：強心薬（ジゴキシンなど）、血糖降下薬（インスリン製剤、SU薬など）
- **本剤の作用が減弱**：コレスチラミン、鉄剤、アルミニウム含有制酸剤など

- 重大な副作用として狭心症、肝機能障害、黄疸、副腎クリーゼ、晩期循環不全に注意します。

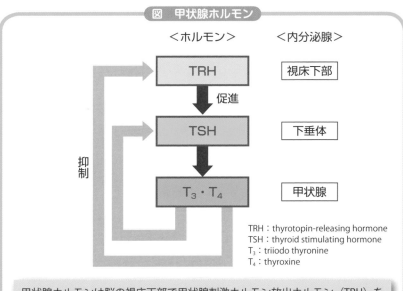

図 甲状腺ホルモン

＜ホルモン＞　　＜内分泌腺＞

TRH — 視床下部

促進

TSH — 下垂体

$T_3 \cdot T_4$ — 甲状腺

抑制

TRH：thyrotopin-releasing hormone
TSH：thyroid stimulating hormone
T_3：triiodo thyronine
T_4：thyroxine

甲状腺ホルモンは脳の視床下部で甲状腺刺激ホルモン放出ホルモン（TRH）を分泌する。TRHは脳下垂体の甲状腺刺激ホルモン（TSH）の分泌を促進する。TSHは、甲状腺のT_3（トリヨードサイロニン）、T_4（サイロキシン）の分泌を促進する。過剰なT_3、T_4は下垂体、視床下部にフィードバックされ、それぞれTRH、TSHの分泌を抑制する

その他の甲状腺ホルモン製剤　　一般名（おもな商品名）

● **リオチロニンナトリウム（チロナミン）**

甲状腺機能亢進症（バセドウ病）
ホルモン製剤　抗甲状腺薬

抗甲状腺薬は、甲状腺ホルモンの合成を抑制して、血中のT$_4$（サイロキシン）の濃度を低下させます。バセドウ病をはじめとする甲状腺機能亢進症の治療に用います。

チアマゾール（thiamazole）

一般名	チアマゾール
商品名	メルカゾール
剤形	錠剤：2.5mg、5mg　注射剤：10mg（1mL）
用法・用量	錠剤：初期は1日30mgを3～4回分服。重症時1日40～60mg。維持量は1日5～10mgを1～2回分服　注射剤：主として救急時に1回30～60mg

♦ ♦ 服薬指導のポイント ♦ ♦

● 甲状腺ホルモンが過剰に分泌されると、発汗や体重減少（組織代謝亢進）、頻脈や振戦、不眠（交感神経亢進）など、悪影響（甲状腺機能亢進症）をきたします。抗甲状腺薬は、甲状腺ホルモンの合成分泌の亢進を抑制して、甲状腺機能亢進症を改善する薬剤です。

● チアマゾールは、甲状腺ホルモンの合成を抑制します。すでに甲状腺内には合成されたホルモンが蓄積されており、それらを放出して効果が発現するまでには2～4週間ほどかかります。

● 弱い免疫抑制作用も持っています。

● バセドウ病をはじめとする甲状腺機能亢進症に用います。

● 治療は、初期に大量投与し、症状の改善とともに漸減していき、最小維持量に留める方法が一般的です。長期治療となるため、患者には自己判断で服用をやめないよう説明します。

● 注意すべき副作用には、無顆粒球症、発疹、血小板減少、肝機能障害などがあります。特に無顆粒球症に対しては、突然の発熱（38℃以上）、

寒気などの症状があらわれたら、ただちに医師に連絡するよう指導を徹底します。

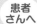 患者さんへ 急に高熱がでたり、悪寒がするなど風邪に似た症状があらわれたら、ただちに医師に連絡してください。

●昆布やワカメなどの海藻類（かいそう）の過剰摂取は、甲状腺ホルモンに影響を与える可能性があるので注意喚起（かんき）すべきですが、通常の摂取量ならば問題ないことも伝えておくことが大切です。

❶処方せんの確認事項

- 重篤（じゅうとく）な無顆粒球症（むかりゅうきゅうしょう）が、主に投与2ヵ月以内に発現し、死亡する例が報告されています。少なくとも投与開始後2ヵ月間は、原則として2週に1回、それ以降も定期的な血液検査を行い、顆粒球減少などの異常がみられたら、ただちに投与を中止します。また、一度投与を中止して投与を再開する場合も同様の注意が必要です。

❷注意すべき相互作用

- **抗凝血作用の変動**：クマリン系抗凝血薬（ワルファリン）
- **右記の薬剤の作用が増強・減弱**：ジギタリス製剤（ジゴキシンなど）
- ヨウ素を含む薬剤（アミオダロンなど）は、甲状腺ホルモン合成に影響を及ぼすことがあるので、注意が必要です。

❸代表的な副作用

- 重大な副作用として汎血球減少、再生不良性貧血、無顆粒球症、白血球減少、低プロトロンビン血症、第Ⅶ因子欠乏症、血小板減少、血小板減少性紫斑病、肝機能障害、黄疸（おうだん）、多発性関節炎、SLE様症状、インスリン自己免疫症候群、間質性肺炎、抗好中球細胞質抗体（ANCA）関連血管炎症候群、横紋筋融解（おうもんきんゆうかい）症（しょう）に注意します。

❹その他のポイント

- 甲状腺機能亢進症（こうじょうせんきのうこうしんしょう）は、甲状腺ホルモンの産生が亢進した結果、血中濃度が高値をきたすものであり、これ以外の原因で甲状腺ホルモンの血中濃度が高値

を示している場合は、甲状腺中毒症となります。

- 甲状腺機能亢進症を呈する疾患は、バセドウ病が多く、抗甲状腺薬のほかにもアイソトープ（放射性ヨウ素）治療がありますが、妊娠時は禁忌です。
- アミオダロンや造影剤などヨウ素を含んだ薬剤でも甲状腺機能亢進症が起こります。アミオダロンによる甲状腺機能亢進症は、多くの場合、抗甲状腺薬によって治癒します。

MEMO **妊娠中の抗甲状腺薬の選択**

妊娠中に甲状腺機能亢進症を発症すると、流産や早産、胎児発育遅延などを引き起こす危険があります。チアマゾールは胎児の催奇形性の可能性が報告されていることから、日本甲状腺学会のガイドラインでは、妊娠初期における薬物治療は、効果と副作用の観点から、プロピルチオウラシルを第一選択薬とすることを勧めています。

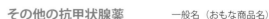

その他の抗甲状腺薬　　　　一般名（おもな商品名）

● プロピルチオウラシル（チウラジール、プロパジール）

関節リウマチ、炎症症状など
副腎皮質ホルモン製剤（ステロイド）

副腎皮質ホルモン製剤（ステロイド）は、さまざまな全身作用、局所作用を持ちますが、多岐にわたる副作用があらわれるため、患者への十分な説明が必要です。

ステロイド内服薬
プレドニゾロン（prednisolone）

一 般 名	プレドニゾロン
商 品 名	プレドニン
剤 形	錠剤：5mg
用法・用量	1日5 ～ 60mgを1 ～ 4回に分服

✦ ✦ 服薬指導のポイント ✦ ✦

● 副腎皮質ホルモンは、生体の恒常性維持に必要なホルモンで、副腎の皮質部位から分泌されます。

● プレドニゾロンは、合成副腎皮質ホルモン製剤（ステロイド）であり、糖質コルチコイドとして作用し、自己免疫疾患、リウマチ性疾患やアレルギー疾患などの治療に用います。

● 連用中の急な中断は、命にかかわるショック症状など危険な副作用を引き起こすことがあります。患者に、決して自己判断で服用を中止しないよう指導します。また、漸減中であっても、自己判断で量を減らさないよう説明します。

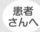
患者さんへ 炎症を強力に抑える薬です。服用量を少しずつ減らしていきますが、自己判断で量を減らしたり、急にやめたりせず医師の指示を守ってください。

● 満月様顔貌（ムーンフェイス）は、顔が満月のように丸く太ってみえる状態の副作用です。減量すれば元に戻ることを説明しておきます。

● 継続服用によって免疫力が低下するので、外出時にマスクをするなど

感染予防を指導します。

❶処方せんの確認事項

- 本剤過敏症、デスモプレシン酢酸塩水和物（男性における夜間多尿による夜間頻尿）投与中の人には使用できません（禁忌）。

- 有効な抗菌薬のない感染症、全身真菌症、消化性潰瘍、精神病、結核性疾患、単純疱疹性角膜炎、後嚢白内障、緑内障、高血圧症、電解質異常、血栓症、最近行った内臓の手術創、急性心筋梗塞を起こした人には、やむを得ない場合以外、使用しないこと。

❷注意すべき相互作用

- 併用禁忌：デスモプレシン酢酸塩水和物（ミニリンメルト）

- **本剤の作用が減弱**：バルビツール酸誘導体（フェノバルビタール）、フェニトイン、リファンピシンなど

- **右記の薬剤の作用が減弱**：ワルファリン、糖尿病薬（インスリン製剤、ブホルミン、クロルプロパミドなど）、サリチル酸誘導体など

- **本剤の作用が増強**：エリスロマイシン

- **低カリウム血症**：カリウム保持性利尿薬を除く利尿薬（フロセミド、アセタゾラミド、トリクロルメチアジドなど）

- **高カルシウム尿症・尿路結石**：活性型ビタミンD_3製剤（アルファカルシドールなど）

❸代表的な副作用

- 重大な副作用として感染症の増悪、続発性副腎皮質機能不全、糖尿病、消化管潰瘍、消化管出血、膵炎、精神変調、骨粗鬆症、大腿骨および上腕骨などの骨頭無菌性壊死、ミオパチー、緑内障、後嚢白内障、中心性漿液性網脈絡膜症、多発性後極部網膜色素上皮症、血栓症、心筋梗塞、脳梗塞などに注意します。

- 満月様顔貌、発疹など。

❹その他のポイント

- 副腎皮質ホルモン製剤（ステロイド）は抗炎症作用、免疫抑制作用、抗アレ

ルギー作用など広範囲にわたる作用を持っています。また、特異的な受容体に結合して効果を発揮するため、たとえば抗炎症および免疫抑制を期待してステロイドを投与した場合、その受容体以外に結合・作用したものについては、「副作用」となります。

- さらに、外部からステロイド薬を投与することによって、体内の副腎皮質が萎縮します。そのため、ステロイド薬を中止すると急性の副腎機能不全が起こることがあり、外部感染に対する抵抗力も著しく低下します。そのほかにも高血圧、糖尿病、皮質異常症など代謝系疾患も誘発します。ステロイド薬を漸減していくのは、こうした副作用を起こさないためです。

- ステロイド治療に適応疾患であるか否かは、治療前に医師によって十分に検討されるべきです。

表　副腎皮質ホルモン製剤（ステロイド）の主な副作用

副作用	原因など
感染の誘発	免疫機能抑制作用による症状の悪化
副腎機能不全	副腎の機能低下
消化管潰瘍	肉芽組織増殖抑制作用による潰瘍治癒の障害
糖尿病	糖新生作用などによる血糖の上昇
精神障害（不眠、多幸症、興奮など）	大脳辺縁系の神経伝達物質に影響を与え、症状が悪化
骨粗鬆症	蛋白異化作用などによる症状の悪化
緑内障	眼圧の亢進による症状の悪化
満月様顔貌（ムーンフェイス）	コルチゾールの過剰

MEMO **副腎皮質ホルモン**

副腎皮質ホルモンには糖質コルチコイドと鉱質コルチコイドがあり、臨床的に重要であるのは糖質コルチコイドが持つ抗炎症作用などです。鉱質コルチコイドは、電解質代謝などに関係し、生命維持には不可欠ですが、抗炎症作用などはありません。プレドニゾロンは、この糖質コルチコイドが持つ抗炎症作用などに注目し、人工的に生合成した薬剤です。

ステロイド外用薬
ベタメタゾン吉草酸エステル（betamethasone valerate）

一　般　名	ベタメタゾン吉草酸エステル
商　品　名	リンデロンV
剤　　　形	軟膏・クリーム：0.12%　ローション：0.12%
用法・用量	1日1～数回

● ●服薬指導のポイント ● ●

- ●ベタメタゾン吉草酸エステルのリンデロンVは、合成副腎皮質ステロイドの外用薬で、湿疹や皮膚の炎症、皮膚そう痒症などの治療に使用します。

- ●軟膏、クリーム、ローションなど多くの剤形があります。

- ●長期投与すると免疫力が低下し、易感染症が生じる場合があるので注意します。

- ●眼瞼の皮膚への使用に際しては、連用によって、まれに緑内障が発症します。患者に、定期的に眼圧検査を受けるよう指導します。

- ●外用薬でも長期にわたる使用などで全身性の副作用があらわれる場合があるので、注意が必要です。

- ●アトピー性皮膚炎にみられる色素沈着を気にする患者には、色素沈着はステロイドによる副作用ではなく、慢性炎症の持続によるものであることを説明します。

- ●ステロイド外用薬の薬効の強さと副作用は一致しないことを患者によく説明し、理解してもらうことが大切です。

❶処方せんの確認事項

- 細菌・真菌・スピロヘータ・ウイルス皮膚感染症、動物性皮膚疾患（疥癬、けじらみなど）、本剤過敏症、鼓膜に穿孔のある湿疹性外耳道炎、潰瘍（ベーチェット病を除く）、第2度深在性以上の熱傷・凍傷には使用できません（禁忌）。

- 重大な副作用として眼圧亢進、緑内障、後嚢白内障などに注意します。
- 毛嚢炎、皮膚刺激感など。

- ステロイド外用薬は、薬効の強さにより分類されており、副作用を生じないようにうまく使い分けることが必要です。

- 特に、ステロイド外用薬の混合希釈には注意が必要です。混合希釈の目的は、ステロイドを希釈して薬効を減弱させることです。その一方で、経皮吸収が増加する場合もあり、必ずしも混合希釈が効果を減弱させるとは限りません。また、保湿剤と混ぜることで重ね塗りの手間を省き、利便性が高まります。

- 希釈する基剤によってはpHが変化しアルカリに傾くことで、ステロイドの力価が低下することがあります。ステロイド外用薬の薬効ランクは、同一薬剤であってもクリーム、ゲル、軟膏など基剤により異なるので、基剤にも注意が必要です。

- 混合する基剤によって効果が減弱することが多いので、どのような基剤を使うかも注意すべきです。また、金属を含む軟膏などと混合しても効果が減弱します。

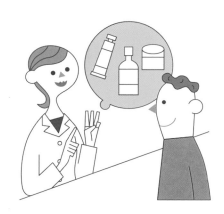

骨粗鬆症

骨粗鬆症・骨代謝改善薬

骨粗鬆症は、骨折のリスクが高くなる疾患です。したがって治療は、骨折をきたす前に治療を開始することが大切であり、事前に予防治療の重要性を説明する必要があります。

ビスホスホネート製剤
アレンドロン酸ナトリウム水和物（alendronate sodium hydrate）

一 般 名	アレンドロン酸ナトリウム水和物
商 品 名	フォサマック
剤 形	錠剤：5mg、35mg
用法・用量	1日1回5mg（5mg錠）あるいは1週1回35mg（35mg錠）、朝起床時に服用

✦ ✦ 服薬指導のポイント ✦ ✦

● 閉経後や老齢期になると骨量が減少（骨密度が低下）していきます。また、ステロイドの長期服用でも骨量が減少します。

● ビスホスホネート製剤は、骨吸収を抑制することで骨量を増加させる薬剤です。

● アレンドロンは、骨吸収に関与している破骨細胞に取り込まれ、破骨細胞の持つ骨吸収作用を抑制します。

● 食事による影響を受けるので、薬をかみ砕いたり、口腔内で溶かしたりせずに、起床後すぐにコップ一杯の水（約180mL）や白湯で服用し、服用後30分以上は上体を起こしたままにします。この服用方法は、食道局所への副作用を低減させるためのものであることを、患者に説明します。

● カルシウムやマグネシウムなどとの併用でキレートを形成し、吸収率が低下します。ミネラルウォーターによる服用は避け、水道水で服用するよう指導します。

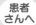

患者
さんへ

この薬は、水で服用してください。ミネラルウォーター、コーヒー、ジュース、お茶などでは服用しないでください。

●副作用として顎骨壊死(がくこつえし)がありますが、これは歯科治療などによって起こることがあります。歯科を受診する場合は、本剤を服用中であることを告げるよう指導します。

❶処方せんの確認事項

● 食道狭窄(きょうさく)やアカラシアなどの食道通過を遅延させる障害、30分以上上体を起こしていること・立っていることができない、本剤過敏症、低カルシウム血症の人には使用できません（禁忌(きんき)）。

❷注意すべき相互作用

● **本剤の作用が減弱**：カルシウム、マグネシウムなどの金属を含有する経口薬（カルシウム補給剤、制酸剤、マグネシウム製剤など）

❸代表的な副作用

● 重大な副作用として食道障害（食道穿孔(せんこう)、食道狭窄(きょうさく)、食道潰瘍(かいよう)、食道炎、食道びらん）、口腔内潰瘍、胃・十二指腸障害、肝機能障害、黄疸(おうだん)、低カルシウム血症、皮膚粘膜眼症候群（スティーブンス・ジョンソン症候群）、中毒(ちゅうどく)性表皮壊死融解症(せいひょうひょうえしゆうかいしょう)（TEN）、顎骨壊死(がくこつえし)、大腿骨転子下(だいたいこつ)・近位大腿骨骨幹部・近位尺骨骨幹部などの非定型骨折などに注意します。

● 嘔気、便秘、下痢(げり)、胃炎、胃痛、LDH上昇、CK（CPK）上昇など。

❹その他のポイント

● ビスホスホネート製剤は、閉経後骨粗鬆症(こつそしょうしょう)の治療薬として臨床でよく用いられます。ハイドロキシアパタイトに強い親和性を持ち、骨表面の破骨細胞の機能を抑制したり、アポトーシスを誘導したりして、強力に骨吸収を抑制し、その結果、骨量が増加します。アレンドロンにおいても、数多くの臨床試験でその有効性が認められています。

● 経口ビスホスホネート製剤には毎日、週1回、月1回投与のものがあり、患者の年齢、疾患状態、生活スタイルなどに応じた処方が行われています。

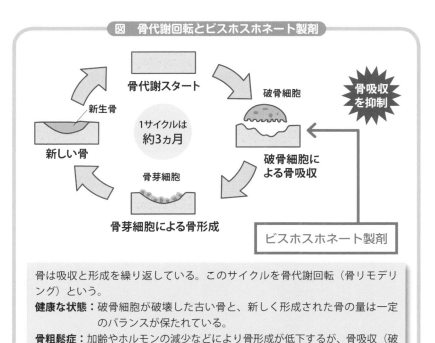

図　骨代謝回転とビスホスホネート製剤

骨代謝スタート

新生骨

新しい骨

1サイクルは
約3ヵ月

骨芽細胞

破骨細胞

骨吸収
を抑制

破骨細胞に
よる骨吸収

骨芽細胞による骨形成

ビスホスホネート製剤

骨は吸収と形成を繰り返している。このサイクルを骨代謝回転（骨リモデリング）という。

健康な状態：破骨細胞が破壊した古い骨と、新しく形成された骨の量は一定のバランスが保たれている。

骨粗鬆症：加齢やホルモンの減少などにより骨形成が低下するが、骨吸収（破壊）の量は多くなるため、結果、骨の量が減ってしまう

- 薬物動態をみる場合、日本では血中濃度半減期を調べますが、米国では尿中累積排泄率を計算した半減期が用いられます。アレンドロンは、破骨細胞に取り込まれてから効果を発揮するので、米国の半減期で評価するほうが正確であると考えられています。

活性型ビタミンD₃製剤
アルファカルシドール（alfacalcidol）

一　般　名	アルファカルシドール
商　品　名	アルファロール
剤　　　形	カプセル剤：0.25μg、0.5μg、1μg、3μg（3μgは骨粗鬆症の適応なし）　散剤：1μg/g、0.25g/0.25μg/包、0.5g/0.5μg/包、1g/1μg/包　内用液：0.5μg/mL（10mL）
用法・用量	［骨粗鬆症］1日1回0.5〜1.0μg

♦ ♦ 服薬指導のポイント ♦ ♦

- ●活性型ビタミンD₃製剤は、腸管におけるカルシウム吸収の促進と、骨代謝回転の活性化を促します。また、骨芽細胞に直接作用して、骨形成にも関与します。最近は、骨格筋系に働きかけることで、患者の転倒を回避できると注目が集まっています。

- ●アルファカルシドールは、カルシトリオール（活性型ビタミンD₃）のプロドラッグです。肝臓で代謝され、カルシトリオールに変換されて効果を発揮します。

- ●骨粗鬆症、くる病や骨軟化症などに用いられるほか、ビタミンD不足で生じる低カルシウム血症の治療にも用いられます。

- ●副作用では、高カルシウム血症に注意します。服用初期には、筋力低下のほかに、食欲不振や嘔吐などの消化器症状もあらわれます。

  力が入りにくくなったり、吐き気や食欲不振などがみられたら、ただちに受診してください。

❶処方せんの確認事項

- 服用中は、定期的に血中カルシウム値の測定を行い、高カルシウム血症が疑われる場合は、ただちに休薬とします。カルシウム値が正常域に戻ったら、用量を減らして再開します。

❷注意すべき相互作用

- **不整脈**：ジギタリス製剤（ジゴキシンなど）

- **高マグネシウム血症**：マグネシウム含有製剤

- **高カルシウム血症**：カルシウム製剤、ビタミンD・ビタミンD誘導体（カルシトリオールなど）、PTH 製剤（テリパラチド）

❸代表的な副作用

- 重大な副作用として急性腎不全、肝機能障害、黄疸などに注意します。
- 掻痒感、嘔気、食欲不振など。

❹その他のポイント

- 高カルシウム血症が続くと、腎機能低下や腎結石を起こすことがあります。その場合、アルファカルシドールの用量を減らすことがあります。

MEMO くる病・骨軟化症

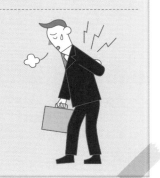

　くる病・骨軟化症は、骨の石灰化が不十分な類骨組織が過剰に形成される病態をいいます。小児の骨端線閉鎖以前にみられる類骨組織の過剰形成を「くる病」と呼び、骨端閉鎖後に生じた場合を「骨軟化症」と呼んでいます。日照不足でも起こります。

　症状は骨発育障害、骨格変形、筋力低下、疼痛などであり、日常生活動作（ADL）の低下がみられます。

選択的エストロゲン受容体モジュレーター（SERM）
ラロキシフェン塩酸塩（raloxifene hydrochloride ）

一 般 名	ラロキシフェン塩酸塩
商 品 名	エビスタ
剤 形	錠剤：60mg
用法・用量	1日1回60mg

♦ ♦ 服薬指導のポイント ♦ ♦

- ●選択的エストロゲン受容体モジュレーター（SERM）は、エストロゲン受容体に結合して、組織特異的に効果があります。つまり、骨や脂質代謝に対してはエストロゲンと類似した作用を示し、一方で、乳房や子宮に対してはエストロゲン様作用はありません。

- ●ラロキシフェンは、骨密度の増加・椎体骨折の抑制効果に加えて、乳がん発症の予防効果があるため、女性の閉経後骨粗鬆症に用います。

●注意すべき副作用として、静脈血栓塞栓症があります。下肢の疼痛・浮腫、突然の呼吸困難、息切れ、胸痛、急性視力障害などの症状がみられたら、ただちに投与を中止し、医師の診察を受けるよう指導します。

 患者さんへ

ふくらはぎを押すと痛む、突然の呼吸困難、急な視力の低下などの症状がみられたら、ただちに受診してください。

❶処方せんの確認事項

- 静脈血栓塞栓症（深部静脈血栓症、肺塞栓症、網膜静脈血栓症など）、長期不動状態（術後回復期、長期安静期など）、抗リン脂質抗体症候群、妊婦または妊娠の可能性、授乳婦、本剤過敏症の人には使用できません（禁忌）。

❷注意すべき相互作用

- **本剤の血中濃度が低下**：陰イオン交換樹脂（コレスチラミン）、アンピシリン
- **プロトロンビン時間の減少**：クマリン系抗凝血薬（ワルファリン）

❸代表的な副作用

- 重大な副作用として静脈血栓塞栓症、肝機能障害に注意します。
- ほてり、乳房緊満、嘔気、そう痒症、末梢性浮腫など。

ヒト化抗スクレロスチンモノクローナル抗体
ロモソズマブ（romosozumab）

一 般 名	ロモソズマブ
商 品 名	イベニティ
剤 形	皮下注シリンジ：105mg（1.17mL）
用法・用量	1ヵ月1回210mg、12ヵ月皮下注

◆ ◆服薬指導のポイント ◆ ◆

●骨細胞から分泌されるスクレロスチンは、骨芽細胞の分化に関わるWntシグナルを阻害する糖蛋白質です。ロモソズマブはスクレロスチンに結合してその作用を阻害するモノクローナル抗体であり、（抗スクレロスチン抗体製剤）、骨吸収を抑制して骨吸収を促進する「骨形成促進作用」と「骨吸収抑制作用」を有しています。本剤投与中は、適切なカルシウムとビタミンDの補給が必要となることもあります。作用は可逆的であるといわれています。

●ロモソズマブは、骨折の危険性が高い骨粗鬆症に用いられます。

●海外の試験や国内発売後に重篤な心血管系事象が複数報告され、死亡に至った事例もあったことから、投与にあたり、本剤のベネフィットとリスクを十分に理解した上で、適用患者を選択することが求められます。

●過去1年以内に虚血性心疾患、脳血管障害を起こした人には投与を避けます。

●投与中は虚血性心疾患や脳血管障害の発現に注意し、微候・症状があらわれた場合は、速やかに医療機関を受診するよう指導します。

患者さんへ 胸の痛み、冷や汗、突然意識を失う、突然片側の手足が動かなくなるなどの症状があらわれたら、ただちに受診してください。

●顎骨壊死、顎骨骨髄炎があらわれることがあるので、投与前に口腔内の状態を確認します。常に口腔内を清潔に保つ指導も必要です。また、患者には、事前に歯科治療を済ませておくよう指導します。

患者さんへ 治療開始前に、歯科を受診し、抜歯などの治療を済ませておいてください。

●他の医療機関を受診する場合は、患者カードを提示するなど、必ず本剤を投与中であることを伝えるよう指導します。

- 日本骨代謝学会・日本骨粗鬆症学会の診断基準に示されている重症度に関する記載（骨密度、既存骨折の数ほか）などを参考に、骨折の危険性の高い患者を適応の対象とします。
- 本剤過敏症、低カルシウム血症の人には使用できません（禁忌）。
- 投与30分前に、遮光した状態で室温に戻してから投与するなど、投与前の処置を行う必要があります。

- 重大な副作用として、低カルシウム血症、顎骨壊死・顎骨骨髄炎、大腿骨転子下・近位大腿骨骨幹部・近位尺骨骨幹部などの非定型骨折に注意します。
- 関節痛、注射部位反応（疼痛、紅斑）、鼻咽頭炎など。

その他の骨粗鬆症・骨代謝改善薬　一般名（おもな商品名）

＜ビスホスホネート製剤＞
- エチドロン酸二ナトリウム（ダイドロネル）
- アレンドロン酸ナトリウム水和物（ボナロン）
- リセドロン酸ナトリウム水和物（ベネット、アクトネル）
- ミノドロン酸水和物（リカルボン、ボノテオ）
- イバンドロン酸ナトリウム水和物（ボンビバ）
- ゾレドロン酸水和物（ゾメタ、リクラスト）

＜活性型ビタミンD₃製剤＞　　　　　　　　＜SERM＞
- アルファカルシドール（ワンアルファ）　　バゼドキシフェン酢酸塩（ビビアント）
- カルシトリオール（ロカルトロール）
- エルデカルシトール（エディロール）

9章

血液に作用する薬剤

代表的な血液の疾患・病態

血液は、赤血球、白血球、血小板から構成されています。止血・血栓、貧血などは、日常診療でよくみられる病態であり、止血のメカニズムなどを理解しておく必要があります。

●血栓症疾患とは？

動脈血栓症と静脈血栓症とでは、発症機序、治療法が異なります。動脈血栓症は、動脈硬化性疾患、不整脈、弁膜症などが基盤となり、心筋梗塞や脳梗塞などを発症します。一方、静脈血栓症は、下肢や骨盤内の深部静脈に形成され、深部静脈血栓症、肺塞栓症、エコノミークラス症候群などとして発症します。

血栓症疾患の治療および予防には、抗血栓薬が用いられます。

＊**抗凝固薬：**ヘパリン、クマリン系、直接トロンビン阻害薬、第Xa因子阻害薬、抗トロンビン薬など。

＊**抗血小板薬：**COX阻害薬、ADP受容体阻害薬、PDE阻害薬、$5-HT_2$拮抗薬、PGI_2誘導体など。

＊**血栓溶解薬：**ウロキナーゼ、t-PAなど。

なお、手術や内視鏡検査などを行う場合、事前に服用中止もしくは慎重投与とする抗凝固薬、抗血小板薬が数多くあります。事前に患者の服薬状況を把握し、その上で休薬に伴う血栓症のリスクと継続による手術による出血のリスクを慎重に検討し判断する必要があります。また、患者に対しては、休薬および術後の服薬再開のタイミングなどをよく説明する必要があります。

●貧血とは？

貧血とは、血液中の赤血球、ヘモグロビン（Hb）量が減少した状態をいいます。WHO基準では、成人男性は13g/dL未満、成人女性は12g/dL未満、高齢者は男女とも11.0g/dL未満と定められています。貧血には、鉄欠乏性貧血、巨赤芽球性貧血、腎性貧血、再生不良性貧血などがあります。

薬物療法では、鉄剤、エリスロポエチン製剤、ビタミンB_{12}、葉酸、免疫抑制薬などを用います。

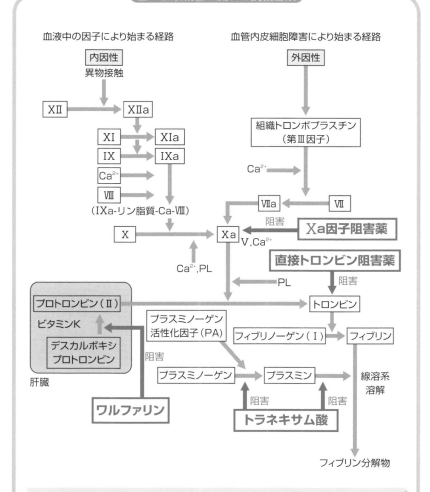

図　血液凝固の流れと抗凝固薬

血液中の因子により始まる経路　　　　血管内皮細胞障害により始まる経路

内因性
異物接触

外因性

XII → XIIa

XI → XIa

IX → IXa

Ca²⁺ →

VIII →

（IXa-リン脂質-Ca-VIII）

組織トロンボプラスチン
（第Ⅲ因子）

Ca²⁺ →

VIIa　　　　　VII

X → Xa　V,Ca²⁺

阻害　**Xa因子阻害薬**

直接トロンビン阻害薬

Ca²⁺,PL

PL　　阻害

プロトロンビン（Ⅱ）
ビタミンK

デスカルボキシ
プロトロンビン

肝臓

プラスミノーゲン
活性化因子（PA）

阻害

トロンビン

フィブリノーゲン（Ⅰ）　→　フィブリン

プラスミノーゲン　→　プラスミン　→　線溶系
溶解

ワルファリン

阻害　　　　阻害

トラネキサム酸

フィブリン分解物

<血液凝固のしくみ>

血液凝固系は外因系と内因系に分けられ、途中で1つに合流する。外因系の第
Ⅲ因子が、血液内に流入する。活性型第Ⅶ因子が、第Ⅸ因子を刺激する。活
性型第Ⅸ因子は第Ⅷ因子などの力を借りて、第Ⅹ因子を刺激する。活性型第
Ⅹ因子は第Ⅴ因子などとともに、肝臓内でのプロトロンビン（Ⅱ）を刺激し、
トロンビンにする。こうして生じたトロンビンは、フィブリノーゲン（Ⅰ）
をフィブリンにして、血液凝固が完了する

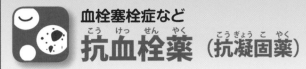

血栓塞栓症など
抗血栓薬（抗凝固薬）

抗凝固薬は、凝固系を阻害して血栓の形成を抑制します。経口薬は長年にわたりワルファリンが代表的でしたが、血液凝固因子を直接阻害する直接経口凝固薬（DOAC）が登場しています。

ワルファリンカリウム（warfarin potassium）

一般名	ワルファリンカリウム
商品名	ワーファリン
剤形	錠剤：0.5mg、1mg、5mg　顆粒剤：0.2%
用法・用量	［初回］1日1回1〜5mg、定期的な血液凝固能検査を行い、維持量は必要に応じて調節

● ● 服薬指導のポイント ● ●

- ワルファリンカリウムは、クマリン誘導体で活性型ビタミンK様の構造を持つため、ビタミンKの作用に拮抗して、肝臓でビタミンK依存症凝固因子の生成（プロトロンビンなど）を抑制します。

- 服用中は、血液が固まりにくくなるため、手術や内視鏡検査などを行う際には、ワルファリンを休薬する必要があります。その判断は医師が行います。また、歯科で抜歯などの処置をする場合も、事前に主治医に相談して指示を仰ぐとともに、歯科医にもワルファリンカリウムの使用を伝えます。

患者さんへ　歯科も含めて他の医療機関を受診するときは、必ずこの薬を服用していることを告げてください。

- 一般に、止血までに時間がかかることがあります。出血が止まらない場合は、医師に相談して、本剤の中止もしくは用量の調節を行う必要があります。拮抗薬にはビタミンKを用います。

患者
さんへ **血が固まりやすくなっているのを防ぐ薬ですが、効果が強く出る場合があります。鼻血や傷の出血などが止まりにくい、いつもよりひどいあざができていると思ったら、医師か薬剤師に相談してください。**

●ワルファリンカリウムの作用が増強あるいは減弱する薬や食品が多いため、それらとの併用には十分注意する必要があります。

●血液凝固能に極めて強い影響を与える、ビタミンK含有の食品について注意を喚起します。

ビタミンK含有食品に関する注意事項

・ビタミンKを多く含む納豆や青汁、クロレラは必ず避ける
・緑黄色野菜は、通常の摂取量ならば影響はないと考えるが、きわめて大量に摂取することは控える
・ビタミンKを大量に含む健康食品の摂取に注意する

●ワルファリンカリウムの使用量は、患者によって異なります。したがって、トロンボテストやプロトロンビン時間など血液凝固能を測定して、至適投与量を決定します。ただし、併用薬や生活習慣によって効果が変動しやすく、コントロールが難しいという問題があります。定期的な検査で至適投与量を調節することが必要です。

❶処方せんの確認事項

- 出血している人（血小板減少性紫斑病、血管障害による出血傾向、血友病その他の血液凝固障害、月経期間中、手術時、消化管潰瘍、尿路出血、喀血、流早産・分娩直後等性器出血を伴う妊産褥婦、頭蓋内出血の疑いなど）、出血する可能性のある人（内臓腫瘍、消化管の憩室炎、大腸炎、亜急性細菌性心内膜炎、重症高血圧症、重症糖尿病）、重篤な腎障害・肝障害、中枢神経系の手術または外傷後日の浅い人、本剤過敏症、妊婦、妊娠している可能性の人、骨粗鬆症治療用ビタミンK₂（メナテトレノン）製剤投与中、イグラチモド投与中、ミコナゾール（ゲル剤・注射剤・錠剤）投与中の人には使用できません（禁忌）。

- ワルファリンカリウムは、血液中の血液凝固因子を直接抑制して効果を示す薬剤ではないため、服用から効果発現までには時間を要します。

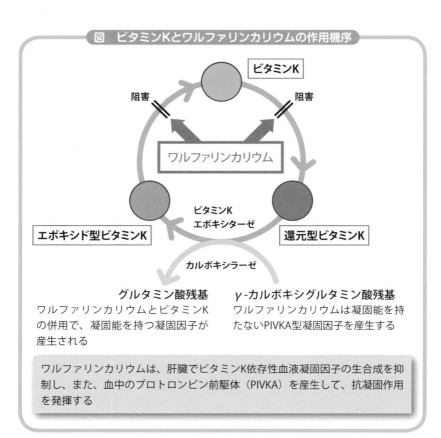

図　ビタミンKとワルファリンカリウムの作用機序

ビタミンK

阻害　　　　　　　　　　阻害

ワルファリンカリウム

ビタミンK
エボキシターゼ

エポキシド型ビタミンK　　　　　**還元型ビタミンK**

カルボキシラーゼ

グルタミン酸残基　　　　γ-カルボキシグルタミン酸残基

ワルファリンカリウムとビタミンK　　ワルファリンカリウムは凝固能を持
の併用で、凝固能を持つ凝固因子が　　たないPIVKA型凝固因子を産生する
産生される

ワルファリンカリウムは、肝臓でビタミンK依存性血液凝固因子の生合成を抑
制し、また、血中のプロトロンビン前駆体（PIVKA）を産生して、抗凝固作用
を発揮する

❷注意すべき相互作用

- ワルファリンカリウムの作用に影響を及ぼす併用薬については、次ページの表を参照してください。

- ワルファリンカリウムと抗腫瘍薬であるカペシタビンとの併用で、ワルファリンカリウムの作用が増強して出血が発現し、死亡に至ったという報告があります。併用する場合には、定期的に血液凝固能検査を行う必要があります。

- 健康食品や機能性食品の中にも、ワルファリンカリウムの作用に影響を及ぼすものがあるので、事前に使用の有無を確認すべきです。

❸代表的な副作用

- 重大な副作用として出血、皮膚壊死、カルシフィラキシス、肝機能障害、黄疸に注意します。

❹その他のポイント

- ワルファリンカリウムの用量は個人差が大きく、同一患者でも治療中に変化するので、服用中はトロンボテストなどを行い、INR等のデータをもとに、用量の最適化を図る必要があります。

表　ワルファリンの作用を増強、減弱させる薬剤

分類	薬剤
骨粗鬆症治療薬	メナテトレノン（併用禁忌）
催眠鎮静薬	抱水クロラール、トリクロホスナトリウム、バルビツール酸誘導体など
抗てんかん薬	フェニトイン、バルプロ酸ナトリウム、カルバマゼピン、プリミドンなど
解熱鎮痛消炎薬	アセトアミノフェン、セレコキシブ、アスピリン、イブプロフェン、ロキソプロフェンナトリウムなど
精神神経用薬	メチルフェニデート塩酸塩、三環系抗うつ薬、SSRI、トラゾドンなど
抗不整脈薬	アミオダロン塩酸塩、キニジン硫酸塩水和物など
脂質異常症治療薬	シンバスタチン、フルバスタチンナトリウム、フィブラート系、コレスチラミンなど
消化性潰瘍薬	オメプラゾール、シメチジンなど
ホルモン剤	抗甲状腺製剤、グルカゴン、副腎皮質ホルモンなど
痛風治療薬	ベンズブロマロン、プロベネシドなど
糖尿病治療薬	SU薬
抗リウマチ薬	イグラチモド（併用禁忌）、レフルノミドなど
抗菌薬	アミノグリコシド系、セフェム系、ペニシリン系、マクロライド系など
抗真菌薬	アゾール系［ミコナゾール（ゲル剤、注射剤。錠剤は併用禁忌）］など
抗腫瘍薬	タモキシフェン、フルオロウラシル系、アザチオプリンなど
ビタミン製剤	ビタミンK含有薬
その他	セイヨウオトギリソウ（セント・ジョーンズ・ワート）含有食品、ビタミンK含有食品（納豆、クロレラ食品、青汁など）、アルコールなど

＊ワルファリンの作用が増強（下線なし）　＊ワルファリンの作用が減弱
＊ワルファリンの作用が増強または減弱
※グルコサミン・コンドロイチン配合栄養補助食品で作用が増強したという報告がある

直接経口抗凝固薬 （DOAC）
アピキサバン（apixaban）

一 般 名	アピキサバン
商 品 名	エリキュース
剤 形	錠剤：2.5mg、5mg
用法・用量	［非弁膜症性心房細動患者における虚血性脳卒中および全身性塞栓症の発症抑制］1回5mg、1日2回。年齢、体重、腎機能に応じて1回2.5mg、1日2回へ減量
	［静脈血栓塞栓症（深部静脈血栓症および肺血栓塞栓症）の治療および再発抑制］1回10mg、1日2回、7日間投与後、1回5mg、1日2回投与

● ● 服薬指導のポイント ● ●

●アピキサバンは、現在、国内で使われている4種類の直接経口抗凝固薬（DOAC）の1つで、血液凝固第X因子（Xa）を強力かつ可逆的に直接阻害する抗凝固作用を示し、さらにその阻害を介してトロンビン産生を抑制することで抗血栓作用も示します。

●服用中は血液が固まりにくいため、出血に注意するよう指導します。特に、歯科で抜歯などの処置をする場合は、事前に主治医に相談して指示を仰ぐとともに、歯科医にも本剤の使用を伝えます。

●けがなどによる出血にも注意が必要です。

●出血が止まらない場合は、服用中止もしくは用量の調節を行うことがありますが、必ず医師の指示に従い、患者自身の判断で中止したり、服用回数を変更したりしないよう指導します。正しく服用（1日2回服用）できているかどうかを確認することも大切です。服薬コンプライアンスの不良は、病状の悪化などにつながります。

患者さんへ 血液が固まりやすくなっているのを防ぐ薬ですが、効果が強く出る場合があります。真っ黒い便や血便が出たり、歯茎からの出血や鼻血、傷の出血が続いたり、ぶつけていないのに内出血（あざ）ができたりした場合は、医師か薬剤師に相談してください。

- ●ワルファリンとは異なり、ビタミンKなどによって阻害されることはありません。したがって、ビタミンKを多く含む納豆や青汁、クロレラ、きわめて大量の緑黄色野菜などの摂取の影響を受けません。
- ●他のDOACに比べて腎排泄が少なく、高齢者や腎機能低下者などにも安全に投与できる薬です。ただし、薬物活性を中和する手段はありません。

❶処方せんの確認事項

- 非弁膜症性心房細動患者への投与では、年齢、体重、腎機能に応じた減量基準が示されています。「80歳以上」「体重60kg以下」「血清クレアチニン1.5mg/dL以上」のうち2つ以上に該当する場合は、出血のリスクが高いため、1回2.5mg、1日2回投与とします。

- アピキサバンはプロトロンビン時間に反応しないため、プロトロンビン時間-国際標準比（PT-INR）測定などのモニタリングの必要はありません。

- アピキサバンの投与により重篤な出血が起こった場合は、死亡に至るおそれがあります。アピキサバンには出血リスクを正確に評価できる指標がなく中和薬もないため、血液凝固に関する検査値と出血や貧血などの徴候に対して十分に観察する必要があります。

- 本剤過敏症、臨床的に問題となる出血症状、血液凝固異常および臨床的に重要な出血リスクを有する肝疾患の人には使用できません（禁忌）。

- さらに、非弁膜症性心房細動患者に用いる場合は、腎不全（Ccr＜15mL/分未満）の人に、静脈血栓塞栓症の治療・再発抑制に用いる場合は、重度の腎障害（Ccr＜30mL/分未満）の人には使用できません（禁忌）。

❷注意すべき相互作用

- **本剤の血中濃度が上昇**：アゾール系抗真菌薬、HIVプロテアーゼ阻害薬、マクロライド系抗菌薬、フルコナゾールなど

- **本剤の血中濃度が減少**：リファンピシン、フェニトイン、カルバマゼピン、フェノバルビタール、セイヨウオトギリソウ（セント・ジョーンズ・ワート）含有食品など

- **両剤の血中濃度が上昇（出血リスクの上昇）**：血小板凝集抑制薬（アスピリンなど）、抗凝固薬（ワルファリンなど）、血栓溶解薬、NSAIDs、デフィ

ブロチドナトリウム

❸代表的な副作用

- 重大な副作用として、出血、間質性肺疾患、肝機能障害に注意します。

- 本剤は肝代謝型のため、AST、ALTの上昇などを伴う肝機能障害に注意が必要です。

- 出血（眼、鼻、歯肉、胃腸など）、血尿、消化不良など。そのほかにも、上部消化管出血の報告があります。

❹その他のポイント

- ワルファリンからの切り替えでは、ワルファリン投与中止後に、非弁膜症性心房細動患者ではPT-INRが2.0未満、静脈血栓塞栓症患者では治療域の下限未満になった場合に、本剤への切り替えが可能となります。

その他の抗凝固薬　　　　　一般名（おもな商品名）

<ヘパリン>
- ヘパリンナトリウム（ヘパリンナトリウム）

<合成Xa阻害薬>
- フォンダパリヌクスナトリウム（アリクストラ）

<DOAC（経口直接Xa阻害薬）＞
- エドキサバントシル酸塩水和物（リクシアナ）
- リバーロキサバン（イグザレルト）

<DOAC（経口トロンビン直接阻害薬）＞
- ダビガトランエテキシラートメタンスルホン酸塩（プラザキサ）

<抗トロンビン薬>
- アルガトロバン水和物（ノバスタンHI、スロンノンHI）

血栓塞栓症など

抗血栓薬（抗血小板薬）

抗血小板薬は、血小板凝集能を抑制して血栓の形成を防ぎます。トロンボキサンA_2産生阻害やホスホジエステラーゼ阻害、P_2Y_{12}受容体阻害など、さまざまな機序の薬剤が使われています。

アスピリン（aspirin）

一 般 名	アスピリン（アセチルサリチル酸）
商 品 名	バイアスピリン
剤 形	錠剤（腸溶錠）：100mg
用法・用量	［狭心症などによる血栓予防］1日1回100mg、1回300mgまで

❤ ❤ 服薬指導のポイント ❤ ❤

● アスピリンは、血小板においてアラキドン酸からトロンボキサンA_2（TXA_2）へ変換する酵素シクロオキシゲナーゼ1（COX-1）を阻害することで、TXA_2の生成を抑制します。TXA_2は、血小板凝集作用と血管収縮作用を持っているため、TXA_2の生成を抑制することによって、血小板凝集能が低下し、血液が固まる能力が低下します。

● 使用中は、血液が固まりにくくなるため、あざができやすくなります。また、ケガや出血に注意するよう指導します。

 患者さんへ　血が固まりやすくなっているのを防ぐ薬ですが、効果が強く出る場合があります。鼻血や傷の出血などが止まりにくいと思ったら、医師か薬剤師に相談してください。

● 歯科で抜歯などの処置をする場合は、事前に主治医に相談して指示を仰ぐとともに、歯科医にもアスピリンの使用を伝えます。

 患者さんへ　歯科も含めて他の医療機関を受診するときは、必ずこの薬を服用していることを告げてください。

- 出血が止まりにくい場合は、医師による判断のもと、服用中止もしくは用量の調節を行うことがあります。
- 発疹（アスピリン疹）や、激しい下痢、喘息様症状が出た場合は服用を中止し、ただちに受診するよう指導します。なお、アスピリンはピリン系ではないことも患者に伝えておくべきです。

患者さんへ　発疹があらわれたり、激しい下痢をした場合は、服用を中止し、ただちに受診してください。

- 消化管障害を起こすことがあるので、食後に服用するよう指導します。
- 手術や内視鏡検査などを行う際には、アスピリンを休薬する必要があります。その判断は、医師が行います。

❶処方せんの確認事項

- 本剤過敏症、消化性潰瘍、出血傾向、アスピリン喘息、出産予定12週以内の妊婦、低出生体重児、新生児、乳児には使用できません（禁忌）。
- 急性心筋梗塞または脳梗塞急性期の初期治療では、効果の発現を早めるために初回は薬剤をすりつぶすか、噛み砕いて服用してもらいます。

❷注意すべき相互作用

- **出血傾向が増強**：抗凝固薬（クマリン系、第Xa因子阻害薬など）、血小板凝集抑制薬（チクロピジンなど）、血栓溶解薬（ウロキナーゼなど）、SSRI
- **右記の薬剤の作用を増強**：糖尿病用薬、メトトレキサート、バルプロ酸ナトリウム、炭酸脱水酵素阻害薬、PGD_2など
- **右記の薬剤の作用を減弱**：チアジド系利尿薬、ループ利尿薬、β遮断薬、ACE阻害薬、ニトログリセリンなど
- **本剤の作用が減弱**：イブプロフェンなど

❸代表的な副作用

- 重大な副作用としてショック、アナフィラキシー、出血、皮膚粘膜眼症候群（スティーブンス・ジョンソン症候群）、中毒性表皮壊死融解症（TEN）、剥

脱性皮膚炎、再生不良性貧血、血小板減少、白血球減少、喘息発作、肝機能障害、消化性潰瘍などに注意します。

- 消化器症状、蕁麻疹、腎障害など。

❹その他のポイント

- バイアスピリンやバファリン81mgは、血液を固まりにくくすることで、内皮細胞に覆われた血管内を滑らかにして、心血管系および循環器系疾患の発症を抑制します。

- バファリンはダイアルミネート配合剤で、胃粘膜保護作用がありますが、アルミニウム合有製剤のため、腎不全や透析の患者には使用できません。また、

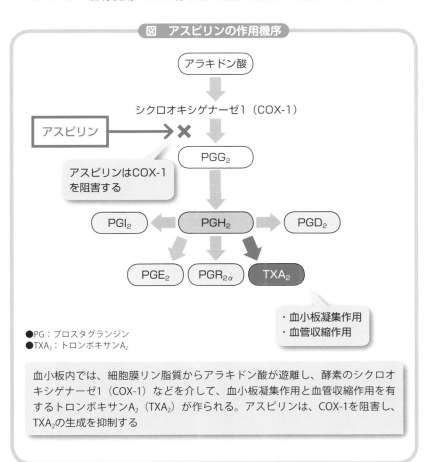

図　アスピリンの作用機序

アラキドン酸

シクロオキシゲナーゼ1（COX-1）

アスピリン →✕

アスピリンはCOX-1を阻害する

PGG$_2$

PGI$_2$ ← PGH$_2$ → PGD$_2$

PGE$_2$　PGR$_{2\alpha}$　TXA$_2$

・血小板凝集作用
・血管収縮作用

●PG：プロスタグランジン
●TXA$_2$：トロンボキサンA$_2$

血小板内では、細胞膜リン脂質からアラキドン酸が遊離し、酵素のシクロオキシゲナーゼ1（COX-1）などを介して、血小板凝集作用と血管収縮作用を有するトロンボキサンA$_2$（TXA$_2$）が作られる。アスピリンは、COX-1を阻害し、TXA$_2$の生成を抑制する

バイアスピリンに比べて溶解速度が早く、有効血中濃度への到達もバファリンのほうが早いようです。

- 4歳以下の小児に好発する川崎病は、全身の中・小動脈の血管炎が起こる疾患ですが、さまざまな治療薬の中にアスピリンも含まれています。アスピリンは非常に少量で効果を示します。

- アスピリンを大量投与すると、血管内皮において、COX阻害によって血小板凝集抑制物質のプロスタサイクリン（PGI$_2$）の産生までもが抑制されることになり、血小板凝集抑制効果が相殺してしまう場合があります。したがって、血小板凝集抑制効果を求める場合は、低用量アスピリンを用います。

- 解熱鎮痛目的では、多くの場合、1回300mg以上を使用します。

MEMO アスピリン喘息

アスピリン喘息は、アスピリン服用後に喘息発作が誘発される病態で、重篤なケースでは意識障害を伴う大発作が起こり、死に至る場合があります。また、慢性副鼻腔炎、鼻茸を合併することが多く、難治性の喘息になりやすいとされています。

「アスピリン喘息」という名称から、アスピリンの使用時にのみ発生する喘息と思われがちですが、アスピリンに限らず、ほとんどの解熱鎮痛薬によって喘息発作が引き起こされます。また、経口薬だけでなく、注射薬や坐薬、貼付薬などを使用した場合でも喘息発作を起こすことがあるので注意が必要です。

多くの場合、思春期以降の成人になってから発症します。喘息症状が起こる前に、鼻粘膜充血や鼻水などの鼻症状がみられるのが特徴です。

クロピドグレル硫酸塩（clopidogrel sulfate）

一 般 名	クロピドグレル硫酸塩
商 品 名	プラビックス
剤 形	錠剤：25mg、75mg
用法・用量	［虚血性脳血管障害（心原性脳塞栓症を除く）後の再発抑制］1日1回50〜75mg。出血傾向がある場合は50mgより開始　［PCIが適用される虚血性心疾患］開始日は1日1回300mg。維持として1日1回75mg　［末梢動脈疾患における血栓・塞栓形成の抑制］1日1回75mg

✦✦服薬指導のポイント✦✦

- ●クロピドグレルは、チクロピジンと同じチエノピリジン骨格を有しており、両者はチエノピリジン誘導体として同じグループに属しています。アデノシンニリン酸受容体（ADP受容体）を阻害することで、血小板内のサイクリックAMP（cAMP）の産生を高めて凝集能を抑制し、さらに血栓の形成を抑えます。

- ●チエノピリジン誘導体は、肝臓のチトクロームP450で代謝されますが、チクロピジンはCYP2C19などで代謝されるのに対し、クロピドグレルは主にCYP3A4で代謝されます。この違いが、相互作用や副作用の違いにも影響していると考えられます。

- ●消化器症状を防ぐために、空腹時に服用しないよう指導します。

- ●他科で治療を受けるときは、事前に主治医に相談するとともに、治療先にもクロピドグレルの使用を伝えます。

患者さんへ 歯科も含めて他の医療機関を受診するときは、必ずこの薬を服用していることを告げてください。

- ●手術や内視鏡検査などを行う際には、クロピドグレルを休薬する必要があります。その判断は、医師が行います。

- ●血栓性血小板減少性紫斑病（TTP）や無顆粒球症、重篤な肝障害などの重大な副作用の発現は、服用後2ヵ月以内にあらわれることが多いため、特にその期間は患者の観察を十分に行うことが大切です。

患者さんへ 疲れやすい、頭痛、吐き気、発熱、食欲不振、鼻や歯茎からの出血などの症状がみられたら、ただちに医師か薬剤師に相談してください。

- ●いつもより出血しやすくなるため、ケガや出血に注意するよう指導します。

❶処方せんの確認事項

- ・血友病、頭蓋内出血、消化管出血、尿路出血、喀血などで出血している人、本剤過敏症の人には使用できません（禁忌）。

- **消化管出血の助長**：NSAIDs（ナプロキセンなど）

- **出血の助長**：抗凝固薬（ワルファリン、ヘパリンなど）、血小板凝集抑制薬（アスピリンなど）、血栓溶解薬（ウロキナーゼ、アルテプラーゼなど）、SSRI（フルボキサミン、セルトラリンなど）

- **本剤の作用が増強**：リファンピシン

- **本剤の作用が減弱**：CYP2C19阻害薬（オメプラゾール）、モルヒネ

- **右記の薬剤の血中濃度が増加**：CYP2C8基質の薬剤（レパグリニド）、セレキシパグ

❸代表的な副作用

- 重大な副作用として、出血、胃・十二指腸潰瘍、肝機能障害、黄疸、血栓性血小板減少性紫斑病（TTP）、間質性肺炎、好酸球性肺炎、血小板減少、無顆粒球症、再生不良性貧血を含む汎血球減少症、中毒性表皮壊死融解症（TEN）、皮膚粘膜眼症候群（スティーブンス・ジョンソン症候群）、多形滲出性紅斑、急性汎発性発疹性膿疱症、薬剤性過敏症症候群、後天性血友病、横紋筋融解症に注意します。

- 皮下出血、紫斑、鼻出血、肝機能障害など。

❹その他のポイント

- クロピドグレル、チクロピジンなどのADP受容体を阻害する薬剤は、血小板凝集能抑制効果が強く、アスピリンに比べて出血を起こしやすいと考えられています。したがって、通常は、血栓性脳血管障害後の再発防止や経皮的冠動脈形成術（PCI）後の血栓を抑制する目的で、十分に観察をしながら、単剤もしくはアスピリンと併用します。クロピドグレルとアスピリンの配合錠もあります。

チカグレロル（ticagrelor）

一 般 名	チカグレロル
商 品 名	ブリリンタ
剤 形	錠剤：60mg、90mg
用法・用量	［急性冠症候群］初回180mg、2回目以降90mg、1日2回［陳旧性心筋梗塞］1回60mg、1日2回

♦ ♦ 服薬指導のポイント ♦ ♦

●チカグレロルは、血小板のアデノシンニリン酸（ADP）受容体（P2Y$_{12}$受容体）を直接的かつ選択的・可逆的に阻害することで抗血小板効果を示します。

●肝臓などでの代謝酵素による修飾を受けることを必要としないため、効果の発現に個人差が生じにくくなります。また、早期の血小板凝集阻害作用が得られ、また速やかに消失します。

●アスピリンとの併用で、急性冠症候群もしくは心筋梗塞の既往歴を有する患者の心血管死、心筋梗塞または脳梗塞のリスクを有意に低減することが示されています。

●正しく服用（1日2回服用）できているかどうかを確認することが大切です。服薬コンプライアンスの不良が病状の悪化につながることをよく説明し、患者の理解度を確認してください。

●他科で治療を受けるときは、事前に主治医に相談するとともに、治療先にもチカグレロルの使用を伝えます。

 患者さんへ　歯科も含めて他の医療機関を受診するときは、必ずこの薬を服用していることを告げてください。

●いつもより出血しやすくなるため、ケガや出血に注意するよう指導します。

❶処方せんの確認事項

- 60mg錠と90mg錠では適応が異なるので注意が必要です。

- アスピリンと併用します。

- 出血（頭蓋内出血、消化管出血、尿路出血、喀血、硝子体出血など）、血友病、頭蓋内出血の既往歴、中等度または重度の肝障害、本剤過敏症、強いCYP3A阻害薬（イトラコナゾール、ボリコナゾール、クラリスロマイシン、ネルフィナビル、リトナビル、コビシスタットを含む薬剤）・強いCYP3A誘導薬（リファンピシン、リファブチン、カルバマゼピン、フェノバルビタール、フェニトイン、セイヨウオトギリソウ含有食品）投与中の人には使用できません（禁忌）。

- 併用禁忌：強いCYP3A阻害薬〔イトラコナゾール（イトリゾール）、ボリコナゾール（ブイフェンド）、クラリスロマイシン（クラリシッド）、ネルフィナビル（ビラセプト）、リトナビル（ノービアなど）、コビシスタットを含む薬剤（スタリビルドなど）〕、強いCYP3A誘導薬〔リファンピシン（リファジン）、リファブチン（ミコブティン）、カルバマゼピン（テグレトール）、フェノバルビタール（フェノバールなど）、フェニトイン（アレビアチンなど）、セイヨウオトギリソウ（セント・ジョーンズ・ワート）含有食品〕
- **本剤の作用が増強**：CYP3A阻害薬、P-糖蛋白質阻害薬
- **本剤の作用が減弱**：CYP3A誘導薬、モルヒネ
- **右記の薬剤の作用が増強**：シンバスタチン、ジゴキシン
- **出血を助長**：抗凝固薬、血栓溶解薬、NSAIDs

- 重大な副作用として出血、アナフィラキシー、血管浮腫、高度な房室ブロック、洞停止などの徐脈性不整脈に注意します。
- 出血、呼吸困難、息切れ、血尿、高尿酸血症など。呼吸困難は特徴的な副作用として報告されています。

- 本剤は、比較的早い血小板凝集阻害作用が得られ、また速やかに消失しますが、術前休薬は5日以上が望ましいとされています。
- 2020年3月現在、わが国では心筋梗塞および脳梗塞の既往歴のない2型糖尿病を合併した冠動脈疾患には適応がありません。
- 効果の発現に個人差が少ない薬剤ですが、1日2回の厳格な服用やバイアスピリン（通常1日1回）との併用などから、服薬コンプライアンスが確保できる患者に使用することが望ましいでしょう。

その他の抗血小板薬　　一般名（おもな商品名）

- チクロピジン塩酸塩（パナルジン）
- プラスグレル塩酸塩（エフィエント）
- イコサペント酸エチル（エパデール）
- シロスタゾール（プレタール）

傷・異常出血など
止血薬

止血薬は、全身性出血や局所的出血の治療に用いられますが、その素因（凝固線溶系、血管系、血小板系）に応じた薬剤を選択する必要があります。

止血薬

　止血薬には、①抗線溶薬（抗プラスミン薬）、②血管強化薬、③凝固促進薬などの種類があります。そのほか、血液および血液成分、ステロイド、抗ヘパリン薬などがあります。

抗プラスミン薬
トラネキサム酸（tranexamic acid）

一般名	トラネキサム酸
商品名	トランサミン
剤形	錠剤：250mg、500mg　カプセル剤：250mg　散剤：50%　シロップ：50mg/mL　注射剤：5%（250mg/5mL）、10%（250mg/2.5mL、1g/10mL）
用法・用量	内服：1日750〜2,000mgを3〜4回に分服　注射：1日250〜500mgを1〜2回に分けて静注または筋注。術中・術後等は必要に応じ1回500〜1,000mg静注または500〜2,500mg点滴静注する

♦ ♦ 服薬指導のポイント ♦ ♦

- 血液は、通常、凝固系と線溶系のバランスによって血管の中での流動性が保たれています。血管の一部が破綻すると、凝固系に働きますが、何らかの原因で線溶系の機構が活性化し、出血を止めることができない場合は、止血薬を使います。

- トラネキサム酸は、抗プラスミン作用によって出血を止めます。

- トラネキサム酸を用いても出血がなかなか止まらない場合は、ただちに受診するよう指導します。

●発疹や皮膚のかゆみなどが起こることがあることを患者に伝えます。

患者
さんへ　皮膚のかゆみ、発疹などがあらわれたら、医師か薬剤師に相談してください。

●心筋梗塞、脳血栓、静脈血栓症など、血栓がある人または血栓症があらわれる可能性のある人への投与は、慎重に行う必要があります。

❶注意すべき相互作用

- 併用禁忌：トロンビン

- **血栓、塞栓の形成**：ヘモコアグラーゼ、バトロキソビン

- **右記の薬剤の作用が増強**：凝固因子製剤

❷代表的な副作用

- 重大な副作用として、痙攣に注意します。

- 食欲不振、悪心、嘔吐、胸やけ、そう痒感、発疹など。

❸その他のポイント

- 出血に対する治療は、その症状の正確な把握と原因分析による疾患の的確かつ適切な診断に基づいた治療が求められます。残念ながら止血薬は、その効果が限られていることから、多くは対症療法として用いられます。内服の止血薬は、手術や内視鏡的処置による出血、鼻出血など止血の必要性を判断するまでの補助的な治療として用いられます。

MEMO **線溶系**

　止血栓の主要成分であるフィブリンを分解する反応が線溶系です。線溶系では、プラスミノーゲンアクチベーターによってプラスミノーゲンがプラスミンに活性化されて、プラスミンという酵素になります。このプラスミンが血栓の主要成分であるフィブリンを分解し、血栓を溶解します。

血管強化薬
カルバゾクロムスルホン酸ナトリウム水和物
（carbazochrome sodium sulfonate hydrate）

一 般 名	カルバゾクロムスルホン酸ナトリウム水和物
商 品 名	アドナ
剤 形	錠剤：10mg、30mg　散剤：10%　注射剤（皮下・筋注用）：10mg（2mL）　注射剤（静注用）：25mg（5mL）、50mg（10mL）、100mg（20mL）
用法・用量	内服：1日30〜90mgを3回分服　皮下・筋注：1回10mg　静注・点滴：1日25〜100mg

● ● 服薬指導のポイント ● ●

- カルバゾクロムスルホン酸ナトリウムは、血管を強化して出血を抑える薬剤です。
- 尿が代謝物の色（黄色〜橙色）になることがありますが、問題はありません。ただし、尿検査で陽性を示す場合があるため、検査前に本剤を使用していることを伝えるよう指導します。

患者
さんへ **尿が橙色に着色されることがありますが、心配ありません。**

❶代表的な副作用

- 重大な副作用としてショック、アナフィラキシーに注意します。
- 食欲不振、胃部不快感など。

その他の止血薬　　　　　　　一般名（おもな商品名）

＜血管強化薬＞
アドレノクロムモノアミノグアニジンメシル酸塩水和物（S・アドクノン）
＜抗凝固促進薬＞
ビタミンK（カチーフN、ケーワン）

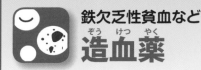

鉄欠乏性貧血など
造血薬

造血薬は、貧血や白血球減少症に対して用います。鉄欠乏性貧血には、原則として経口鉄剤が用いられます。薬物療法とともに、食事の改善など、日常生活の指導も必要です。

造血薬

造血薬は、貧血や白血球減少症などに用います。比較的よく用いられる薬剤としては、経口鉄剤、エリスロポエチン、造血因子製剤、ビタミン製剤などがあります。ここでは、経口鉄剤を取り上げます。

経口鉄剤
クエン酸第一鉄ナトリウム（sodium ferrous citrate）

一 般 名	クエン酸第一鉄ナトリウム
商 品 名	フェロミア
剤　　形	顆粒剤：8.3%　錠剤：50mg
用法・用量	1日100〜200mgを1〜2回分服（食後）

◆ ◆ 服薬指導のポイント ◆ ◆

● 体内で酸素を運ぶヘモグロビンには鉄が利用されています。よって、鉄欠乏が起こると酸素が体に行き渡らず、ふらつきなどの鉄欠乏性貧血症状が起こります。クエン酸第一鉄ナトリウムの服用によって鉄が供給され、ヘモグロビンの合成が促進されて、貧血症状が改善します。

● 体内の貯蔵鉄の枯渇によって貧血があらわれます。血清鉄の改善だけでなく、貯蔵鉄の改善も必要なため、しばらく鉄剤の服用を続けます。

● 体内に吸収されなかった鉄が便と一緒に排泄されるので、黒い便になりますが、心配ないことを伝えます。

● お茶がクエン酸第一鉄ナトリウムの吸収に影響を及ぼすことはほとんどないため、お茶を飲むことは可能であることを伝えます。

患者さんへ 以前の鉄剤のように、お茶を飲むのをやめる必要はありません。

● 鉄剤は、消化器症状（吐き気、食欲不振など）があらわれやすいのですが、クエン酸第一鉄ナトリウムはこうした副作用は比較的少ないといわれています。

● 食事の直後に服用することで、胃腸障害を軽減することが可能です。

 患者さんへ 消化器障害の副作用を防ぐために、食直後に服用してください。それでも吐き気や食欲不振、腹痛、下痢などがみられたら、医師か薬剤師に相談してください。

❶処方せんの確認事項

- 鉄欠乏状態にない人には使用できません（禁忌）。
- 過量投与すると、悪心、嘔吐、腹痛などの消化器症状や、頻脈、血圧低下、チアノーゼなどがみられます。重症化すると昏睡、ショック、肝不全に陥ることがあるため、過量投与にならないよう注意が必要です。

❷注意すべき相互作用

- **相互に吸収を阻害**：テトラサイクリン系抗菌薬
- **右記の薬剤の吸収を阻害**：セフジニル、キノロン系抗菌薬、甲状腺ホルモン製剤
- **鉄の吸収を阻害**：制酸薬、タンニン酸を含む食品

❸代表的な副作用

- 悪心・嘔吐、上腹部不快感、胃・腹痛、下痢、食欲不振、便秘、胸やけ、発疹、肝機能障害など。

❹その他のポイント

- 鉄は酸で還元されて吸収されることから、レモンやアスコルビン酸を補給すると鉄の吸収が高まるといわれていますが、これを裏付けるような報告はありません。

- 消化性潰瘍（かいよう）や潰瘍性大腸炎などの胃腸疾患や、発作性夜間血色素尿症などがある患者への鉄剤の投与は、病態を悪化させることもあります。また、小児に対しては、急性中毒が起こりやすく、致命的な結果となることもあるので、医師の指示に従って服用するよう指導します。

- 胃切除後は、胃酸の作用が低下し、鉄の吸収が低下します。また、女性は月経などが原因で貧血になりやすくなります。

- 日ごろから鉄分の多い食事を心がけるよう食事指導を行います。

鉄分の多い食品

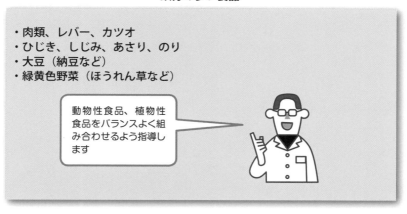

・肉類、レバー、カツオ
・ひじき、しじみ、あさり、のり
・大豆（納豆など）
・緑黄色野菜（ほうれん草など）

動物性食品、植物性食品をバランスよく組み合わせるよう指導します

その他の造血薬　　一般名（おもな商品名）

＜エリスロポエチン＞
○ エポエチンアルファ（エスポー）
○ エポエチンベータ（エポジン）
＜顆粒球コロニー刺激因子(G-CSF)＞
○ フィルグラスチム（グラン）
○ レノグラスチム（ノイトロジン）
○ ペグフィルグラスチム（ジーラスタ）
＜ビタミン製剤＞
○ ビタミンB_6、葉酸、ビタミンB_{12}

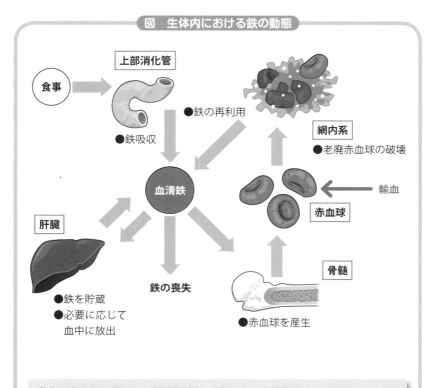

図　生体内における鉄の動態

上部消化管

食事

●鉄の再利用

●鉄吸収

網内系

●老廃赤血球の破壊

血清鉄

輸血

赤血球

肝臓

鉄の喪失

骨髄

●鉄を貯蔵
●必要に応じて
　血中に放出

●赤血球を産生

食事に含まれる鉄は、上部消化管で吸収され、血清中でトランスフェリンと結合して全身に送られる。一部は肝臓に貯蔵され、大部分は骨髄（こつずい）でヘモグロビンの構成要素として、赤血球の産生に使われる。そして、老廃赤血球は網内系で破壊され、鉄は再利用される

MEMO **エリスロポエチン**

　エリスロポエチンは主として腎臓（じんぞう）で産生、分泌される糖蛋白質（たんぱく）で、骨髄（こつずい）において赤血球系細胞に作用し、赤血球の分化・増殖を促進する造血因子です。主として、腎性貧血や未熟児貧血などの治療に用います。

フレイルとサルコペニア

●フレイルとは

　フレイルは、「加齢に伴う予備能力の低下のため、ストレスに対する回復力が低下した状態」のことです。英語の"frailty"は日本語では「虚弱」「老衰」などの意味になりますが、日本老年医学会は、適切な介入によって健康な状態に戻れるという視点から「フレイル」を日本語訳として提唱しました。

　フレイルは健康な状態と要介護状態の中間として位置づけられます。フレイルには身体的フレイルのほかにも、認知症やうつ病などの精神・心理的フレイル、孤独などの社会的フレイルなど、多様な問題が含まれています。高齢者は特にフレイルに陥りやすいため、フレイルの高齢者を早期に発見し、正しく介入して要介護状態への移行を防ぐことが求められています。

●サルコペニアとは

　サルコペニアは、「加齢に伴って生じる骨格筋量と骨格筋力の低下」が合併した病態をいいます。ギリシャ語の筋肉（サルコ）と喪失（ペニア）を合わせた造語です。サルコペニアは、加齢が原因でおこる一次性サルコペニアと、それ以外の原因で起こる二次性サルコペニアに分けられます。後者の原因には、活動不足、疾患（臓器不全、代謝疾患など）、栄養不良などがあります。

　サルコペニアは身体的フレイルの中核的な病態と捉えられています。サルコペニアの進行は精神・心理的、社会的フレイルを招くことにもなり、そうした様々な要因からフレイルが悪化していきます。

●連携による予防対策

　フレイル、サルコペニアは多様な要因が関係しているため、その予防には、医師、薬剤師、看護師、管理栄養士、理学療法士などが連携して取り組んでいます。また、地域包括ケアシステムにおいてもフレイル予防は重要な課題であり、行政、医療・介護機関、市民の連携をめざした様々な取り組みが行われています。

10章

免疫疾患・
悪性腫瘍の薬剤

代表的な免疫疾患・悪性腫瘍

免疫システムの異常によって起こる疾患には、日本人の死亡原因1位となっている悪性腫瘍（がん）のほか、自己免疫疾患の関節リウマチ（RA）や全身性エリテマトーデスなどがあります。

●関節リウマチ（RA）とは？

　関節リウマチ（RA）は、持続的な滑膜炎と関節破壊を主症状とする自己免疫性炎症性疾患です。また、関節以外にも全身症状や臓器病変の合併がみられます。発症の原因はまだ明らかになっていませんが、遺伝的要因に環境要因が加わって、免疫異常が起こると考えられています。

　関節リウマチの治療は、近年に登場した疾患修飾抗リウマチ薬（DMARDs）が中心となり、早期の治療開始によって関節破壊進行を抑制し、臨床的寛解をめざします。DMARDsには、メトトレキサートをはじめとする従来型経口抗リウマチ薬（csDMARDs）、生物学的製剤（bDMARDs）、分子標的薬のヤヌスキナーゼ阻害薬（JAK阻害薬：tsDMARDs）があります。またcsDMARDsは作用機序の違いから、免疫応答を抑制する免疫抑制薬と免疫異常を是正する免疫調整薬に分類されます。

●悪性腫瘍（がん）の治療とは？

　わが国の死因のトップはがんであり、部位別にみると、1位は男性が肺がん、女性は大腸がんとなり、2位は男性が胃がん、女性が肺がんとなっています。

　がんの3大治療は、手術、放射線療法、薬物療法治療であり、薬物療法には、化学療法、ホルモン療法、分子標的療法に分かれます。また、がん性疼痛などをやわらげる支持療法も行われます。

　薬物療法は、分子標的薬の登場によって劇的な効果をもたらし、さらに免疫療法、特に免疫チェックポイント阻害薬の有用性が広く認知されるようになりました。

　抗悪性腫瘍薬には、一般に抗がん薬と呼ばれる殺細胞性のものと分子標的薬、ホルモン療法薬などがあります。また、がん性疼痛がある患者に対しては、オピオイド（強オピオイド：モルヒネ、オキシコドン、フェンタニルなど）や鎮痛薬を用います。

骨髄移植、リウマチ、膠原病など
免疫抑制薬
めん えき よく せい やく

免疫抑制薬は、T細胞の増殖を防ぐ作用を持つことから、臓器移植などによる拒絶反応の抑制や、全身型重症筋無力症や関節リウマチなど自己免疫疾患の治療に用いられます。

免疫疾患

免疫抑制薬

カルシニューリン阻害薬
タクロリムス水和物（tacrolimus hydrate）

一 般 名	タクロリムス水和物
商 品 名	プログラフ
剤 形	顆粒剤：0.2%（0.2mg、1mg/包） カプセル剤：0.5mg、1mg、5mg 注射剤：2mg（0.4mL）、5mg（1mL）
用法・用量	内服［肝移植］初期に1回0.15mg/kg、1日2回服用、以後減量。維持量は1日0.10mg/kgを標準 カプセル0.5mg、1mg［関節リウマチ］1日1回3mg、夕食後服用。高齢者には1日1回1.5mg。1日1回3mgまで増量可

♦ ♦ 服薬指導のポイント ♦ ♦

● タクロリムスは、ヘルパーT細胞中のシクロフィリンと結合し、T細胞活性化を抑制しているカルシニューリン（CaN）の脱リン酸化活性を阻害します。これによって、インターロイキン-2（IL-2）やインターフェロン-γ（IFN-γ）などの細胞性免疫が抑制されます。強力なT細胞増殖抑制効果を持っています。

● 臓器移植などで起こる拒絶反応を抑制したり、免疫細胞の異常によって起こる自己免疫疾患の治療に効果があります。

● 免疫力が抑制されるので、風邪などの感染症などに罹患する可能性が高まるため、うがいや手洗い、マスク着用などの指導を行います。また、人が集まる場所に行くときには注意するよう促します。

● タクロリムスは、腎機能に影響を与えることが多いという報告があるため、定期的に血液検査などを行うことが大切です。

●グレープフルーツに含まれる成分により、免疫抑制作用が増強する場合があるため、グレープフルーツジュースなどの摂取を控えるよう指導します。

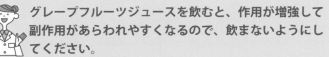

患者さんへ　グレープフルーツジュースを飲むと、作用が増強して副作用があらわれやすくなるので、飲まないようにしてください。

●セイヨウオトギリソウ（セント・ジョーンズ・ワート）含有食品は、タクロリムスの作用を減弱させる場合があるため、注意を促します。

●タクロリムスは薬物相互作用の多い薬剤です。「薬の飲み合わせ」には十分配慮してください。

患者さんへ　他の薬の飲み合わせによっては、この薬の作用が増強して副作用があらわれやすくなったり、反対に効果が弱くなることがあります。他の病院で診察を受ける際には、この薬を服用していることを伝えてください。

❶処方せんの確認事項

- プログラフでは、腎・肝・心・肺・膵の臓器移植時の拒絶反応抑制、骨髄移植における拒絶反応および移植片対宿主病の抑制、関節リウマチ、重症筋無力症などの適応があります。

- 重篤な副作用で致死的な経過をたどる危険があるため、緊急対応できる医療機関および医師によって使用することが大切です。

- 本剤過敏症、シクロスポリン・ボセンタン・K保持性利尿薬投与中には使用できません。また、生ワクチンを接種できません（禁忌）。

- 催奇形性などの報告があるため、妊婦への投与は慎重な判断が求められます。

❷注意すべき相互作用

- 併用禁忌：生ワクチン、シクロスポリン（サンディミュン、ネオーラル）、ボセンタン（トラクリア）、K保持性利尿薬〔スピロノラクトン（アルダクトンA）、カンレノ酸カリウム（ソルダクトン）、トリアムテレン（トリテレン）〕

- おもにCYP3A4により代謝されるので、注意すべき相互作用が多くなります。

- **本剤の血中濃度が上昇（腎障害）**：抗菌薬（エリスロマイシンなど）、アゾール系抗真菌薬（イトラコナゾールなど）、カルシウム拮抗薬（ニフェジピンなど）、HIVプロテアーゼ阻害薬（リトナビルなど）、グラゾプレビル、レテルモビル、グレープフルーツジュースなど
- **本剤の血中濃度が低下**：抗菌薬（リファンピシンなど）、抗てんかん薬、セント・ジョーンズ・ワート含有食品など
- **右記の薬剤の作用を減弱**：不活化ワクチン
- **過度の免疫抑制**：免疫抑制薬（ステロイドなど）、抗リウマチ薬
- **高カリウム血症**：エプレレノン

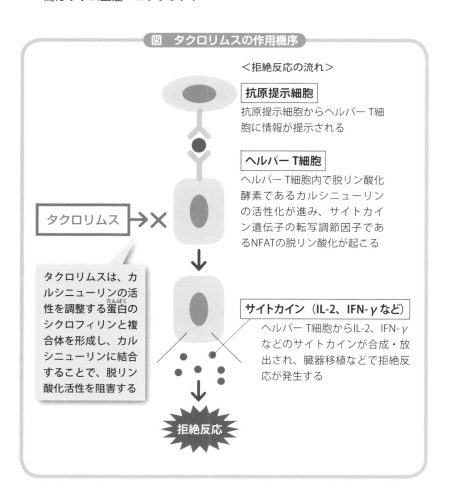

図　タクロリムスの作用機序

＜拒絶反応の流れ＞

抗原提示細胞

抗原提示細胞からヘルパーT細胞に情報が提示される

ヘルパーT細胞

ヘルパーT細胞内で脱リン酸化酵素であるカルシニューリンの活性化が進み、サイトカイン遺伝子の転写調節因子であるNFATの脱リン酸化が起こる

タクロリムス →✕

タクロリムスは、カルシニューリンの活性を調整する蛋白のシクロフィリンと複合体を形成し、カルシニューリンに結合することで、脱リン酸化活性を阻害する

サイトカイン（IL-2、IFN-γ など）

ヘルパーT細胞からIL-2、IFN-γ などのサイトカインが合成・放出され、臓器移植などで拒絶反応が発生する

拒絶反応

- 重大な副作用として急性腎障害、ネフローゼ症候群、心不全、不整脈、心筋梗塞、狭心症、中枢神経系障害、脳血管障害、血栓性微小血管障害、汎血球減少症、血小板減少性紫斑病、イレウス、皮膚粘膜眼症候群（スティーブンス・ジョンソン症候群）、呼吸困難、感染症、進行性多巣性白質脳症、リンパ腫などの悪性腫瘍、膵炎、糖尿病、肝機能障害、クリーゼ（重症筋無力症）、間質性肺炎（関節リウマチ）に注意します。

- タクロリムスは、T細胞由来のサイトカイン産生を阻害することで、サイトカインが誘導する一連のメカニズムを抑制します。この特異的なメカニズムのおかげで、抗リウマチ薬や非ステロイド性抗炎症薬による適切な治療を行っても、治療が無効の場合などにタクロリムスを併用することがあります。

- 免疫系への作用を有することから、タクロリムスを含有した軟膏や点眼薬が作られ、アトピー性皮膚炎の治療や抗アレルギー（春季カタル：重症のアレルギー性結膜疾患の1つ）などに用いられます。なお、長期使用については、リンパ腫や皮膚がんの発生の可能性があるため、専門医のもとで使用することが前提となります。

- 急性および慢性の腎毒性が出現しやすいので、腎移植などでは長期予後に注意が必要です。この場合は、細胞増殖シグナル阻害薬のエベロリムスを用いたほうがよいという報告もあります[1]。

1）Budde K, Becker T, et al：The Lancet. 377, 837-847, 2011

疾患修飾抗リウマチ薬（disease modifying anti rheumatic drugs：DMARDs）
メトトレキサート（methotrexate：MTX）

一般名	メトトレキサート
商品名	リウマトレックス
剤形	カプセル剤：2mg
用法・用量	［関節リウマチ、局所療法で効果不十分な尋常性乾癬、関節症性乾癬、膿疱性乾癬、乾癬性紅皮症］1週間単位6mg、1〜3回分服。増量は1週間 16mgまで。分割の場合、初日から2日目にかけて12時間ごとに服用。1〜2回分割の場合は残り6日間、3回分割の場合は残り5日間は休薬。これを1週間ごとに繰り返す。［関節症状を伴う若年性特発性関節炎］1週間単位4〜10mg/m^2、1〜3回分服。分割の場合は関節リウマチ等と同じ

◆ ◆ ◆ 服薬指導のポイント ◆ ◆ ◆

●免疫抑制薬の疾患修飾抗リウマチ薬（DMARDs）は、免疫異常を修飾することでリウマチの活動性をコントロールします。メトトレキサートは、DMARDsの従来型経口抗リウマチ薬に属します。

●メトトレキサートは関節リウマチの免疫異常に関与している抗体産生やリンパ球増殖を抑制することで、リウマチの活動性をコントロールします。メトトレキサートは、関節リウマチの「アンカードラッグ」と呼ばれ、支えとなる薬剤です。わが国でも第一選択薬として使用されています。

●過量投与によって骨髄抑制などの重篤な副作用があらわれるおそれがあります。患者には、必ず決められた投与量、服薬日、休薬期間を守るよう指導することが大切です。

 患者さんへ **1週間のうちの決まった日、決まった量を服用してください。**

●骨髄抑制（発熱、咳嗽・呼吸困難等の呼吸器症状、口内炎、倦怠感）、肝機能障害、感染症などの副作用について、患者に十分説明します。

 患者さんへ **服用し始めて、発熱、喉の痛み、呼吸困難、口内炎、だるさなどがみられたら、ただちに医師か薬剤師に連絡してください。**

●腎機能が低下している患者では、副作用が増加する可能性があるので、注意が必要です。

●効果の発現までに時間を要します。自己判断で服用をやめないよう指導します。

 患者さんへ **効果があらわれるまでに、一般的に1〜2ヵ月ほどかかるとの報告がありますので、効果がないからといって、自分で勝手に服用をやめないでください。**

●副作用を低減させる目的で、葉酸製剤を併用することがあります。併用時に注意すべき点が多いので、医師の指示どおり服用するよう指導します。

❶処方せんの確認事項

- 骨髄抑制、慢性肝疾患、腎障害、胸水・腹水、活動性結核、本剤過敏症、妊婦、妊娠の可能性のある人、授乳婦には使用できません（禁忌）。

- メトトレキサートの関節リウマチにおける効果は、用量依存的に向上します。

- B型・C型肝炎ウイルスキャリアへの投与で、重篤な肝炎や肝障害の発生、死亡例が報告されています。メトトレキサート投与終了後にB型肝炎ウイルスが活性化した報告もあります。投与前に必ず肝炎ウイルス検査を行います。B型・C型肝炎ウイルスの存在が疑われる場合は、専門医と連携した治療が望まれます。

❷注意すべき相互作用

- 本剤投与中に生ワクチンを接種しないこと。

- **本剤の副作用の増強**：NSAIDs、スルホンアミド系薬、テトラサイクリン、クロラムフェニコール、フェニトイン、バルビツール酸誘導体、スルファメトキサゾール・トリメトプリム、ペニシリン、シプロフロキサシン、PPIなど

- **光線過敏症**：ポルフィマーナトリウム

❸代表的な副作用

- 重大な副作用として、ショック、アナフィラキシー、骨髄抑制、感染症、結核、劇症肝炎、肝不全、急性腎障害、尿細管壊死、重症ネフロパチー、間質性肺炎、肺線維症、胸水、中毒性表皮壊死融解症（TEN）、皮膚粘膜眼症候群（スティーブンス・ジョンソン症候群）、出血性腸炎、壊死性腸炎、膵炎、骨粗鬆症、脳症に注意します。

- 肝機能障害、口内炎、倦怠感、嘔気、発疹など。

❹その他のポイント

- 関節リウマチの治療には生物学的製剤も用いられます。インフリキシマブは、キメラ型モノクローナル抗体であり、メトトレキサートとの併用が必須です。強力な抗炎症作用を有し、さらに骨の破壊や変形を抑制する効果があります。詳しくは、関節リウマチに対する薬剤の使用ガイドラインを参照ください。

- 複数のインフリキシマブのバイオシミラーが発売されています。

ヤヌスキナーゼ（janus kinase：JAK）阻害薬
トファシチニブクエン酸塩（tofacitinib citrate）

一 般 名	トファシチニブクエン酸塩
商 品 名	ゼルヤンツ
剤 形	錠剤：5mg
用法・用量	［関節リウマチ］1回5mg、1日2回投与。腎・肝機能の障害により1日1回［潰瘍性大腸炎］導入療法：1回10mg、1日2回、8週間投与。効果不十分時はさらに8週間可。維持療法：1回5mg、1日2回投与。効果減弱・難治性（TNF阻害薬無効例等）の場合は1回10mg、1日2回に増量可。腎・肝機能の障害により減量

● ● 服薬指導のポイント ● ●

● ヤヌスキナーゼ（JAK）は、炎症性サイトカインのシグナル伝達に重要な役割を果たす細胞内分子です。トファシチニブはJAKの経路を阻害して、リンパ球の活動など免疫反応に関わる炎症性サイトカインの活性を抑制します。

● 関節リウマチでは、他の抗リウマチ薬の効果が不十分な場合に用います。ほかにも中等度〜重症度の潰瘍性大腸炎の寛解導入および維持療法に使用します。

● 投与中に重篤な感染症が発現、あるいは感染症が増悪する可能性があるので対策が必須です。画像検査、血液検査、脂質検査などを定期的に行う必要があります。重篤な感染症を発現した場合、感染症がコントロールされるまで本剤の投与を中止します。

● 重篤な感染症の中でも、特に帯状疱疹の出現に注意が必要です。治療が遅れると痛みやしびれなどの後遺症が残ることがあるので、早期に治療を受けるよう患者さんを指導します。

患者さんへ 顔や体幹の皮膚に、帯状にチクチクと刺すような痛みやかゆみなどの症状に気づいたら、後遺症を残さないためにすぐに病院を受診してください。

● 自己判断による薬の減量もしくは中断は、再燃の可能性が高まるという報告があります。患者が勝手に服用量を調節しないよう指導します。

❶処方せんの確認事項

- 本剤過敏症、重篤な感染症（敗血症など）、活動性結核、重度の肝機能障害、好中球数500/mm³未満、リンパ球数500/mm³未満、ヘモグロビン値8g/dL未満、妊婦、妊娠している可能性のある人には投与できません（禁忌）。

❷注意すべき相互作用

- **本剤の作用が増強**：CYP3A4阻害薬〔マクロライド系抗菌薬（クラリスロマイシンなど）、ノルフロキサシン・アゾール系抗真菌薬（イトラコナゾールなど）、カルシウム拮抗薬（ジルチアゼムなど）、アミオダロン、シメチジン、フルボキサミン、抗HIV薬（リトナビルなど）、抗ウイルス薬〕、グレープフルーツ、フルコナゾールなど

- **本剤の作用が減弱**：CYP3A4誘導薬〔抗てんかん薬（バルビツール酸誘導体、カルバマゼピンなど）、リファンピシン、リファブチン、モダフィニル〕、セイヨウオトギリソウ（セント・ジョーンズ・ワート）含有食品

❸代表的な副作用

- 重大な副作用として感染症（帯状疱疹、肺炎、敗血症、結核など）、消化管穿孔、リンパ球減少、好中球減少、ヘモグロビン減少、肝機能障害、黄疸、間質性肺炎、静脈血栓塞栓症、心血管系事象、悪性腫瘍に注意します。

- 鼻咽頭炎、頭痛、貧血、高脂血症、悪心、下痢など。

MEMO **抗RANKL抗体薬**

　抗RANKL抗体薬のデノスマブ（商品名：ランマーク、プラリア）は、破骨細胞分化誘導因子（RANKL）を標的としたヒト型IgG2モノクローナル抗体で、強力な骨吸収抑制作用があります。骨粗鬆症への適応後、2017年に「関節リウマチに伴う骨びらんの進行抑制」にも使用可能となりました。メトトレキサートなどの抗リウマチ薬を行っても効果不十分で、進行性の骨びらんが認められる場合に、骨密度増強、骨折予防などの目的で、抗リウマチ薬と併用します。

表 おもな疾患修飾抗リウマチ薬（DMARDs）

分類	一般名（商品名）
従来型経口抗リウマチ薬 （csDMARDs）	サラゾスルファピリジン（アザルフィジンEN） イグラチモド（ケアラム） ブシラミン（リマチル） メトトレキサート（リウマトレックス） タクロリムス（プログラフ） レフルノミド（アラバ） ミゾリビン（ブレディニン）
生物学的製剤（bDMARDs）	＜TNFα阻害薬＞ インフリキシマブ（レミケード） エタネルセプト（エンブレル） アダリムマブ（ヒュミラ） ゴリムマブ（シンポニー） セルトリズマブ ペゴル（シムジア） ＜IL-6阻害薬＞ トシリズマブ（アクテムラ） サリルマブ（ケブザラ） ＜T細胞活性化阻害＞ アバタセプト（オレンシア）
JAK阻害薬（tsDMARDs）	トファシチニブ（ゼルヤンツ） バリシチニブ（オルミエント） ペフィシチニブ臭化水素酸塩（スマイラフ）

その他の免疫抑制薬　　一般名（おもな商品名）

＜代謝拮抗薬＞
- アザチオプリン（イムラン、アザニン）
- ミゾリビン（ブレディニン）
- ミコフェノール酸モフェチル
  （セルセプト）
- レフルノミド（アラバ）

＜アルキル化薬＞
- シクロホスファミド水和物（エンドキサン）

＜細胞増殖シグナル阻害薬＞
- エベロリムス（サーティカン）

＜カルシニューリン阻害薬＞
- シクロスポリン
  （サンディミュン、ネオーラル）

＜JAK阻害薬＞
- 上記の表を参照のこと。

各種がん
代謝拮抗薬

悪性腫瘍の治療に用いられる代謝拮抗薬は、核酸合成を阻害するなどしてがん細胞の分裂・増殖を抑制します。葉酸代謝拮抗薬、ピリミジン代謝拮抗薬、プリン代謝拮抗薬などがあります。

ピリミジン代謝拮抗薬
テガフール・ギメラシル・オテラシル（TS-1）

一 般 名	テガフール・ギメラシル・オテラシル（TS-1）
商 品 名	ティーエスワン
剤 形	配合カプセルT：20mg、25mg　配合顆粒T：20mg/包、25mg/包 配合OD錠T：20mg、25mg
用法・用量	体表面積当たり1.25m^{2}未満：40mg/回　1.25〜1.5m^{2}未満：50mg/回　1.5m^{2}以上：60mg/回。増減量は40mg、50mg、60mg、75mg/回。 1日2回、28日間連日投与後14日間休薬（1クール）

♦ ♦ 服薬指導のポイント ♦ ♦

● TS-1の特徴は、代謝拮抗作用によるRNAあるいはDNAの生合性を阻害する（代謝拮抗作用）ことにより抗がん作用を示す「テガフール」という薬剤と、その効果を高めるために用いられる「ギメラシル」、そして、副作用軽減を目的とした「オテラシル」の配合による効果補完作用にあります。

● テガフールは体内で代謝され、フルオロウラシル（5-FU）へと変換され、効果を発揮します。ギメラシルは、テガフールが5-FU以外へ代謝分解するのを抑えるため、5-FUの作用が持続します。

● 通常、服用は28日間連続投与後に14日間の休薬期間をおきます（ただし、副作用がなく、臨床検査値に異常値がなければ、7日間休薬の場合などがあります）。がんの種類による服用方法を確認の上、服薬指導を行うことが大切です。

●食前に服用すると、5-FUの抗腫瘍効果が減弱する場合があるので、食後の服用が望ましいとされています。

  患者さんへ　この薬は、効果が一番発揮するように、食後に服用してください。

●相互作用を起す薬剤が多いため、他科を受診した際にはTS-1を服用していることを告げるよう指導します。

●多くの副作用が報告されており、なかには命にかかわる重大な副作用もあります。服用する前に必ず副作用の情報を伝え、疑わしい症状があらわれたら、ただちに医師か薬剤師に連絡するよう指導します。

 患者さんへ　38℃以上の発熱、下痢、口内炎、吐き気や嘔吐などがみられたら、服用をやめて、ただちに医師か薬剤師に連絡してください。

❶処方せんの確認事項

- TS-1は、胃がん、結腸・直腸がん、頭頸部がん、非小細胞肺がん、手術不能または再発乳がん、膵がん、胆道がんに適応があります。
- 重篤な骨髄抑制・腎障害・肝障害、他のフッ化ピリミジン系抗悪性腫瘍薬・フルシトシン投与中、本剤過敏症、妊婦または妊娠の可能性のある人には投与できません（禁忌）。

❷注意すべき相互作用

- 併用禁忌：フッ化ピリミジン系抗悪性腫瘍薬（フルオロウラシル、テガフール・ウラシル配合剤、テガフール、ドキシフルリジン、カペシタビン）、ホリナート・テガフール・ウラシル療法（ユーゼル・ユーエフティなど）、レボホリナート・フルオロウラシル療法（アイソボリン・5-FUなど）、フッ化ピリミジン系抗真菌薬（フルシトシン；アンコチル）
- **フェニトイン中毒**：フェニトイン（フェニトインの代謝を抑制）
- **血液障害、消化管障害などの増強**：他の抗悪性腫瘍薬、放射線照射など
- 重篤な骨髄抑制：トリフルリジン・チピラシル塩酸塩配合薬
- **右記の薬剤の作用を増強**：ワルファリンカリウム

❸代表的な副作用

- 重大な副作用として、骨髄抑制、溶血性貧血、播種性血管内凝固症候群（DIC）、重篤な肝障害・腸炎・腎障害・口内炎、間質性肺炎、心筋梗塞、狭心症、不整脈、心不全、脱水症状、消化管潰瘍、消化管出血、中毒性表皮壊死融解症（TEN）、皮膚粘膜眼症候群（スティーブンス・ジョンソン症候群）、白質脳症等を含む精神神経障害、嗅覚脱失、涙道閉塞などに注意します。

- 消化管障害（食欲不振、悪心・嘔吐、下痢など）、全身倦怠感、口内炎など。

- 特に女性に色素沈着が発生するという報告があるため、直射日光を避けるなどの予防法を説明したほうがよいでしょう。

❹その他のポイント

- TS-1には、「服薬記録」、「受診時提示カード」があります。服薬記録を用いることで、服薬状況の確認、副作用の早期発見、危険回避などが可能となります。また、受診時提示カードは、併用禁忌のある薬剤を服用していることを示すカードです。告知されていない患者さんが他の医療機関を受診する際に用います。

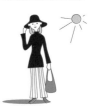

図　TS-1の代表的な服用スケジュール

1クール

連続服用期間 28日間（4週間）	休薬期間 14日間（2週間）

これを1クールとして、患者の症状や副作用をみながら繰り返す

その他のピリミジン代謝拮抗薬　　一般名（おもな商品名）

- フルオロウラシル（5-FU）
- ドキシフルリジン（フルツロン）
- カペシタビン（ゼローダ）
- テガフール（フトラフール）
- テガフール・ウラシル（ユーエフティ）
- シタラビン（キロサイド）
- シタラビン　オクホスファート水和物（スタラシド）
- エノシタビン（サンラビン）
- ゲムシタビン塩酸塩（ジェムザール）
- トリフルリジン・チピラシル塩酸塩（ロンサーフ）

各種がん

抗ホルモン薬

性ホルモンが関与する悪性腫瘍には乳がん、子宮体がん、前立腺がんなどがあります。抗ホルモン薬は、腫瘍の増殖を抑制する目的で使用されます。

タモキシフェンクエン酸塩（tamoxifen citrate）

一 般 名	タモキシフェンクエン酸塩
商 品 名	ノルバデックス
剤 形	錠剤：10mg、20mg
用法・用量	10mg錠：1日20mg、1～2回分服。1日最大40mgまで　20mg錠：1日1回20mg服用。1日最大2錠（40mg）まで

◆ ◆ 服薬指導のポイント ◆ ◆

● タモキシフェンは、閉経前および閉経後のエストロゲン受容体陽性乳がんの標準治療に用いられます。

● 長期服用時の副作用として、子宮体がん、子宮肉腫、子宮内膜ポリープなどがあります。無月経や月経異常、性器不正出血などの症状があらわれたら、ただちに受診するよう指導します。

患者さんへ　生理が止まったり遅れたり、あるいは性器からの出血が生理予定日以外にみられたりした場合は、すぐに医師か薬剤師に相談してください。

● 抗ホルモン薬の影響で、のぼせやほてり、発汗、嘔吐など更年期（閉経期）の症状に似た副作用があらわれます。通常は、次第に軽快してきますが、症状が長引いたり深刻な場合は、医師か薬剤師に相談するよう伝えます。

❶処方せんの確認事項

- 本剤過敏症、妊婦または妊娠の可能性のある人には投与できません（禁忌）。

❷注意すべき相互作用

- **右記の薬剤の作用が増強**：クマリン系抗凝固薬（ワルファリンなど）
- **本剤の作用が増強**：リトナビル
- **本剤の作用が減弱**：SSRI（パロキセチンなど）、リファンピシン

❸代表的な副作用

- 重大な副作用として、無顆粒球症、白血球減少、視力異常、視覚障害、血栓塞栓症、静脈炎、劇症肝炎、肝炎、胆汁うっ滞、高カルシウム血症、子宮筋腫、子宮内膜ポリープ、子宮内膜増殖症、間質性肺炎、アナフィラキシー、血管浮腫、皮膚粘膜眼症候群（スティーブンス・ジョンソン症候群）、水疱性類天疱瘡、膵炎などに注意します。
- 無月経、月経異常、悪心・嘔吐、食欲不振、ほてり・潮紅、頭痛など。

❹その他のポイント

- タモキシフェンをはじめとする、腫瘍増殖抑制を目的として用いる抗ホルモン薬は、薬剤自体には直接、細胞を傷害する作用はありません。それゆえ、ほかの抗がん剤に比べ、重大な副作用もほとんどありません。なお、ホルモン療法にみられる副作用については、タモキシフェン長期投与下においても、腟萎縮、骨粗鬆症、心疾患などが発生する危険性は上昇しないとみられています。

その他の抗ホルモン薬　（一般名または商品名）

＜アロマターゼ阻害薬＞
- アナストロゾール（アリミデックス）
- エキセメスタン（アロマシン）
- レトロゾール（フェマーラ）

＜抗アンドロゲン薬＞
- ビカルタミド（カソデックス）
- フルタミド（オダイン）
- クロルマジノン酢酸エステル（プロスタール）

＜プロゲステロン製剤＞
- メドロキシプロゲステロン酢酸エステル（ヒスロンH）

＜GnRHアゴニスト＞
- ゴセレリン酢酸塩（ゾラデックス）
- リュープロレリン酢酸塩（リュープリン）

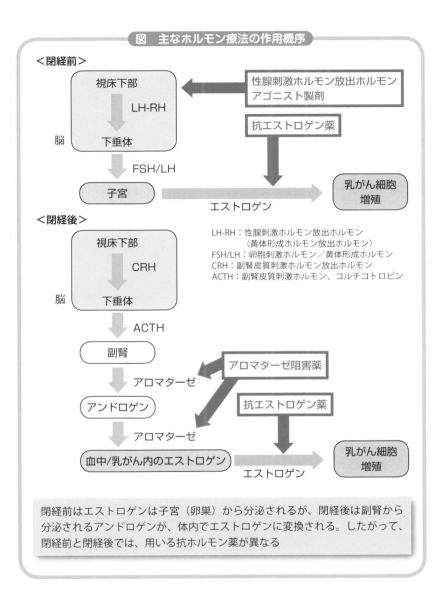

図 主なホルモン療法の作用機序

＜閉経前＞

視床下部
LH-RH
下垂体

脳

性腺刺激ホルモン放出ホルモン
アゴニスト製剤

抗エストロゲン薬

FSH/LH

子宮　→　エストロゲン　→　乳がん細胞
増殖

＜閉経後＞

視床下部
CRH
下垂体

脳

ACTH

副腎

アロマターゼ

アンドロゲン

アロマターゼ

血中/乳がん内のエストロゲン　→　エストロゲン　→　乳がん細胞
増殖

アロマターゼ阻害薬

抗エストロゲン薬

LH-RH：性腺刺激ホルモン放出ホルモン
　　　　（黄体形成ホルモン放出ホルモン）
FSH/LH：卵胞刺激ホルモン／黄体形成ホルモン
CRH：副腎皮質刺激ホルモン放出ホルモン
ACTH：副腎皮質刺激ホルモン、コルチコトロピン

閉経前はエストロゲンは子宮（卵巣）から分泌されるが、閉経後は副腎から
分泌されるアンドロゲンが、体内でエストロゲンに変換される。したがって、
閉経前と閉経後では、用いる抗ホルモン薬が異なる

各種がん、免疫性疾患
分子標的薬

分子標的薬は、がん細胞の増殖や転移に関する分子を標的に、その作用を阻害することでがん細胞の増殖や進展を抑えるという、抗がん薬とはまったく異なる作用機序を持つ治療薬です。

小分子化合物
ゲフィチニブ（gefitinib）

一 般 名	ゲフィチニブ
商 品 名	イレッサ
剤 形	錠剤：250mg
用法・用量	1日1回250mg。高齢者は食後服用が望ましい

◆ ◆ 服薬指導のポイント ◆ ◆

● ゲフィチニブは、肺がん細胞の表面に存在している、上皮成長因子受容体（EGFR）の細胞内ATP結合部位であるチロシンキナーゼを選択的に阻害し、細胞増殖が次のステップに進むの（シグナル伝達）を抑制することで、腫瘍細胞の増殖を抑制します。

● 特に注意すべき副作用として、急性肺障害や間質性肺炎が報告されており、処置が遅れると致死的な経過をたどる場合があることを説明し、呼吸器症状がみられたら、ただちに相談するよう指導します。

  発熱、息切れ、呼吸がしにくい、乾いた咳などがみられたら、ただちに受診してください。

● グレープフルーツに含まれる成分は、免疫抑制作用を増強させる場合があるため、グレープフルーツジュースなどの摂取を控えるよう指導します。また、セイヨウオトギリソウ（セント・ジョーンズ・ワート）含有の食品は効果を減弱させる場合があるので、注意を促します。

● 口内炎、爪の発育異常など、細胞増殖の著しい部位で障害が起こりや

すい傾向にあります。気になる症状があらわれたら、医師か薬剤師に相談するよう伝えます。
- 下痢が起こりやすくなるため、下痢が続く場合は、医師や薬剤師に相談するよう指導します。

❶処方せんの確認事項

- ゲフィチニブは、手術不能または再発した非小細胞肺がんに適応が認められています。
- 本剤投与中の女性には妊娠を避けるよう指導します（動物実験による胎児の異常、出生児の早期死亡などの報告あり）。

❷注意すべき相互作用

- **本剤の作用の減弱**：CYP3A4誘導薬〔フェニトイン、カルバマゼピン、リファンピシン、バルビツール酸系薬剤、セイヨウオトギリソウ（セント・ジョーンズ・ワート）含有食品〕、PPI（オメプラゾールなど）、H₂受容体拮抗薬（ラニチジンなど）
- **本剤の作用の増強**：CYP3A4阻害薬〔アゾール系抗真菌薬（イトラコナゾールなど）、マクロライド系抗菌薬（エリスロマイシンなど）、リトナビルなど〕、グレープフルーツジュースなど
- **出血**：ワルファリン

❸代表的な副作用

- 重大な副作用として、急性肺障害、間質性肺炎、重度の下痢、脱水、中毒性表皮壊死融解症（TEN）、皮膚粘膜眼症候群（スティーブンス・ジョンソン症候群）、多形紅斑、肝炎、肝機能障害、血尿、出血性膀胱炎、急性膵炎、消化管穿孔、消化管潰瘍、消化管出血などに注意します。
- 発疹、下痢、皮膚乾燥など。

その他の分子標的薬　　　　一般名（おもな商品名）

- **286ページの表を参照のこと。**

表　おもな分子標的薬

一般名	商品名	標的分子	おもな適応
小分子化合物			
ゲフィチニブ	イレッサ	EGFR	非小細胞肺がん
イマチニブメシル酸塩	グリベック	Kit、Bcr-Abl、PDGFR	慢性骨髄性白血病、KITほか
ボルテゾミブ	ベルケイド	プロテアソーム	多発性骨髄腫
エルロチニブ塩酸塩	タルセバ	EGFR	非小細胞肺がん
ソラフェニブトシル酸塩	ネクサバール	VEGFR、PDGFR、Raf	腎細胞がん、肝細胞がん
スニチニブリンゴ酸塩	スーテント	VEGFR、PDGFR、Kit ほか	腎細胞がん、膵神経内分泌腫瘍
ラパチニブトシル酸塩水和物	タイケルブ	EGFR、HER2	乳がん
レゴラフェニブ水和物	スチバーガ	VEGFR、PDGFR、Kit ほか	結腸・直腸がん、消化管間質腫瘍
エベロリムス	アフィニトール	mTOR	腎細胞がん、乳がん
テムシロリムス	トーリセル	mTOR	腎細胞がん
モノクローナル抗体			
トラスツズマブ	ハーセプチン	HER2	乳がん、胃がん
ペルツズマブ	パージェタ	HER2	乳がん
ベバシズマブ	アバスチン	VEGF	大腸がん、非小細胞肺がん
リツキシマブ	リツキサン	CD20	非ホジキンリンパ腫
セツキシマブ	アービタックス	EGFR	大腸がん、頭頸部がん
パニツムマブ	ベクティビックス	EGFR	結腸・直腸がん
ニボルマブ	オプジーボ	PD-1	非小細胞肺がん、悪性黒色腫
ペムブロリズマブ	キイトルーダ	PD-1	非小細胞肺がん、悪性黒色腫
イピリムマブ	ヤーボイ	CTLA-4	悪性黒色腫、腎細胞がん

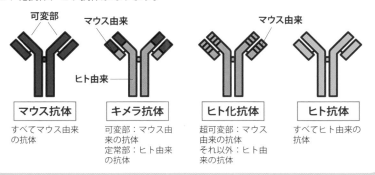

図　モノクローナル抗体

モノクローナル抗体は、1つのB細胞クローンが作る1つの抗体であり、特定の抗原決定基と結合します。モノクローナル抗体には、マウス抗体、キメラ抗体、ヒト化抗体、ヒト抗体があります。

マウス抗体
すべてマウス由来の抗体

キメラ抗体
可変部：マウス由来の抗体
定常部：ヒト由来の抗体

ヒト化抗体
超可変部：マウス由来の抗体
それ以外：ヒト由来の抗体

ヒト抗体
すべてヒト由来の抗体

MEMO **コンパニオン診断薬**

　ある治療薬が使用対象患者に効果があるかどうかを、治療の前にあらかじめ検査することを「コンパニオン診断」といいます。その診断のために使う薬が、コンパニオン診断薬です。

　たとえば、「*BRAF*遺伝子変異を有する根治切除不能な悪性黒色腫」という効能・効果を有する抗がん薬の使用前に、その患者が*BRAF*遺伝子変異を有するかを検査するための診断薬が該当します。

【抗がん薬　BRAF阻害剤】
商品名：ゼルボラフ錠（一般名：ベムラフェニブ）
効能・効果：*BRAF*遺伝子変異を有する根治切除不能な悪性黒色腫
コンパニオン診断薬：コバスBRAF V600変異検出キット

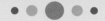

医薬品情報の収集

　医薬品情報の収集にあたっては、信頼性の高い情報源を選択することが大切になります。入手した情報は、専門的な評価を行った上で利用しましょう。

・厚生労働省：診療報酬関連情報など
　http://www.mhlw.go.jp/
・医薬品医療機器総合機構（PMDA）：医療用医薬品情報検索
　https://www.pmda.go.jp/
・社会保険診療報酬支払基金：審査情報など
　http://www.ssk.or.jp/
・Minds ガイドラインライブラリ：診療ガイドラインなど
　https://minds.jcqhc.or.jp/
・PubMed：文献検索
　https://www.ncbi.nlm.nih.gov/pubmed/
・CiNii：文献検索
　https://ci.nii.ac.jp/
・国立成育医療研究センター 妊娠と薬情報センター：授乳中の薬の影響
　https://www.ncchd.go.jp/
・国立健康・栄養研究所：健康食品の有効性情報
　http://www.nibiohn.go.jp/eiken/
・公益財団法人日本中毒情報センター：中毒情報
　http://www.j-poison-ic.or.jp/homepage.nsf
（引用文献：医薬品情報業務の進め方2018、日本病院薬剤師会）

　そのほか、新薬に関する情報源としては、著者によるコラムもご参照ください。

・スピンアップ新薬：新薬情報（株式会社医療情報総合研究所）
　http://spinup.jmiri.net/

11章

発熱・痛みに
作用する薬剤

発熱・痛みの症状

発熱や痛みは、私たちが日常よく経験するものですが、疾患に伴う症状として、あるいは薬剤の副作用として発現することもあり、大切なシグナルでもあるのです。

●発熱・痛みとは？

　発熱とは、何らかの原因によって体温が異常に上昇した状態をいいます。発熱をきたす疾患の代表的なものが、細菌性感染症（扁桃炎、気管支炎、中耳炎、虫垂炎、腎盂腎炎）、ウイルス性感染症（インフルエンザなど）です。

　外傷（ケガなど）をすると、まず傷害受容器（皮膚や筋肉、内臓など）がその刺激を感知し、体内で痛みを感じさせる発痛物質（プロスタグランジン）が産生されます。さらに、末梢神経の受容器（Aδ線維とC線維）が刺激されます。Aδ線維は鋭い痛み、C線維は鈍い痛みを伝えます。したがって、痛みの治療は、原因の除去、発痛物質の抑制、伝達経路の遮断などになります。

　痛みに対して用いられる薬剤には、非ステロイド性抗炎症薬（NSAIDs）、アセトアミノフェン、オピオイド、神経障害性疼痛治療薬、ステロイド薬などがあります。また、本来は痛みの治療薬ではありませんが、抗うつ薬、抗てんかん薬、血管拡張薬、筋弛緩薬、抗不整脈薬などが鎮痛補助薬として用いられることもあります。

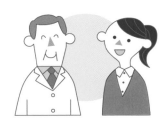

リウマチ性疾患、運動器疾患、疼痛性疾患など
非ステロイド性抗炎症薬（NSAIDs）

非ステロイド性抗炎症薬（NSAIDs）は、ステロイド作用を持たない抗炎症薬の総称であり、優れた解熱・鎮痛・消炎作用を持つことから、日常診療でよく使われる薬剤です。

非ステロイド性抗炎症薬（NSAIDs）

●非ステロイド性抗炎症薬（NSAIDs）は、ステロイドではないが、抗炎症作用、解熱・鎮痛作用を持つ薬剤です。NSAIDsは構造別に酸性と塩基性、中性に分類されます。酸性NSAIDsは、アラキドン酸からプロスタグランジン（PG）を産生するために必要なシクロオキシゲナーゼ（COX）という酵素の働きを阻害することで抗炎症作用を示します。

プロピオン酸系
ロキソプロフェンナトリウム水和物（loxoprofen sodium hydrate）

一 般 名	ロキソプロフェンナトリウム水和物
商 品 名	ロキソニン
剤 形	細粒剤：10%　錠剤：60mg。ロキソプロフェンナトリウム水和物としてパップ剤、テープ剤、ゲル剤もある
用法・用量	［関節リウマチ、変形性関節症などの鎮痛・消炎］1回60mg、1日3回、頓用は1回60〜120mg　［急性上気道炎の解熱・鎮痛］1回60mg頓用。原則1日2回まで。1日最大180mgまで

♦ ♦ 服薬指導のポイント ♦ ♦

●プロピオン酸系は、消炎および鎮痛作用があり、かつ副作用が少ない（すなわち安全性が高い）薬剤です。その中でもロキソプロフェンは、体内で活性体に変換されたのちに作用を示すプロドラッグで、鎮痛作用も強いです。胃障害などがより少ないという特徴があります。

●副作用は少ないとはいえ、消化器症状、肝障害、発疹などの副作用があります。空腹時の服用を避けることを患者に伝えます。

患者さんへ　消化器への負担は比較的少ない薬ですが、胃痛やむくみなどの症状があったら、医師か薬剤師に相談してください。空腹時に服用すると胃障害が起こりやすくなるので避けてください。

●効果発現は早いものの、持続時間は短い薬剤です。

●慢性疾患（関節リウマチ、変形性関節症）に対しては、長期投与が多いため、血液や肝機能などの定期検査を行うことを説明します。

❶処方せんの確認事項

- 消化性潰瘍、重篤な血液異常、重篤な肝・腎障害、重篤な心機能不全、本剤過敏症、アスピリン喘息（NSAIDs等による喘息発作の誘発）、妊娠後期の人には使用できません（禁忌）。

❷注意すべき相互作用

- **右記の薬剤の作用を増強**：クマリン系抗凝血薬（ワルファリン）、SU薬（トルブタミドなど）、メトトレキサート、炭酸リチウムなど

- **出血の危険性**：第Xa因子阻害薬

- **右記の薬剤の作用を減弱**：チアジド系利尿薬（ヒドロクロロチアジドなど）、降圧薬（ACE阻害薬、ARBなど）

- **痙攣**：ニューキノロン系抗菌薬（レボフロキサシンなど）

❸代表的な副作用

- 重大な副作用としてショック、アナフィラキシー、無顆粒球症、溶血性貧血、白血球減少、血小板減少、皮膚粘膜眼症候群（スティーブンス・ジョンソン症候群）、中毒性表皮壊死融解症（TEN）、急性腎障害、ネフローゼ症候群、間質性腎炎、うっ血性心不全、間質性肺炎、消化管出血、消化管穿孔、小腸・大腸の狭窄・閉塞、肝機能障害、黄疸、喘息発作、無菌性髄膜炎、横紋筋融解症などに注意します。

- 発疹、そう痒感、腹痛、胃部不快感、食欲不振、悪心・嘔吐、下痢、眠気、浮腫など。

❹その他のポイント

- アスピリン喘息は内服薬だけでなく、坐薬、貼付薬などでも起こるので、注意が必要です。

コキシブ系
セレコキシブ（celecoxib）

一　般　名	セレコキシブ
商　品　名	セレコックス
剤　　　形	錠剤：100mg、200mg
用法・用量	1回100〜200mg、1日2回、朝・夕食後

◆ ◆ 服薬指導のポイント ◆ ◆

- ●セレコキシブは、非ステロイド抗炎症薬（NSAIDs）の中でも炎症や疼痛に関与するCOX-2を選択的に阻害することで、抗炎症作用を発揮することから、「COX-2選択的阻害薬」と呼ばれる薬剤です。

- ●関節リウマチや変形性関節症、腰痛症、手術後、抜歯後の消炎・鎮痛などの消炎・鎮痛に用いられます。

- ●COX-2選択性が高いことから、従来のNSAIDsに比べて消化器障害の副作用が少なくなります。

- ●ロキソプロフェンナトリウムと比較すると胃障害の副作用が少ないとされていますが、本剤の使用に注意が必要であることに変わりはありません。

- ●関節リウマチ、変形性関節症などの慢性疾患への投与に際し、本剤は患者に対し、原因療法ではなく対症療法であることを説明することが大切です。

 患者さんへ　この薬は、炎症症状や痛みをやわらげるためのものであり、病気そのものを完治させる薬ではありません。

- ●頓服で服用する場合は、少なくとも6時間以上あけるよう指導します。

❶処方せんの確認事項

- 海外では、心筋梗塞、脳卒中などの重篤・致命的な血栓塞栓性疾患のリスクを増大させる可能性があり、そのリスクは投与期間とともに大きくなる可能性があると報告されています。使用に当たっては、心血管系の副作用の可能性を十分に考慮する必要があります。

- 本剤過敏症、アスピリン喘息（非ステロイド性消炎・鎮痛剤などによる喘息発作の誘発）、消化性潰瘍、重篤な肝・腎障害、重篤な心機能不全、冠動脈バイパス再建術の周術期、妊娠末期の人には使用できません（禁忌）。

❷注意すべき相互作用

- **右記の薬剤の作用を減弱**：ACE阻害薬（エナラプリルなど）、ARB（カンデサルタンなど）、フロセミド、チアジド系利尿薬（トリクロルメチアジドなど）

- **右記の薬剤の作用を増強**：リチウム、ワルファリン、デキストロメトルファン

- **本剤の作用を増強**：フルコナゾール

- **本剤の作用を減弱**：制酸薬

- **両剤の作用を増強**：フルバスタチン

- **本剤の作用が増強・右記の薬剤の作用が減弱**：パロキセチン

- **消化器障害**：アスピリン（消化性潰瘍など）、抗血小板薬（クロピドグレルなど。消化管出血）

❸代表的な副作用

- 重大な副作用として、ショック、アナフィラキシー、消化性潰瘍、消化管出血、消化管穿孔、心筋梗塞、脳卒中、心不全、うっ血性心不全、肝不全、肝炎、肝機能障害、黄疸、再生不良性貧血、汎血球減少症、無顆粒球症、急性腎障害、間質性腎炎、中毒性表皮壊死融解症（TEN）、皮膚粘膜眼症候群（スティーブンス・ジョンソン症候群）、多形紅斑、急性汎発性発疹性膿疱症、剥脱性皮膚炎、間質性肺炎に注意します。

- 傾眠、ALT・BUN増加、腹痛、下痢、口内炎、発疹など。

表　代表的な非ステロイド性抗炎症薬（NSAIDs）

分類	一般名	主な商品名
酸性		
サリチル酸系	アセチルサリチル酸	アスピリン
アントラニル系	メフェナム酸	ポンタール
アリール酸系		
フェニル酢酸系	ジクロフェナクナトリウム	ボルタレン
インドール酢酸系	インドメタシン	インテバン
ピラノ酢酸系	エトドラク	ハイペン
ナフタレン系	ナブメトン＊	レリフェン
プロピオン酸系	イブプロフェン	ブルフェン
	ロキソプロフェンナトリウム水和物＊	ロキソニン
	ナプロキセン	ナイキサン
オキシカム系	アンピロキシカム＊	フルカム
	メロキシカム	モービック
塩基性	チアラミド塩酸塩	ソランタール
中性　コキシブ系	セレコキシブ	セレコックス

セレコキシブは、COX-2選択的阻害作用を持つNSAIDsである
＊はプロドラッグ

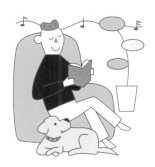

その他の非ステロイド性抗炎症薬（**NSAIDs**）　　　一般名（おもな商品名）

　● 上記の表を参照のこと。

頭痛・症候性神経痛・腰痛症・月経痛など
非ピリン系解熱鎮痛薬

ピリン系解熱鎮痛薬は、解熱鎮痛作用が強いものの、副作用も強いため、特に小児や高齢者などには、安全性の高い非ピリン系解熱鎮痛薬が用いられます。

アセトアミノフェン（acetaminophen）

一 般 名	アセトアミノフェン
商 品 名	カロナール
剤 形	細粒剤：20%（0.5g、1g/包）、50%（0.6g、1g/包）　錠剤：200mg、300mg、500mg　坐剤：小児用50mg、100mg、200mg、400mg　シロップ：2%（20mg/mL）
用法・用量	細粒剤・錠剤：［急性上気道炎］1回300 〜 500mg頓用、原則1日2回、1日最大1,500mgまで。［頭痛、腰痛症、月経痛、分娩後痛、がんによる疼痛などの鎮痛］1回300 〜 1,000mg、投与間隔は4 〜 6時間以上。1日最大4,000mg。［小児の解熱・鎮痛］1回10 〜 15mg/kg体重、投与間隔は4 〜 6時間以上。最大1回500mg、1日最大1,500mg（成人の用量を超えない）

◆ ◆ 服薬指導のポイント ◆ ◆

● アセトアミノフェンは、視床下部の体温調節中枢に作用して、体温の放熱を増大させることで解熱作用を示します。

● アセトアミノフェンは抗炎症作用は弱いものの、NSAIDsにみられる消化管障害や腎障害などの副作用はほとんどありません。その安全性の高さから、小児の解熱においては第一選択薬となっています。

● 過量摂取によって重篤な肝障害が発生する場合があるため、定期検査とともに、注意深い観察が必要です。

患者さんへ アルコールによって副作用が起こりやすくなりますので、飲酒は控えてください。空腹時の服用は避けてください。

❶処方せんの確認事項

- 重篤な肝障害が発現するおそれがあることに注意し、長期投与する場合には、定期的に肝機能検査を行うことが望ましいです。特に、1,500mg/日を超える高用量を長期投与する場合には慎重に投与します。

- 消化性潰瘍、重篤な血液の異常、重篤な肝・腎障害、重篤な心機能不全、過敏症、アスピリン喘息（非ステロイド性消炎鎮痛剤による喘息発作の誘発）のある人には使用できません（禁忌）。

❷注意すべき相互作用

- **重篤な肝障害**：アセトアミノフェンを含む薬剤

- **右記の薬剤の血中濃度が上昇**：リチウム製剤、クマリン系抗凝固薬（ワルファリン）

- **右記の薬剤の血中濃度が減少**：チアジド系利尿薬

- **肝障害**：カルバマゼピン、フェノバルビタール、フェニトイン、プリミドン、リファンピシン、イソニアジド、アルコール（飲酒）など

- **過度の体温下降**：抗菌薬

❸代表的な副作用

- 重大な副作用として ショック、アナフィラキシー、中毒性表皮壊死融解症（TEN）、皮膚粘膜眼症候群（スティーブンス・ジョンソン症候群）、急性汎発性発疹性膿疱症、喘息発作、劇症肝炎、肝機能障害、黄疸、顆粒球減少症、間質性肺炎、急性腎障害などに注意します。

❹その他のポイント

- 息に対してNSAIDsより安全ではありますが、注意は必要です。

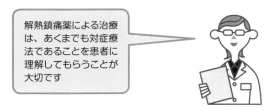

解熱鎮痛薬による治療は、あくまでも対症療法であることを患者に理解してもらうことが大切です

がん性疼痛など
オピオイド鎮痛薬

がん性疼痛における鎮痛薬の選択は、痛みの強さに応じて決めます。また、オピオイド鎮痛薬を投与開始するにあたり、副作用の対策も重要になります。

オピオイド鎮痛薬

- ●オピオイド鎮痛薬には麻薬性鎮痛薬とその類似薬（非麻薬性鎮痛薬）があり、鎮痛作用が強いため主にがん性疼痛や術後の疼痛コントロールに使用します。
- ●がん性疼痛に用いる鎮痛薬の選択は、WHO方式がん疼痛治療の3段階除痛ラダーが基準となっています。

図 WHO方式がん疼痛治療の3段階除痛ラダーと代表的な薬剤

❸ 中等度～高度の痛み

❷ 軽度～中等度の痛み

強オピオイド鎮痛薬
モルヒネ、オキシコドン、フェンタニルなど

❶ 軽度の痛み

弱オピオイド鎮痛薬
コデイン、トラマドールなど
±

非オピオイド鎮痛薬
（NSAIDsなど）
±鎮痛補助薬

非オピオイド鎮痛薬
±鎮痛補助薬

±

非オピオイド鎮痛薬
±鎮痛補助薬

分類	主な一般名	特徴
弱オピオイド	コデイン	鎮痛効果はモルヒネの1/10程度
	トラマドール	コデインの代替薬として使用
強オピオイド	モルヒネ	液・錠・散・坐・注射薬など剤形が豊富
	オキシコドン	生体内利用率は、モルヒネが約20%に対し、オキシコドン（経口）は60～80%
	フェンタニル	注射薬、貼付薬、口腔粘膜吸収製剤がある
	ヒドロモルフォン	徐放剤、即放性製剤、注射薬がある

麻薬性オピオイド鎮痛薬：モルフィナン系
モルヒネ硫酸塩水和物徐放剤（morphine sulfate hydrate）

一 般 名	モルヒネ硫酸塩水和物徐放剤
商 品 名	MSコンチン
剤　　　形	錠剤：10mg、30mg、60mg
用法・用量	1日20〜120mg、2回に分服。初回量は10mg

◆ ◆服薬指導のポイント ◆ ◆

- ●本剤は経口モルヒネ徐放剤です。痛みの強さに応じて投与量を決定し、12時間ごとに服用します。

- ●徐放剤は、急激な血中濃度の上昇による副作用の発現を避けるため、錠剤を砕いたり、噛み砕かないよう指示します。

患者さんへ 徐放剤は、ゆっくり溶け出して、効果が長く続くタイプです。噛まずに服用してください。

- ●MSコンチンは、食事の影響を受けにくいため、内服は食前、食後を気にする必要はありません。

- ●特に強い便秘が続くと、投与を中断せざるを得なくなるため、緩下剤などの予防対策が必須です。

患者さんへ ほとんどの人が、服用を始めたときから便秘しやすくなるので、便を出しやすくする薬も併せて服用してください。

❶処方せんの確認事項

- 重篤な呼吸抑制、気管支喘息発作中、重篤な肝障害、慢性肺疾患に続発する心不全、痙攣状態、急性アルコール中毒、アヘンアルカロイド過敏症、出血性大腸炎、ナルメフェン塩酸塩水和物投与中または投与中止後1週間以内の人には使用できません（禁忌）。

- 細菌性下痢の人には、やむを得ない場合以外は使用しないこと。

- 連用により薬物依存が生じることがあるので、慎重に投与します。

- 併用禁忌：ナルメフェン塩酸塩水和物（セリンクロ）
- **相加的に中枢神経抑制作用による呼吸抑制など**：中枢神経抑制薬（フェノチアジン誘導体、バルビツール酸誘導体など）、吸入麻酔薬、MAO阻害薬、三環系抗うつ薬、β遮断薬、アルコール
- **右記の薬剤の作用が増強**：ワルファリン、抗コリン薬
- **本剤の作用に拮抗**：ブプレノルフィン

❸代表的な副作用

- 重大な副作用としてショック、依存性、呼吸抑制、錯乱、せん妄、無気肺、気管支痙攣、喉頭浮腫、麻痺性イレウス、中毒性巨大結腸、肝機能障害に注意します。
- 便秘、悪心、嘔吐、眠気・傾眠など。

❹その他のポイント

- MSコンチンの半減期は約2.6時間であり、効果の持続時間は8〜12時間と考えられます。T_{max}は約2〜4時間で、効果判定の目安は2〜4時間です。
- 血中半減期が短いため、1日3回投与が必要な場合もあります。

ヒドロモルフォン塩酸塩徐放剤
（hydromorphone hydrochloride）

一 般 名	ヒドロモルフォン塩酸塩徐放剤
商 品 名	ナルサス
剤 形	徐放錠：2mg、6mg、12mg、24mg
用法・用量	1日1回4〜24mg

［初回］オピオイド不使用：1日4mgから開始。鎮痛効果・副作用を観察しながら用量調節

オピオイド使用中：モルヒネ経口薬1日量の1/5量を目安。

フェンタニル貼付剤使用中：貼付剤剥離後に適切な血中濃度に低下するまでの時間をあけ、低用量から投与を考慮。剥離直後の貼付は避ける

♦ ♦ ♦ 服薬指導のポイント ♦ ♦ ♦

● ヒドロモルフォンは、μオピオイド受容体に作用し鎮痛効果を発揮します。強オピオイドで、中等度〜高度の疼痛（とうつう）を伴うがんにおける鎮痛に用いられます。持続的な疼痛に定期服用します。

● 疼痛が増強した場合は、ヒドロモルフォン塩酸塩（ナルラピド）など即放性製剤の臨時追加投与を行います。

● 便秘や吐き気・嘔吐（おうと）が副作用としてあらわれることがあるので、その対策として便秘薬や吐き気止めの薬を併用することがあります。

● 徐放剤の服用の仕方を指導します。

患者
さんへ この薬は徐放性製剤です。薬を割ったり、かみ砕いたりすると、薬の成分が急に溶け出て副作用があらわれることがあります。必ず薬をそのまま飲んでください。

● 眠くなったり、めまいが起こったりすることがあるので、自動車などの危険を伴う機械の作業は避けるよう指導します。

● 通常とは異なる強い眠気があらわれた場合は、ただちに医師に連絡するよう指導します。

❶処方せんの確認事項

- ヒドロモルフォンは麻薬および向精神薬取締法の規制対象薬であり、法令に準拠した取り扱いが求められます。

- 重篤（じゅうとく）な呼吸抑制、気管支喘息（ぜんそく）発作中、慢性肺疾患に続発する心不全、痙攣（けいれん）状態、麻痺（まひ）性イレウス、急性アルコール中毒、本剤過敏症、出血性大腸炎、ナルメフェン塩酸塩水和物投与中または投与中止後1週間以内の人には使用できません（禁忌（きんき））。

- 連用中の急激な減量、突然の中止などにより、退薬症候が生じることがあります。

❷注意すべき相互作用

- 併用禁忌：ナルメフェン塩酸塩水和物（セリンクロ）

- 相加的に中枢神経抑制作用による呼吸抑制など：中枢神経抑制薬（フェノチアジン誘導体、バルビツール酸誘導体）、吸入麻酔薬、MAO阻害薬、三環

系抗うつ薬、β遮断薬、アルコール

- **右記の薬剤の作用が増強**：ワルファリン、抗コリン薬
- **本剤の作用が減弱**：ブプレノルフィン、ペンタゾシンなど

❸代表的な副作用

- 重大な副作用として、依存性、呼吸抑制、意識障害、イレウス（麻痺性イレウスを含む）、中毒性巨大結腸などに注意します。
- 傾眠、悪心、嘔吐、便秘など。

❹その他のポイント

- がん性疼痛の治療では、定時投与として徐放剤を、突出痛などには同一成分の即放性製剤を使用します。ナルサスと同じ成分の「ナルラピド」は、即放性製剤としてレスキュー・ドーズに使用します。
- 経口投与の効力比は、ヒドロモルフィン6mg：モルヒネ30mg（1：5）になります。

オキシコドン塩酸塩水和物徐放剤
（oxycodone hydrochloride hydrate）

一 般 名	オキシコドン塩酸塩水和物徐放剤
商 品 名	オキシコンチン
剤 形	徐放錠（TR錠）：5mg、10mg、20mg、40mg。
用法・用量	［がん性疼痛］1日10〜80mg、2回に分服

● ● 服薬指導のポイント ● ●

- ●オキシコドン塩酸塩（以下、オキシコドン）は、モルヒネ製造時に生じるテバインから合成されたモルヒネ類似の薬剤であり、モルヒネよりも強力な鎮痛作用を持っています。
- ●オキシコドンは代謝物の薬理活性が微量なため、腎機能の低下した患者にも使いやすいとされています。
- ●モルヒネやフェンタニルに比べ、早期から投与できます。
- ●多くみられる副作用は、便秘、嘔気・嘔吐、眠気などです。便秘の対

策には、緩下剤などを用い、嘔気・嘔吐には制吐剤を用います。

**患者
さんへ** ほとんどの人が、服用を始めたときから便秘しやすくなるので、便を出しやすくする薬も併せて服用してください。

**患者
さんへ** 服用を始めたころに吐き気を感じる人が多いため、吐き気止めの薬も服用してください。

●本剤のマトリックス基剤（抜け殻）が、人工肛門あるいは糞便中に排泄される場合があります。

**患者
さんへ** 糞便中に薬の抜け殻が排泄されることがあります。薬の成分は吸収されていますので、問題ありません。

❶処方せんの確認事項

- 重篤な呼吸抑制、気管支喘息発作中、慢性肺疾患に続発する心不全、痙攣状態（てんかん重積症、破傷風、ストリキニーネ中毒）、麻痺性イレウス、急性アルコール中毒、アヘンアルカロイド過敏症、出血性大腸炎、ナルメフェン塩酸塩水和物を投与中または投与中止後1週間以内の人には使用できません（禁忌）。

- 細菌性下痢の人には、原則として使用できません（原則禁忌）。

❷注意すべき相互作用

- 併用禁忌：ナルメフェン塩酸塩水和物（セリンクロ）

- 相加的に中枢神経抑制作用による呼吸抑制など：中枢神経抑制薬（フェノチアジン誘導体、バルビツール酸誘導体）、吸入麻酔薬、MAO阻害薬、三環系抗うつ薬、β遮断薬、アルコールなど

- 本剤の作用が減弱：ブプレノルフィン、ペンタゾシン

- 本剤の作用が増強：CYP3A4阻害薬（ボリコナゾールなど）

- 右記の薬剤の作用が増強：ワルファリン、抗コリン薬

❸代表的な副作用

- 重大な副作用としてショック、アナフィラキシー、依存性、呼吸抑制、錯乱、せん妄、無気肺、気管支痙攣、喉頭浮腫、麻痺性イレウス、中毒性巨大結腸、肝機能障害に注意します。

- 便秘、嘔気・嘔吐、眠気など。

❹その他のポイント

- オキシコンチンの半減期は約6〜9時間であり、効果の持続時間は12時間と考えられます。T$_{max}$は約2〜3時間で、効果判定の目安は2〜4時間です。

オキシコドン塩酸塩水和物
（oxycodone hydrochloride hydrate）

一 般 名	オキシコドン塩酸塩水和物
商 品 名	オキノーム
剤 形	散剤：2.5mg/0.5g、5mg/g、10mg/g、20mg/g
用法・用量	1日10〜80mg、4回に分服

◆ ◆ 服薬指導のポイント ◆ ◆

- ●オキシコドンの速放製剤であり、主にレスキュー薬として用います。
- ●多くみられる副作用は、便秘、嘔気・嘔吐、眠気などです。
- ●オキシコドン徐放剤の服用時間よりも前に痛みが強くなった場合は、オキノーム1回分を服用し、その上でオキシコドン徐放剤は時間を変えずに服用するよう指導します。

❶その他のポイント

- 禁忌、注意すべき相互作用、副作用は、オキシコンチンを参照。

- オキノームの半減期は約4.5〜6時間であり、効果の持続時間は約4〜6時間と考えられます。T$_{max}$は100〜120分で、効果判定の目安は1時間以上です。レスキュー薬としての服用間隔は30分〜1時間程度です。

- レスキュードーズの1回量は、定時投与中のオキシコドン塩酸塩経口製剤の1日量の1/8〜1/4とします。

麻薬性オピオイド鎮痛薬：フェニルピペリジン系
フェンタニル（fentanyl）

一 般 名	フェンタニル
商 品 名	デュロテップMT
剤 形	MTパッチ：2.1mg、4.2mg、8.4mg、12.6mg、16.8mg
用法・用量	胸部、腹部、上腕部、大腿部などに貼付。3日ごと（約72時間）に貼り替える

♦ ♦服薬指導のポイント ♦ ♦

● デュロテップMTは経皮吸収型であり、1回の貼付で約72時間効果が続きます。

● モルヒネに比べて便秘、精神依存、傾眠などの副作用が少ないのが特徴です。腎機能障害のある人や経口投与が不可能な人に有用です。

● デュロテップMTは、モルヒネをはじめとするオピオイド鎮痛薬から切り替えて使用します。初回貼付時には、効果が発揮されるまでに12〜24時間かかるため、先行モルヒネ製剤の併用投与が必要です。

● 初回貼付時または貼付中に痛みが出現した場合には、レスキューモルヒネを使用します。

● モルヒネからの切り替えでは、嘔気・嘔吐、便秘、眠気などの副作用が生じることがあります。

● 貼付は胸部、腹部、上腕部、大腿部などを選びます。貼付して約30秒間（患者には、「テレビのコマーシャル2本くらい」と説明するとわかりやすい）は手のひらでしっかりと押さえつけ、デュロテップMTの縁の部分が皮膚面に完全に接着するよう指導します。

● フェンタニルの過量投与は呼吸抑制を招き、死に至ることがあります。貼付中は、外部熱源への接触、熱い温度での入浴などを避け、発熱時には患者の状態を十分に観察します。

患者さんへ　貼付部位が電気パッド、電気毛布、湯たんぽなどの熱源に接しないようにしてください。また、熱い温度での入浴も避けてください。

❶処方箋の確認事項

- 本剤過敏症、ナルメフェン塩酸塩投与中または投与中止後1週間以内の人（禁忌）。

❷注意すべき相互作用

- **併用禁忌**：ナルメフェン塩酸塩水和物（セリンクロ）
- **相加的に中枢神経抑制作用による呼吸抑制**：中枢神経抑制薬（フェノチアジン誘導体、バルビツール酸誘導体など）、全身麻酔薬、三環系抗うつ薬、MAO阻害薬、オピオイド系薬剤、アルコールなど
- **セロトニン症候群**：SSRI、SNRIなど
- **本剤の作用が減弱**：CYP3A4誘導薬（リファンピシンなど）
- **本剤の作用を増強**：CYP3A4阻害薬（リトナビルなど）

❸代表的な副作用

- 重大な副作用として依存性、呼吸抑制、意識障害、ショック、アナフィラキシー、痙攣（けいれん）に注意します。
- 傾眠・眠気、貼付部のそう痒（よう）感、紅斑、発疹、便秘、嘔気（おうき）・嘔吐（おうと）など。

❹その他のポイント

- フェンタニルの血中半減期は約17時間で、効果の持続時間は72時間です。T_{max}は約45時間で、効果判定の目安は24時間です。

非麻薬性オピオイド鎮痛薬
トラマドール塩酸塩・アセトアミノフェン

一 般 名	トラマドール塩酸塩・アセトアミノフェン
商 品 名	トラムセット
剤 形	配合錠
用法・用量	［非がん性慢性疼痛］1回1錠、1日4回。［抜歯後の疼痛］1回2錠。1日最大8錠まで。投与間隔は4時間以上、空腹時を避ける

◆ ◆ 服薬指導のポイント ◆ ◆

●トラムセットは非麻薬性オピオイド鎮痛薬です。トラマドールは依存性が少なく医療用麻薬には該当しませんが、長期連用で依存性が生じる場合もあります。投与した日から鎮痛効果を発揮します。

●トラマドールの鎮痛効果は、μ-オピオイド受容体への作用、セロトニン・ノルアドレナリン再取り込み阻害作用によるものと考えられています。アセトアミノフェンは、主に中枢神経系で鎮痛効果を示します。トラムセットは、トラマドールとアセトアミノフェンの両者の鎮痛効果を併せ持つ薬剤です。

●WHOが提唱する「3段階除痛ラダー」において、アセトアミノフェンは第一段階、トラマドールは第二段階に位置づけられています。トラムセットは第二段階の痛みに対して使われます。

●トラムセットは、治療困難な非がん性慢性痛、抜歯後痛鎮痛の鎮痛に用いられます。

●トラムセットは、医療用麻薬および向精神薬に指定されていないため扱いやすい薬剤ですが、トラマドールにみられる過量投与による呼吸抑制や昏睡などの副作用に注意が必要です。アセトアミノフェンによる重篤な肝障害にも注意します。

●副作用の発現を抑えるため、アセトアミノフェンが含まれる風邪薬との併用や服用中の飲酒を行わないよう患者さんに指導します。

 患者さんへ 服用中は、アセトアミノフェンが含まれる風邪薬や飲酒を控えてください。副作用が起こりやすくなります。

●オピオイド鎮痛薬に起こりやすい便秘は、トラムセットでは少ないものの、強い便秘が起こる場合は、下剤の併用で対処します。

●眠気やめまいなどの副作用に対しては、自動車の運転や危険を伴う機械の作業などを避けるよう患者さんを指導します。

●吐き気、めまい、眠気、便秘などの副作用は、継続して服用していくと軽くなる場合もあります。

- 12歳未満の小児、アルコール・睡眠薬・鎮痛薬・オピオイド鎮痛薬・向精神薬による急性中毒、MAO阻害薬投与中または投与中止後14日以内、ナルメフェン塩酸塩投与中または投与中止後1週間以内、治療により十分な管理がされていないてんかん患者、消化性潰瘍、重篤な血液の異常、重篤な肝・腎障害、重篤な心機能不全、アスピリン喘息（NSAIDsによる喘息発作の誘発）、本剤過敏症の人には使用できません（禁忌）。
- 重篤な肝障害の発現に注意し、アセトアミノフェンが1日1,500mgを超す高用量で長期投与する場合には、定期的な肝機能検査などを行う必要があります。
- 感染症を不顕性化するおそれがあるので、注意深く観察します。
- がん性疼痛には適応がありません。

❷注意すべき相互作用

- **併用禁忌**：MAO阻害薬［セレギリン塩酸塩（エフピー）、ラサギリンメシル酸塩（アジレクト）、サフィナミドメシル酸塩（エクフィナ）］、ナルメフェン塩酸塩（セリンクロ）
- **相加的に作用が増強**：オピオイド鎮痛薬、中枢神経抑制薬（フェノチアジン系薬、催眠鎮静薬など）、三環系抗うつ薬、セロトニン作用薬、リネゾリド、飲酒、キニジン
- **本剤の作用が減弱**：カルバマゼピン、フェノバルビタール、フェニトイン、プリミドン、リファンピシン、イソニアジド、オンダンセトロン塩酸塩水和物、ブプレノルフィン、ペンタゾシンなど
- **右記の薬剤の作用が増強**：ジゴキシン、ワルファリン
- **本剤の作用が減弱・右記の薬剤の作用が増強**：エチニルエストラジオール含有製剤

❸代表的な副作用

- 重大な副作用として、ショック、アナフィラキシー、痙攣、意識消失、依存性、中毒性表皮壊死融解症（TEN）、皮膚粘膜眼症候群（スティーブンス・ジョンソン症候群）、急性汎発性発疹性膿疱症、間質性肺炎、間質性腎炎、急性腎障害、喘息発作の誘発、劇症肝炎、肝機能障害、黄疸、顆粒球減少症、呼吸抑制に注意します。
- 傾眠、浮動性めまい、悪心、嘔吐、便秘など。

表　非麻薬性オピオイド

一般名	商品名	剤形	適応
トラマドール塩酸塩	トラマール	錠剤、注射剤	非オピオイドで治療困難な疼痛を伴う各種がん・慢性疼痛における鎮痛（錠剤）
トラマドール塩酸塩徐放剤	ワントラム	錠剤	同上
トラマドール塩酸塩・アセトアミノフェン	トラムセット	錠剤	非オピオイドで治療困難な①非がん性慢性疼痛、②抜歯後の疼痛の鎮痛
ペンタゾシン	ソセゴン	錠剤、注射剤	各種がんにおける鎮痛、麻酔補助（注射）など
ブプレノルフィン塩酸塩	レペタン	坐剤、注射剤	術後・各種がんの鎮痛、麻酔補助（注射）など
ブプレノルフィン	ノルスパン	テープ	非オピオイドで治療困難な変形性関節症および腰痛症に伴う慢性疼痛における鎮痛

その他のオピオイド鎮痛薬

一般名（おもな商品名）

＜麻薬性オピオイド＞

- コデインリン酸塩水和物（コデインリン酸塩）
- モルヒネ塩酸塩水和物（アンペック、オプソ）
- モルヒネ塩酸塩水和物徐放剤（パシーフ）
- オキシコドン塩酸塩水和物（オキファスト）
- ヒドロモルフォン塩酸塩（ナルラピド、ナルベイン）
- フェンタニルクエン酸塩（フェンタニル、フェントス、イーフェン、アブストラル）
- フェンタニル（デュロテップ、ワンデュロ、ラフェンタ）
- ペチジン塩酸塩（ペチロルファン）
- メサドン塩酸塩（メサペイン）
- タペンタドール塩酸塩徐放剤（タペンタ）

＜非麻薬性オピオイド＞

- 上記の表を参照のこと。

神経障害性疼痛

神経障害性疼痛治療薬

帯状疱疹後神経痛、糖尿病性神経障害、坐骨神経痛などは、一般的な鎮痛薬が効きにくく、治療に難渋する疾患です。神経障害性疼痛治療薬は、神経障害性疼痛全般に用います。

プレガバリン（pregabalin）

一 般 名	プレガバリン
商 品 名	リリカ
剤 形	カプセル：25mg、75mg、150mg　OD錠：25mg、75mg、150mg
用法・用量	初期量1日150mg、2回分服。1週間以上かけて1日300mgまで漸増。［神経障害性疼痛］1日最大600mgまで　［線維筋痛症に伴う疼痛］300〜450mgで維持。1日最大450mgまで

◆ ◆ 服薬指導のポイント ◆ ◆

● 神経障害性疼痛は病態が複雑なため、非ステロイド性抗炎症薬などの一般的な鎮痛薬の効果は期待できません。

● プレガバリンは、帯状疱疹後神経痛、糖尿病神経障害、坐骨神経痛、脊髄損傷後疼痛、線維筋痛症などに優れた効果があり、国際疼痛学会などで第一選択薬に推奨されています。

● 神経障害性疼痛では、神経伝達物質が過剰に放出されることによって痛みを生じます。プレガバリンは、神経伝達物質の過剰放出を抑制することで痛みをやわらげます。

● めまい、傾眠、意識消失などがあらわれることがあり、自動車の運転や危険を伴う機械の操作を行わないよう指導します。

● 突然の服用の中断で不眠、悪心、頭痛、下痢などの症状があらわれることがあります。中止する場合は、1週間かけて徐々に減量します。

● 腎機能が低下している人では副作用があらわれやすくなるため、投与量や投与間隔を調整します。

❶処方せんの確認事項

- 腎機能が低下している人や高齢者の投与量を確認します。

- 初期投与量の確認、1週間かけて増量しているかなどを確認します。

❷注意すべき相互作用

- **呼吸不全、昏睡**：中枢神経抑制薬（オピオイド系鎮痛薬）

- **相加的作用による認知機能障害など**：オキシコドン、ロラゼパム、アルコール

- **血管浮腫（ふ しゅ）**：ACE阻害薬など

- **末梢性浮腫、心不全の発症・悪化**：チアゾリジン系薬など

❸代表的な副作用

- 重大な副作用としてめまい、傾眠、意識消失、心不全、肺水腫（はい すい しゅ）、横紋筋融解（おう もん きん ゆう かい）症、腎不全、血管浮腫、低血糖、間質性肺炎、ショック、アナフィラキシー、皮膚粘膜眼症候群（スティーブンス・ジョンソン症候群）、多形紅斑、劇症肝炎、肝機能障害などに注意します。

- 浮動性めまい、傾眠、浮腫など。

❹その他のポイント

- 神経障害性疼痛の治療には、プレガバリンのほかに以下の薬剤も用います。
  ＊三環系抗うつ薬：アミトリプチリン、イミプラミン（適応外）など

  ＊SNRI：デュロキセチン（165ページ参照）

  ＊抗てんかん薬：ガバペンチン（適応外、169ページ参照）

  ＊神経障害性疼痛緩和薬：ミロガバリンベシル酸塩（タリージェ）

  ＊鎮痛作用を有する生物組織抽出物：ワクシニアウイルス接種家兎炎症皮膚抽出液含有製剤（ノイロトロピン）

MEMO **神経障害性疼痛**

　神経障害性疼痛とは、病気やケガなどが原因となり、神経が障害されたり圧迫されることで痛みやしびれを生じることをいいます。帯状疱疹後神経痛や糖尿病性神経障害、坐骨神経痛などがあります。

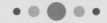

● ● ● ● ●

医薬品リスク管理計画

　令和2年度調剤報酬改定において、薬剤服用歴管理指導料の服薬指導に用いる資材として「医薬品リスク管理計画(RMP)に基づく患者向け資材を活用すること」が追記されました。

　『医薬品リスク管理計画』（RMP：Risk Management Plan）は、個々の医薬品のリスク（副作用）について、承認・審査の段階から安全性上の検討課題を特定し、市販後に実施される「情報収集」や医療従事者への「情報提供」など、医薬品のリスクを低減するための一連の取り組みを文章にまとめたものです。

　RMPは以下の3要素から構成されています。

1) 安全性検討事項〔①重要な特定されたリスク（重大な副作用とその他の副作用：添付文書に記載）、②潜在的リスク（開発段階で十分確認されていない副作用：RMPに記載）、③不足情報（治験対象から除外されている高齢者、腎・肝機能障害者、妊婦、授乳婦、小児などの情報：RMPに記載）〕
2) 医薬品安全性監視活動（市販後、どのような情報収集を行うか）
3) リスク最小化活動（リスクに関して、どのように情報提供を行うか）

図　医薬品リスク管理計画

安全性検討事項
重要な特定されたリスク、重要な潜在的リスク、重要な不足情報

医薬品安全監視活動
それぞれのリスクについて、
情報を収集する活動を計画

通常：副作用症例の情報収集
追加：市販直後調査による情報収集
　　　使用成績調査
　　　市販後臨床試験　　　等

リスク最小化活動
それぞれのリスクについて、
それを最小化するための活動を計画

通常：添付文書
　　　患者向医薬品ガイド
追加：市販直後調査による情報提供
　　　適正使用のための資材の配布
　　　使用条件の設定　　　等

資料：医薬品医療機器安全性情報No.300、平成25年3月25日

12章

病原微生物に
作用する薬剤

代表的な病原性微生物

微生物の中でも、感染症の原因となるものを病原性微生物といいます。新しい抗菌薬やワクチンの開発が進んでいますが、一方で、日和見感染や院内感染などの問題もあります。

●主な病原性細菌

微生物の中には、ヒトの感染症の原因となる病原性微生物が数多く存在します。病原性微生物には細菌、ウイルス、真菌、寄生虫、プリオンなどに大きく分類されます。ここでは、病原性細菌をとりあげます。

①黄色ブドウ球菌（*Staphylococcus aureus*）

皮膚、消化管に常在しています。メチシリン耐性黄色ブドウ球菌（MRSA）やメチシリン感受性黄色ブドウ球菌（MSSA）による院内感染が問題となっています。

②レンサ球菌（*Genus Streptococcus*）

レンサ球菌の中でも肺炎球菌（*Streptococcus pneumoniae*）は、肺炎や中耳炎の原因のほかに、敗血症、髄膜炎などの全身性感染症の原因にもなります。

③緑膿菌（*Pseudomonas aeruginosa*）

水まわりや湿潤した環境に分布しており、抵抗力が低下している人では日和見感染症を引き起こします。また、重篤な場合は敗血症になることもあります。

④モラクセラ・カタラーリス（*Moraxella catarrhalis*）

口腔、鼻咽頭に常在し、中耳炎、慢性気道感染症、髄膜炎などの原因菌です。

⑤腸球菌（*Enterococcus*）

病原性があり日常診療で問題になるのは、エンテロコッカス・フェカリス（*Enterococcus faecalis*）、エンテロコッカス・フェシウム（*Enterococcus faecium*）などであり、尿路感染症、感染性心内膜炎などの原因とされています。

⑥インフルエンザ菌（*Haemophilus influenzae*）

ヒトの上気道に常在するグラム陰性の桿菌です。莢膜を有するタイプと莢膜を持たないタイプがあります。莢膜型は髄膜炎や喉頭蓋炎、肺炎などの侵襲性感染症の原因となり、無莢膜型は中耳炎、気管支炎などの局所感染症の原因となります。
＊莢膜：細菌の周りをおおう膜

⑦ESBLを産生する細菌

基質特異性拡張型β-ラクタマーゼ（ESBL）とは、ペニシリンをはじめとするβラクタム環を有する抗菌薬を分解する酵素のことです。β-ラクタマーゼが第3世代セフェム系抗菌薬も分解するようになったため、近年問題となっています。ESBLは、β-ラクタマーゼ阻害薬によって、その活性が阻害されます。ESBLを産生する細菌には、大腸菌、肺炎桿菌、プロテウス属などがあります。これらの細菌は腸管内に常在し、院内感染などの原因菌となります。ESBL産生菌は、セファマイシンやカルバペネム薬などでは有効とされています。

⑧マイコプラズマ（*Mycoplasma pneumoniae*）

小児では、マイコプラズマ肺炎の原因菌となります。

●作用部位別による抗菌薬の分類

抗菌薬の作用機序から、下記の表のように分類されます。

分類	おもな抗菌薬
細胞壁合成阻害薬	β-ラクタム系（ペニシリン系、セフェム系、カルバペネム系など）、グリコペプチド系、ホスホマイシンなど
蛋白合成阻害薬	アミノグリコシド系、マクロライド系、テトラサイクリン系など
DNA・RNA合成阻害薬	キノロン系、サルファ剤など
細胞膜障害薬	ポリペプチド系など

MEMO 日和見感染

免疫力のある健康な状態であれば感染することのない病原体に対して感染した場合を、日和見感染症といいます。

グラム陽性菌（レンサ球菌、大腸菌）など
ペニシリン系抗菌薬

ペニシリン系抗菌薬は、β-ラクタム系薬の中でも過敏症を除けば比較的副作用が少なく、かつ安価な抗菌薬であり、主にグラム陽性球菌に対して抗菌力を発揮します。

ペニシリン系抗菌薬

●ペニシリン系抗菌薬は、大きく①古典的なペニシリン、②広域ペニシリンおよび抗緑膿菌用ペニシリン、③β-ラクタマーゼ阻害薬配合ペニシリン、④複合ペニシリンに分けられます。

広域ペニシリン
アモキシシリン水和物（amoxicillin hydrate：AMPC）

一 般 名	アモキシシリン水和物
商 品 名	サワシリン
剤　　形	錠剤：250mg　カプセル剤：125mg、250mg　細粒剤：10%
用法・用量	［*H.pylori*感染を除く感染症］1回250mg、1日3〜4回投与

♦ ♦ 服薬指導のポイント ♦ ♦

●ペニシリン系抗菌薬は、構造式にβ-ラクタム環を持っており、細菌が有している細胞膜に存在するペニシリン結合蛋白（PBP）に作用し、細胞壁の合成を阻害することで殺菌的に作用します。

●アモキシシリンは、主にグラム陽性球菌に効果を示し、特に急性副鼻腔炎の第一選択薬となります。

●最も多い副作用が、ペニシリン過敏症です。そう痒、発疹などがあらわれ、重篤な場合はショックやアナフィラキシーが発生することがあり、既往がある人には使用できません（原則禁忌）。

患者さんへ アレルギー症状が出ることがあります。発疹やかゆみ、息苦しい、めまいなどの症状があらわれたら、服用をやめて、医師か薬剤師に相談してください。

●アモキシシリンは、*H. pylori*除菌療法にも用いられます。

❶処方せんの確認事項

- 本剤過敏症、伝染性単核症の人には使用できません（禁忌）。

❷注意すべき相互作用

- **右記の薬剤の作用を増強**：ワルファリンカリウム

- **右記の薬剤の作用を減弱**：経口避妊薬

- **本剤の血中濃度が増加**：プロベネシド

❸代表的な副作用

- 重大な副作用としてショック、アナフィラキシー、中毒性表皮壊死融解症（TEN）、皮膚粘膜眼症候群（スティーブンス・ジョンソン症候群）、多形紅斑、急性汎発性発疹性膿疱症、紅皮症（剥脱性皮膚炎）、顆粒球減少、血小板減少、肝障害、腎障害、大腸炎、間質性肺炎、好酸球性肺炎、無菌性髄膜炎に注意します。

- 下痢・軟便、食欲不振、発疹、悪心・嘔吐など。

β-ラクタマーゼ阻害薬配合ペニシリン
アモキシシリン水和物・クラブラン酸カリウム
（amoxicillin hydrate・potassium clavulanate）

一 般 名	アモキシシリン水和物・クラブラン酸カリウム
商 品 名	オーグメンチン
剤 形	配合錠125SS：125mg（1錠中アモキシシリン 125mg、クラブラン酸カリウム 62.5mg）　配合錠250RS：250mg（1錠中アモキシシリン 250mg、クラブラン酸カリウム 125mg）
用法・用量	1日3〜4回を6〜8時間ごとに経口投与

♥ ♥ 服薬指導のポイント ♥ ♥

- β-ラクタマーゼ産生ペニシリン感性菌に有効で、広い抗菌スペクトル、強力な抗菌作用を示します。
- アモキシシリン単剤に比べて、消化器症状（悪心・嘔吐、下痢、軟便、腹痛など）の副作用が多いため、注意が必要です。

❶ 処方せんの確認事項

- 本剤過敏症、伝染性単核症、本剤成分による黄疸または肝機能障害の既往歴のある人には使用できません（禁忌）。

❷ 注意すべき相互作用

- **右記の薬剤の作用を増強**：ワルファリン
- **右記の薬剤の作用を減弱**：経口避妊薬、ミコフェノール酸モフェチル
- **本剤の血中濃度が減少**：プロベネシド

❸ 代表的な副作用

- 重大な副作用としてショック、アナフィラキシー、中毒性表皮壊死融解症（TEN）、皮膚粘膜眼症候群（スティーブンス・ジョンソン症候群）、多形紅斑、急性汎発性発疹性膿疱症、紅皮症（剥脱性皮膚炎）、無顆粒球症、顆粒球減少、血小板減少、急性腎障害、偽膜性大腸炎、出血性大腸炎、肝障害、間質性肺炎、好酸球性肺炎、無菌性髄膜炎に注意します。
- 悪心、嘔吐、下痢、軟便、腹痛、発疹など。

その他のペニシリン系抗菌薬　　一般名（おもな商品名）

＜広域ペニシリン＞
- アンピシリン（ビクシリン）　　　　　　　● バカンピシリン塩酸塩（ペングッド）
- スルタミシリントシル酸塩水和物（ユナシン）

＜抗緑膿菌ペニシリン＞
- ピペラシリンナトリウム（ペントシリン）

＜β-ラクタマーゼ阻害薬配合ペニシリン＞
- アンピシリンナトリウム・スルバクタムナトリウム（ユナシン-S）

ルサード・ド・ポアンツを含む）、心室細動、劇症肝炎、肝機能障害、黄疸、肝不全、血小板減少、汎血球減少、溶血性貧血、白血球減少、無顆粒球症、中毒性表皮壊死融解症（TEN）、皮膚粘膜眼症候群（スティーブンス・ジョンソン症候群）、多形紅斑、PIE症候群・間質性肺炎、偽膜性大腸炎、出血性大腸炎、横紋筋融解症、痙攣、急性腎障害、尿細管間質性腎炎、IgA血管炎、薬剤性過敏症症候群に注意します。

- 腹痛、下痢、悪心、嘔吐、発疹など。

アジスロマイシン水和物（azithromycin hydrate：AZM）

一 般 名	アジスロマイシン水和物
商 品 名	ジスロマック
剤 形	錠剤：250mg、600mg　細粒小児用：10％（100mg/g）　カプセル小児用：100mg
用法・用量	［深在性皮膚感染症、咽頭・喉頭炎、扁桃炎、急性気管支炎など］錠剤（250g）：1日1回500mg、3日間 ［尿道炎、子宮頸管炎］錠剤（250g）：1,000mgを1回 ［小児用：咽頭・喉頭炎、扁桃炎、急性気管支炎など］小児用：1日1回10mg/kg、3日間。1日最大500mgまで

♦ ♦ 服薬指導のポイント ♦ ♦

- アジスロマイシンは、グラム陽性菌、嫌気性菌および非定型病原体に対して強い抗菌力を示すほかに、従来のマクロライド系では抗菌力が弱かったインフルエンザ菌にも強い抗菌力を示します。ただし、グラム陰性桿菌（大腸菌や肺炎桿菌など）には、抗菌力がありません。
- 下痢・軟便、嘔吐、肝機能の低下などの副作用があります。
- 血中半減期が長いため、服用終了後数日して副作用が発現する可能性があります。症状があらわれたら医師か薬剤師に相談するよう指導します。

- **右記の薬剤の作用が増強**：ワルファリン、シクロスポリン、ジゴキシン
- **右記の薬剤の作用が減弱**：ベネトクラクス
- **本剤の血中濃度が低下**：制酸薬
- **本剤の血中濃度が上昇**：ネルフィナビル

❷代表的な副作用

- 重大な副作用としてショック、アナフィラキシー、皮膚粘膜眼症候群（スティーブンス・ジョンソン症候群）、中毒性表皮壊死融解症（TEN）、急性汎発生発疹性膿胞症、薬剤性過敏症症候群、肝炎、肝機能障害、黄疸、肝不全、急性腎障害、偽膜性大腸炎、出血性大腸炎、間質性肺炎、好酸球性肺炎、QT延長、心室性頻脈、白血球減少、顆粒球減少、血小板減少、横紋筋融解症に注意します。
- 下痢、悪心、嘔吐、発疹、カンジダ症など。

その他のマクロライド系抗菌薬 　一般名（おもな商品名）

- エリスロマイシン（エリスロシン）
- ロキシスロマイシン（ルリッド）
- ジョサマイシン（ジョサマイシン、ジョサマイ）
- フィダキソマイシン（ダフクリア）

♦ ♦ ♦ 服薬指導のポイント ♦ ♦ ♦

● ノイラミニダーゼ阻害薬のラニナミビルは、インフルエンザウイルスの感染細胞内からの放出を阻止し、増殖サイクルを阻害します。

● ラニナミビルはプロドラッグであり、吸入後、体内で加水分解エステラーゼによって活性代謝物に変換され、気道や肺の細胞内に長時間にわたって貯留します。そのため、1回の吸入で治療が完結します。

● A型またはB型インフルエンザウイルス感染症の治療と予防に使われます。

● 耐性ウイルスはほとんど発生しないと報告されています。

● 投薬の有無にかかわらず、インフルエンザ罹患中の異常行動の発現に注意するよう患者や家族に説明します。

患者さんへ

（小児・未成年者の保護者等に対して）インフルエンザに感染しているとき、興奮して飛び降りるなどの異常行動があらわれることがあります。自宅で療養する場合は、少なくとも発熱から2日間は、患者さんが1人きりにならないようにしてください。

● 吸入後にうがいの必要はありません。

● 患者の中には、吸入薬をうまく吸入できない人がいます。服薬アドヒアランスを維持するために、処方時に吸入指導を行うことが大切です。どうしても吸入できない人には、他の剤形の抗インフルエンザ薬への変更も検討すべきでしょう。

❶処方せんの確認事項

● 成分に乳製品が含まれるため、乳製品に対してアレルギーがある人に対して注意が必要です。

● 吸入後に失神やショック症状が発現したという報告があります。インフルエンザ感染症に伴う症状の悪化に加えて、強く吸入したり長く息を止めたことも誘因と考えられるため、正しい吸入の指導を徹底することが大切です。

● 日本感染症学会の「抗インフルエンザ薬の使用について」の提言で、肺炎、気管支喘息がある人に本剤を使用すべきではないと述べています。

- 重要な副作用として、ショック、アナフィラキシー、気管支攣縮（れんしゅく）、呼吸困難、異常行動、皮膚粘膜眼症候群（スティーブンス・ジョンソン症候群）、中毒性表皮壊死融解症（えしゆうかいしょう）（TEN）、多形紅斑に注意します。

- 下痢、蕁麻疹（じんましん）など。

MEMO **新型コロナウイルス**

　2020年2月11日、WHO（世界保健機関）は新型コロナウイルス感染症の正式病名を、COVID-19（コヴィッド ナインティーン）（Coronavirus Disease 2019）と定めました。

　ウイルスの名前は、国際ウイルス分類委員会によってSARS-CoV-2（Severe Acute Respiratory Syndrome Coronavirus 2）と名付けられました。SARS（サーズ）（重症急性呼吸器症候群）の原因ウイルス（SARS-CoV-1）の近縁ウイルスです。SARS-CoV-2はインフルエンザと同じRNAウイルスで、増殖スピードが速く、変異しやすい性質を持っています。

　ウイルスは生物と無生物の中間で、動物の細胞内では増殖（コピー）できますが、環境下では増殖できません。ウイルスは、脂質二重膜（エンベロープ）で包まれた核酸の塊で、エンベロープを破壊すれば不活性化（消毒）できます。エンベロープを持つウイルスは、消毒薬抵抗性が低く、エタノールで破壊されます。一方、エンベロープのないノロウイルスなどは、消毒薬抵抗性が高く、エタノールは無効です。

COVID-19の「CO」はコロナ（corona）を示しており、「VI」はウイルス（virus）、「D」は病気（disease）を示しています

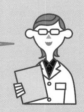

その他の抗インフルエンザウイルス薬　　一般名（おもな商品名）

● 330ページの表を参照のこと。

13章

その他の薬剤

眼症状
点眼薬

点眼薬は、眼に薬剤をさすことで作用させる無菌の外用薬で、経口薬や注射薬に比べて副作用が少ないのが特徴です。眼の疲れ、充血、かゆみなどで一般用医薬品の点眼薬を用いる人も多くみられます。

点眼薬の分類

●一般用医薬品の点眼薬は、その配合成分から、一般用点眼薬（充血、疲れ目）、抗菌性点眼薬、抗アレルギー用点眼薬、人工涙液などに分類されます。
●医療用医薬品の点眼薬には、緑内障治療薬、白内障治療薬、抗菌薬、抗真菌薬、ステロイド薬、NSAIDs、抗アレルギー薬などがあります。

● ●服薬指導のポイント ● ●

●点眼薬は、結膜嚢の涙液内に入り、角膜や結膜より吸収されて眼内の組織へ移行し、薬効を発揮します。

●点眼薬の1滴の量はおおよそ30～50μLです。それに対し、結膜嚢の最大用量は約30μLで、その中に涙液が約7μL存在しているので、用量を増やしても大部分はあふれ出てしまいます。したがって、点眼の滴数は1滴で十分であることを患者に説明します。

●点眼後は、眼を閉じて目頭を1分間ほど軽く押さえます。これは薬剤が鼻涙管へ流れ出すことを防ぎ、効果を高めるためです。

●複数の点眼薬を使用する場合は、それぞれ5分以上間隔をあけます。

●眼やその周りにかゆみ、腫れ、痛みなどがあらわれたら、使用を中止して、医師か薬剤師に相談するよう指導します。

アレルギー性結膜炎の治療薬

●アレルギー性結膜炎の治療の第一選択薬は抗ヒスタミン薬です。抗アレルギー薬には、メディエーター遊離抑制薬とヒスタミンH$_1$受容体拮抗薬があります。
●メディエーター遊離抑制薬は、アレルギー性結膜炎の原因である、化学伝達物質（ケミカルメディエーター）が、肥満細胞内から放出されるのを抑制して、アレルギー症状を抑えます。

抗アレルギー薬（点眼薬）
オロパタジン塩酸塩（olopatadine hydrochloride）

一　般　名	オロパタジン塩酸塩
商　品　名	パタノール
剤　　　形	点眼液：0.1%（5mL）
用法・用量	1日4回、1回1 〜 2滴（朝、昼、夕方、就寝前）

❶処方せんの確認事項

- オロパタジンは選択的ヒスタミンH_1拮抗作用とメディエーター遊離抑制作用を持ち、アレルギー性結膜炎の治療に用います。
- ソフトコンタクトレンズをはずして点眼します。

❷代表的な副作用

- 眼痛、眼刺激など。

ドライアイの治療薬

●ドライアイの点眼薬には、従来から使われているヒアルロン酸、人工涙液などがありますが、近年、ムチンの産生を促進するジクアホソルナトリウムとレバミピドの使用が増えています。

ヒアルロン酸（点眼薬）
精製ヒアルロン酸ナトリウム（sodium hyaluronate）

一　般　名	精製ヒアルロン酸ナトリウム
商　品　名	ヒアレイン
剤　　　形	点眼液：0.1%、0.3%（5mL）　ミニ点眼液（防腐剤無添加）：0.1%、0.3%（0.4mL）
用法・用量	1日5 〜 6回、1回1滴

❶処方せんの確認事項

- 防腐剤を添加していないヒアレインミニでは、最初の1 〜 2滴を捨てる必要があります（開封時に容器の破片が入るのを防ぐため）。

- まぶたのそう痒感、眼刺激感、結膜の充血など。

緑内障の治療薬

●緑内障では、眼圧が最大の危険因子であるため、眼圧低下作用のある点眼薬を用います。房水産生抑制薬と房水流出促進薬に分かれます。

●房水産生抑制薬には、β遮断薬や炭酸脱水酵素阻害薬などがあり、房水流出促進薬は、プロスタグランジン（PG）関連薬が主流です。PG関連薬は、強い眼圧下降効果と、全身的な副作用が少ないことから、緑内障治療の第一選択薬です。

プロスタグランジン（PG）関連薬（点眼薬）
タフルプロスト（tafluprost）

一 般 名	タフルプロスト
商 品 名	タプロス
剤 形	点眼液：0.0015%（2.5mL）　ミニ点眼液：0.0015%（0.3mL）
用法・用量	1日1回1滴

❶処方せんの確認事項

- オミデネパグ イソプロピル投与中、本剤過敏症の人には投与できません（禁忌）。

- タフルプロストは、防腐剤の含有量が低濃度であるため、眼表面に対して障害が少ないとされています。

- 防腐剤を添加していないタプロスミニでは、最初の1〜2滴を捨てる必要があります（開封時に容器の破片が入るのを防ぐため）。

❷代表的な副作用

- 重大な副作用として、虹彩や眼瞼への虹彩色素沈着に注意します。虹彩色素沈着があらわれたら、症状に応じて投与を中止します。

- 結膜の充血、角膜のびらん、まぶたの多毛症、まつ毛の異常など。

❸その他のポイント

- β遮断薬のチモロールマレイン酸塩との配合点眼液「タプコム」もあります。

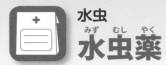

水虫
水虫薬

水虫の原因である白癬菌（皮膚糸状菌）は、高温多湿の環境を好むため、患者数は初夏から急増します。水虫薬は、医療用医薬品と主成分・濃度が同じのものであるスイッチOTC薬が市販されています。

水虫薬の分類

- 水虫の治療薬にはスイッチOTC薬がいくつもあり、その主流がイミダゾール系、非アゾール系（アリルアミン系やベンジルアミン系）などです。
- 手や足などの皮膚にできた水虫（手・足白癬には外用薬が主流であり、クリーム剤、軟膏剤、ゲル剤、パウダー剤、液剤、スプレー剤などがあります。
- 爪水虫（爪白癬）の治療は、医療用医薬品の抗真菌薬の経口薬、外用薬があります。高齢者などで合併症があるために経口薬を内服できない人や、内服を希望しない人などに外用薬を使います。

♦ ♦ 服薬指導のポイント ♦ ♦

- 水虫はカビ（白癬菌）が寄生して起こる疾患です。
- 足の裏に外用薬を塗る場合、①入浴後の清潔な足に塗る、②患部だけでなく足の裏全体に塗る、③症状がなくなっても1〜2ヵ月は塗り続けるなど、効果的な使用方法を説明します。
- バスマットやスリッパなどを共有しない、家庭内を清潔にするなど、水虫を家族にうつさない方法を伝えます。
- 一般用医薬品の場合は、2週間使用しても改善がみられなかったり、痒みなどがあらわれた場合は、医師の診察を受けるよう指導します。水虫と間違えやすい疾患には、接触性皮膚炎、汗疱、掌蹠膿疱症などがあります。
- 爪水虫の治療は長期投与を必要とするため、肝機能障害を防ぐために定期的に血液検査を受けるよう指導します。外用薬は、直接鏡検・培養などで確定診断した後に保険適応となります。

イミダゾール系抗真菌薬
ルリコナゾール（luliconazole）

一 般 名	ルリコナゾール
商 品 名	ルリコン
剤 形	クリーム：1%（10g）、液：1%（10mL）、軟膏：1%（10g）
用法・用量	1日1回

❶処方せんの確認事項

- 足や体部などの白癬（水虫）、カンジダ症などに使用します。

- 妊婦、妊娠の可能性のある人には、治療上の有益性が危険性を上回ると判断する場合にのみ使用します。

- びらんが著しい部位には使用しないよう注意します。

❷代表的な副作用

- そう痒、発赤、刺激感、接触皮膚炎など。

❸その他のポイント

- 爪白癬（爪水虫）に対する外用液「ルコナック」もあります。

アリルアミン系抗真菌薬
テルビナフィン塩酸塩（terbinafine hydrochloride）

一 般 名	テルビナフィン塩酸塩
商 品 名	ラミシール
剤 形	クリーム：1%（10g）、外用液：1%（10g）、外用スプレー：1%（10g）、錠剤：125mg
用法・用量	内服：1日1回125mg、食後服用　外用：1日1回

❶処方せんの確認事項

- 外用薬は、足や体部などの白癬（水虫）、カンジダ症などに使用します。内服薬は、外用薬で治療が困難な場合にのみ使用し、爪や手足の白癬、カンジダ症などに使用します。

- 錠剤では、重篤な肝障害、血液障害（汎血球減少、無顆粒球症、血小板減少

など）による死亡が報告されています。これらの障害がある人は使用できません（禁忌）。投与前および投与中の肝機能検査・血液検査が必須です。

❷注意すべき相互作用

＜内服薬＞

- **本剤の血中濃度が上昇**：シメチジン、フルコナゾール
- **右記の薬剤の血中濃度が上昇**：三環系抗うつ薬、マプロチリンなど
- **右記の薬剤の血中濃度が低下**：シクロスポリン
- **月経異常**：黄体・卵胞ホルモン混合製剤（経口避妊薬など）

❸代表的な副作用

- 内服薬では、重大な副作用として、重篤な肝障害、血液障害、中毒性表皮壊死融解症（TEN）、皮膚粘膜眼症候群（スティーブンス・ジョンソン症候群）、横紋筋融解症、ショック、アナフィラキシー、薬剤性過敏症症候群などに注意します。
- 外用薬では、そう痒、発赤、刺激感、接触皮膚炎など。

トリアゾール系抗真菌薬
エフィナコナゾール（efinaconazole）

一 般 名	エフィナコナゾール
商 品 名	クレナフィン
剤 形	爪外用液：10%
用法・用量	1日1回

❶処方せんの確認事項

- 直接鏡検・培養で爪白癬と確定診断された場合に使用します。
- 爪全体に十分に塗布し、周囲の皮膚についた薬剤は、よくふき取ります。
- 漫然と長期にわたって使用しないよう注意します。

❷代表的な副作用

- 皮膚炎、水疱、紅斑、腫脹など。

便秘
慢性便秘症治療薬

慢性便秘症治療薬は、浸透圧性下剤の酸化マグネシウム、刺激性下剤のセンノシドやピコスルファートナトリウム水和物などが広く使用されてきました。近年、新しい慢性便秘治療薬が次々に発売されました。

新しい慢性便秘症治療薬

●浸透圧性下剤の酸化マグネシウムは、高齢者や腎機能が低下した人では高マグネシウム血症が懸念されています。また、センナやセンノシドなどの刺激性下剤の長期連用による耐性や習慣性も問題になっています。日本消化器病学会関連研究会の『慢性便秘症診療ガイドライン』では、刺激性下剤の漫然とした連用を避け、頓用または短期間の投与にするよう推奨しています。

表 新しい慢性便秘症治療薬

分類	一般名	商品名	その他の適応や注意点
クロライドチャネルアクチベーター	ルビプロストン	アミティーザ	妊婦は投与禁忌
グアニル酸シクラーゼC受容体作動薬	リナクロチド	リンゼス	便秘型過敏性腸症候群 食前投与
胆汁酸トランスポーター阻害薬	エロビキシバット水和物	グーフィス	食前投与
浸透圧性下剤	マクロゴール4000	モビコール	小児（2歳以上）も投与可
浸透圧性下剤	ラクツロース	ラグノスNF	高アンモニア血症 産婦人科術後の排ガス・排便の促進

グアニル酸シクラーゼC受容体アゴニスト
リナクロチド（linaclotide）

一 般 名	リナクロチド
商 品 名	リンゼス
剤 形	錠剤：0.25mg
用法・用量	1日1回0.5mg、食前服用。症状により0.25mgに減量

◆ ◆服薬指導のポイント ◆ ◆

- 便秘型過敏性腸症候群（IBS）治療薬として開発され、慢性便秘症が適応追加されました。下痢型IBS治療薬としては、ラモセトロン塩酸塩があります。

- 腸管の表面にあるグアニル酸シクラーゼC受容体を活性化することにより、細胞内のサイクリック GMP濃度を増加させ、腸管分泌を促進し便通を改善します。

- 大腸痛覚過敏改善作用があるので、腹痛を伴う便秘に有用です。

- 食後投与により軟便、排便回数が多くなったため、食前投与になりました。

❶処方せんの確認事項

- 本剤過敏症、機械的消化管閉塞（へいそく）またはその疑いがある人には使用できません（禁忌（きんき））。

❷代表的な副作用

- 重大な副作用として、重度の下痢に注意します。

- 下痢、腹痛など。

❸その他のポイント

- 吸収性は低く、ほとんど検出限界以下です。

- 吸湿性のため、無包装状態での保存や錠剤の一包化は避けます。

胆汁酸トランスポーター阻害薬
エロビキシバット水和物（elobixibat hydrate）

一 般 名	エロビキシバット水和物
商 品 名	グーフィス
剤 形	錠剤：5mg
用法・用量	1日1回10mg、食前服用。1日最大15mg

♦ ♦ ♦ 服薬指導のポイント ♦ ♦ ♦

- ●適応症は、慢性便秘症（器質的疾患による便秘を除く）で、世界初の胆汁酸トランスポーター阻害薬です。高脂血症改善薬を探索する中で見出されました。
- ●胆汁酸を再吸収するトランスポーターを阻害し、大腸に流入する胆汁酸の量を増加させることで、大腸内で水分および電解質を分泌させ、さらに消化管運動を亢進させて便秘治療効果を発現します。
- ●食事により胆汁酸が分泌される前が望ましいため、食前に服用します。

❶処方せんの確認事項

- 腫瘍、ヘルニアなどによる腸閉塞が確認されているまたは疑われる人には使用できません（禁忌）。

❷注意すべき相互作用

- **右記薬剤の作用が減弱**：胆汁酸製剤（ウルソデオキシコール酸、ケノデオキシコール酸）、ミダゾラム
- **本剤の作用が減弱**：アルミニウム含有制酸剤（スクラルファート水和物、アルジオキサなど）、コレスチラミン、コレスチミド
- **右記薬剤の作用が増強**：ジゴキシン、ダビガトランエテキシラートメタンスルホン酸塩

❸代表的な副作用

- 副作用として、腹痛、下痢、下腹部痛、腹部膨満、蕁麻疹、発疹など

❹その他のポイント

- P-糖蛋白質の阻害作用があります。

その他の慢性便秘症治療薬　　一般名（おもな商品名）

○340ページの表を参照のこと。

ビタミンA

- ●ビタミンAは、レチノールともいい、動物性食品に含まれています。また、緑黄色野菜に含まれるカロテンは、体内でビタミンAに変化する前駆状態のプロビタミンAといわれています。
- ●おもな薬剤には、レチノールパルミチン酸エステル（チョコラA）があります。
- ●食品では、うなぎ、鶏・豚レバー、乳製品などにレチノールが多く含まれており、にんじん、かぼちゃなどの緑黄色野菜にβカロテンが多く含まれています。

● ● 服薬指導のポイント ● ●

- ●ビタミンA欠乏症（夜盲症、角膜乾燥症、免疫能低下など）を改善する目的で使用します。
- ●チョコラA、エトレチナート（チガソン）、トレチノイン（ベサノイド）、タミバロテン（アムノレイク）とは併用禁忌です。
- ●妊娠3ヵ月以内または妊娠を希望する人へのビタミンAは5,000IU/日以上の投与はできません（禁忌。ビタミンA欠乏症は除く）

ビタミンD

- ●ビタミンDは、肝臓と腎臓で活性型ビタミンDに変わり、小腸からのカルシウム吸収を助け、骨形成を促します。
- ●ビタミンDが多く含まれる食品には、ビタミンD_2ではきのこ類、ビタミンD_3では魚介類や卵黄などがあります。
- ●活性型ビタミンD_3製剤については、235ページを参照のこと。

ビタミンK

- ●ビタミンKは、血液凝固に関与しています。また、カルシウムを骨に沈着させる作用があります。
- ●ビタミンKは、食品だけでなく腸内細菌でもつくられるため、健康な人では不足することはほとんどありません。ただし、胆汁の分泌が低下したり、抗菌薬の長期投与で腸内細菌が減少することで、出血しやすくなることがあります。
- ●おもな薬剤には、フィトナジオン（ケーワン）、メナテトレノン（ケイツー）があります。
- ●ビタミンKは、緑黄色野菜、豆類（特に納豆）、海藻などにも含まれます。

♦ ♦ ♦服薬指導のポイント ♦ ♦ ♦

●抗菌薬によるビタミンKの不足（低プロトロンビン血症、出血傾向）を改善する目的で使用します。

●ワルファリンとの併用で、ワルファリンの作用が減弱することがあるので注意します。

ビタミンB₁

●ビタミンB₁は、チアミンともいい、糖質をエネルギーに変換させるのに必要な栄養素です。

●おもな薬剤には、フルスルチアミン塩酸塩（アリナミンF）、オクトチアミン（ノイビタ）があります。

●ビタミンB₁が多く含まれる食品には、肉類や魚類の血合い部分、豆類などがあります。

ビタミンB₂

●ビタミンB₂は、リボフラビンともいい、脂質の代謝、エネルギー産生に欠かせない栄養素です。

●おもな薬剤には、フラビンアデニンジヌクレオチドナトリウム（フラビタン）、リボフラビン酪酸エステル（ハイボン）があります。

●ビタミンB₂が多く含まれる食品には、レバー、豆類、牛乳、卵などがあります。

♦ ♦ ♦服薬指導のポイント ♦ ♦ ♦

●ビタミンB₂欠乏症（舌炎（ぜつえん）、口角炎（こうかくえん）、口唇炎（こうしんえん）、皮膚炎など）を改善する目的で使用します。

●ハイボンは、コレステロール上昇を抑える目的で用いることがあります。

●ビタミンB₂製剤を服用すると、尿が黄色になることがありますが、心配ないことを説明します。

 患者さんへ　尿がいつもより黄色くなることがあります。これは薬が体内で利用された後、尿中に排泄されたものですから、心配いりません。

ビタミンB$_6$

●ビタミンB$_6$は、多くのアミノ酸の代謝を助ける補酵素です。
●おもな薬剤には、ピリドキシン塩酸塩（アデロキシン）、ピリドキサールリン酸エステル水和物（ピドキサール）などがあります。
●ビタミンB$_6$が多く含まれる食品には、にんにく、魚介類（特にマグロ）、レバー、卵などがあります。

♦ ♦ 服薬指導のポイント ♦ ♦

●ビタミンB$_6$欠乏症（舌炎、口角炎、口唇炎、皮膚炎など）を改善する目的で使用します。
●アデロキシン、ピドキサールとも、パーキンソン治療薬のレボドパと併用すると、レボドパの作用を減弱させるので注意します。

混合ビタミンB群

●ビタミンB$_1$・B$_6$・B$_{12}$、ビタミンB$_1$・B$_2$・B$_6$・B$_{12}$、ビタミンB$_2$・B$_6$、ビタミンB$_1$・B$_2$・Cの配合薬などがあります。
●ビタミンB$_6$を含有している配合薬では、パーキンソン治療薬のレボドパと併用すると、レボドパの作用を減弱させるので注意します。

MEMO 中心静脈栄養法とビタミン剤

　経口で栄養補給ができない場合、中心静脈栄養法が施行されます。注意すべき点として、高濃度の糖が投与されるため、必ずビタミンの補給を行わなければなりません。ビタミンB$_1$が欠乏したことで、ウェルニッケ脳症や乳酸アシドーシスに陥り、死亡した例が報告されています。

略語

略語	英語	日本語
A		
ACE	Angiotensin Converting Enzyme	アンジオテンシン変換酵素
ACh	Acetylcholine	アセチルコリン
ACTH	Adrenocorticotropic Hormone	副腎皮質刺激ホルモン
ADH	Antidiuretic Hormone	抗利尿ホルモン
ADP	Adenosine Diphosphate	アデノシン二リン酸
AMP	Adenosine Monophosphate	アデノシン一リン酸
ARB	Angiotensin Ⅱ Receptor Blocker	アンジオテンシンⅡ受容体拮抗薬
ATP	Adenosine triphosphate	アデノシン三リン酸
B		
BCAA	Branched-chain Amino Acids	分枝鎖アミノ酸
BZ	Benzodiazepine	ベンゾジアゼピン
C		
Ca	Calcium	カルシウム
cAMP	Cyclic Adenosine Monophosphate	サイクリックAMP
CD	Crohn's Disease	クローン病
CK	Creatine Kinase	クレアチンキナーゼ
COPD	Chronic Obstructive Pulmonary Disease	慢性閉塞性肺疾患
COX	Cyclooxygenase	シクロオキシゲナーゼ
CPK	Creatine (Phospho) Kinase	クレアチン（フォスフォ）キナーゼ
Cr	Creatinine	クレアチニン
CRH	Corticotropin Releasing Hormone	副腎皮質刺激ホルモン放出ホルモン
CSII	Continuous Substaneous Insulin Infusion	インスリン持続皮下注入療法

略語	英語	日本語
CT	Computed Tomography	コンピュータ断層撮影
CTZ	Chemoreceptor Trigger Zone	化学受容体引金帯
CYP	Cytochrome P450	チトクロムP450
D		
DCA	Deoxycholic Acid	デオキシコール酸
DIC	Disseminated Intravascular Coagulation syndrome	播種性血管内凝固症候群
DMARD	Disease Modifying Anti-rheumatic Drug	抗リウマチ薬
DNA	Deoxyribonucleic Acid	デオキシリボ核酸
DOAC	Direct Oral Anti Coagulants	直接経口抗凝固薬
DPA	Dopamine Partial Agonist	ドパミン受容体部分作動薬
DPB	Diffuse Panbronchiolitis	びまん性汎細気管支炎
DPP-4（阻害薬）	Dipeptidyl Peptidase-4	ジペプチジルペプチダーゼ-4（阻害薬）
DSS	Dopamine System Stabilizer	ドパミン受容体部分作動薬
E		
EGFR	Epidermal Growth Factor Receptor	上皮成長因子受容体
F		
FD	Functional Dyspepsia	機能性ディスペプシア
FFA	Free Fatty Acid	遊離脂肪酸
G		
GERD	Gastro Esophageal Reflux Disease	胃食道逆流症
GIP	Glucose-dependent Insulinotropic Polypeptide	グルコース依存性インスリン分泌刺激ポリペプチド
GLP-1	Glucagon-Like Peptide-1	ヒトグルカゴン様ペプチド-1

略語	英語	日本語
GOT（AST）	Glutamic Oxaloacetic Transaminase (Asparate Aminotransferase)	グルタミン酸オキサロ酢酸トランスアミナーゼ
GPT（ALT）	Glutamic Pyruvate Transaminase (Alanine Aminotransferase)	グルタミン酸ピルビン酸トランスアミナーゼ
H		
HAV	Hepatitis A virus	A型肝炎ウイルス
HbA1c	Hemoglobin A1c	ヘモグロビンエーワンシー
HBV	Hepatitis B virus	B型肝炎ウイルス
HCV	Hepatitis C virus	C型肝炎ウイルス
HDL-C	High Density Lipoprotein Cholesterol	HDL-コレステロール（高比重リポ蛋白）
HDV	Hepatitis D virus	D型肝炎ウイルス
HER2	Human Epidermal growth factor Receptor type 2	ヒト上皮増殖因子受容体2型
HEV	Hepatitis E virus	E型肝炎ウイルス
HIV	Human Immunodeficiency Virus	ヒト免疫不全ウイルス
HMG-CoA	3-hydroxy 3-methylglutaryl CoA	HMG-CoA
I		
IBD	Inflammatory Bowel Disease	炎症性腸疾患
IBS	Irritable Bowel Syndrome	過敏性腸症候群
IDL	Intermediate Density Lipoprotein	中比重リポ蛋白（中間型リポ蛋白）
IFN	Interferon	インターフェロン
Ig	Immunoglobulin	免疫グロブリン
IL	Interleukin	インターロイキン
ITP	Idiopathic Thrombocytopenic Purpura	特発性血小板減少性紫斑病

略語	英語	日本語
K		
K	potassium	カリウム
L		
LDH	Lactate Dehydrogenase	乳酸脱水素酵素
LDL-C	Low Density Lipoprotein Cholesterol	LDL-コレステロール（低比重リポ蛋白）
M		
MAO	Monoamine Oxidase	モノアミン酸化酵素
MARTA	Multi Acting Receptor Targeted Antipsychotics	多元受容体作用抗精神病薬
Mg	magnesium	マグネシウム
MI	Myocardial Infarction	心筋梗塞
MOF	Multiple Organ Failure	多臓器不全
MIC	Minimum Inhibitory Concentration	最小発育阻止濃度
MRI	Magnetic Resonance Imaging	磁気共鳴画像法
MRSA	Methicillin Resistant Staphylococcus aureus	メチシリン耐性黄色ブドウ球菌
N		
Na	sodium	ナトリウム
NaSSA	Noradrenergic and Specific Serotonergic Antidepressant	ノルアドレナリン・セロトニン作動性抗うつ薬
NSAIDs	Nonsteroidal Antiinflammatory Drugs	非ステロイド性抗炎症薬
O		
OAB	Overactive Bladder	過活動膀胱
OD錠	Orally Disintegrating Tablet	口腔内崩壊錠
OTC	Over The Counter	一般用医薬品、大衆医薬品

略語	英語	日本語
P		
P	Phosphorus	リン
PBP	Penicillin Binding Protein	ペニシリン結合蛋白
PCI	Percutaneous Coronary Intervention	経皮的冠動脈形成術
PDE-5	Phosphodiesterase-5	ホスホジエステラーゼ-5
PG	Prostaglandin	プロスタグランジン
PI	Protease Inhibitor	プロテアーゼ阻害薬
PIVKA-Ⅱ	Protein Induced by Vitamin K Absence or Antagonist-Ⅱ	プロトロンビン前駆体
PPAR	Peroxisome Proliferator-activated Receptor	ペルオキシソーム増殖因子活性受容体
PPI	Proton Pump Inhibitor	プロトンポンプ阻害薬
PRSP	Penicillin Resistant Streptococcus Pneumoniae	ペニシリン耐性肺炎球菌
PCSK9（阻害薬）	Proprotein Convertase Subtilisin/Kexin type 9	ヒトプロ蛋白質転換酵素サブチリシン/ケキシン9型（阻害薬）
PT	Prothrombin Time	プロトロンビン時間
Q		
QOL	Quality Of Life	生活の質
R		
RA	Rheumatoid Arthritis	関節リウマチ
RNA	Ribonucleic Acid	リボ核酸
S		
SDA	Serotonin Dopamine Antagonist	セロトニン・ドパミン拮抗薬
SGLT-2（阻害薬）	Sodium/Glucose co-transporter 2	ナトリウム/グルコース共輸送体2（阻害薬）
SIADH	Syndrome of Inappropriate Secretion of ADH	抗利尿ホルモン不適合分泌症候群

略語	英語	日本語
SJS	Stevens-Johnson Syndrome	皮膚粘膜眼症候群、 スティーブンス・ジョンソン症候群
SLE	Systemic Lupus Erythematosus	全身性エリテマトーデス
SNRI	Serotonin Noradrenaline Reuptake Inhibitor	セロトニン・ノルアドレナリン再取り込み阻害薬
SSRI	Selective Serotonin Reuptake Inhibitor	選択的セロトニン再取り込み阻害薬
SU薬	Sulfonylurea	スルホニル尿素薬
T		
T₃	Triiodothyronine	トリヨードサイロニン
T₄	Thyroxine	サイロキシン
TDM	Therapeutic Drug Monitoring	薬物治療モニタリング
TEN	Toxic Epidermal Necrolysis	中毒性表皮壊死融解症
TG	Triglyceride	トリグリセライド
TNF-α	Tumor Necrosis Factor-α	腫瘍壊死因子-α
t-PA	Tissue Plasminogen Activator	組織プラスミノーゲン活性化因子
TRH	Thyrotropin Releasing Hormone	甲状腺刺激ホルモン放出ホルモン
TSH	Thyroid Stimulating Hormone	甲状腺刺激ホルモン
TTP	Thrombotic Thrombocytopenic Purpura	血栓性血小板減少性紫斑病
TXA₂	Thromboxane A₂	トロンボキサンA₂
U		
UC	Ulcerative Colitis	潰瘍性大腸炎
UDCA	Ursodeoxycholic Acid	ウルソデオキシコール酸
V		
VLDL	Very Low Density Lipoprotein	超低比重リポ蛋白

薬剤さくいん

（一般名は色字、商品名は黒字で掲載）

用語さくいん

さ行

ま～ら行

主な参考図書・資料

『今日の治療薬　2020年版』
　（編集：浦部晶夫ら　南江堂）

『治療ハンドブック2020』
　（監修：高久史麿　じほう）

『第9版　薬効別　服薬指導マニュアル』
　（監修・編集：田中良子、編集：木村　健　じほう）

『看護のためのクスリ・薬理ガイドブック』
　（監修：浜田康次　医学芸術社）

著者

浜田 康次 （はまだ こうじ）

アポクリート（株）顧問、日本コミュニティファーマシー協会理事
東京薬科大学医療薬学専攻科卒業。国立療養所神奈川病院、日本医科大学多摩永山病院・千葉北
総病院を経て、2017年より現職。著書に「抗菌薬サークル図データブック（第3版）」（じほう）、
「ベストセラーで読み解く医療情報ナビ」（南山堂）、「インタビューフォームのAtoZ」（ユート・
ブレーン）など多数。

吉江 文彦 （よしえ ふみひこ）

横浜薬科大学実務実習センター講師
博士（学術）。東北薬科大学大学院博士課程前期課程薬学研究科修了、株式会社ツムラ中央研究
所漢方薬理研究部、お茶の水女子大学大学院人間文化研究科客員研究員、共立薬科大学薬物治療
学講座助手、日本医科大学千葉北総病院薬剤部、日本医科大学看護専門学校薬理学非常勤講師な
ど経て、2018年より現職。

山口 晴美 （やまぐち はるみ）

医療法人杏林会 八木病院薬剤部・薬剤師、ケアマネジャー
共立薬科大学薬学部卒業。鶴巻温泉病院、トライアドジャパン株式会社、相州病院を経て、
2017年より八木病院に勤務。

本書に関するお問い合わせは、書名・発行日・該当ページを明記の上、下記のいずれかの方法にてお送りください。電話でのお問
い合わせはお受けしておりません。
・ナツメ社webサイトの問い合わせフォーム
　https://www.natsume.co.jp/contact
・FAX（03-3291-1305）
・郵送（下記、ナツメ出版企画株式会社宛て）
なお、回答までに日にちをいただく場合があります。正誤のお問い合わせ以外の書籍内容に関する解説・個別の相談は行っておりま
せん。あらかじめご了承ください。

基礎からわかる服薬指導　第3版

2011年8月30日	初版発行
2016年8月30日	第2版発行
2020年9月1日	第3版発行
2022年9月20日	第3版2刷発行

ナツメ社Webサイト
https://www.natsume.co.jp
書籍の最新情報（正誤情報を含む）は
ナツメ社Webサイトをご覧ください。

著　者	浜田康次	©Hamada Kouji, 2011-2020
	吉江文彦	©Yoshie Fumihiko, 2011-2020
	山口晴美	©Yamaguchi Harumi, 2011-2020
発行者	田村正隆	

発行所　**株式会社ナツメ社**
　　　　東京都千代田区神田神保町1-52 ナツメ社ビル1F（〒101-0051）
　　　　電話　03(3291)1257（代表）FAX　03(3291)5761
　　　　振替　00130-1-58661

制　作　**ナツメ出版企画株式会社**
　　　　東京都千代田区神田神保町1-52 ナツメ社ビル3F（〒101-0051）
　　　　電話　03(3295)3921（代表）

印刷所　**ラン印刷社**

ISBN978-4-8163-6892-9　　　　　　　　Printed in Japan
〈定価はカバーに表示してあります〉〈落丁・乱丁本はお取り替えします〉

本書の一部または全部を著作権法で定められている範囲を超え、ナツメ出版企画株式会社に無断で
複写、複製、転載、データファイル化することを禁じます。